Geburt

Birgit Baader

Geburt

Die Wiederentdeckung des weiblichen Weges

Anahita verlag

Dieses Buch folgt im Wesentlichen den Regeln der neuen Rechtschreibung, in einigen Fällen allerdings aus Gründen der Lesbarkeit auch denen des gesunden Menschenverstandes.

Bibliografische Information der Deutschen Nationalbibliothek
Die Deutsche Nationalbibliothek verzeichnet diese Publikation in der Deutschen Nationalbibliografie; detaillierte bibliografische Daten sind im Internet über http://dnb.d-nb.de abrufbar.

ISBN 978-3-937797-13-7

Erste Auflage Atmosphären Verlag, München, 2005

2. aktualisierte Auflage

Mit Fotos von Vladimir und Katya Bagrianski, © Vladimir Bagrianski, Poissy, Frankreich, 2005
Druck und Bindung: Druckerei Sonnenschein GmbH, Hersbruck
Umschlagfoto: © Constanze Wild, Wörthsee
Umschlaggestaltung: Julia Dibbern

www.anahita-verlag.de

Inhalt

Vorwort

Zu Beginn des Jahres 2005 erschütterten die schrecklichen Bilder eines Meeres, dessen entfesselte Kräfte Leben zerstören, die ganze Menschheit. In dieser Zeit lässt Birgit Baader das Pendel in die andere Richtung ausschlagen. Sie nährt unsere Imagination, indem sie Wasser mit Liebe, heiterer Gelassenheit, Geborgenheit, Kreativität und mit dem Entstehen von Leben assoziiert.

Die menschlichen Säugetiere sind wie das Meer. Mal stehen sie unter dem Einfluss von Hormonen der Wut und der Aggressivität. Mal wirken Liebes-, Kreativitäts- und Zeugungshormone in ihnen. Es scheint, als gäbe es eine Zeit für jeden der beiden Seinszustände. Physiologisch ausgedrückt bedeutet dies: Es gibt einen Antagonismus zwischen Adrenalin und Oxytocin. Adrenalin ist das Hormon, das die Säugetiere in Stresssituationen freisetzen, vor allem wenn sie Angst haben, sich beobachtet fühlen oder frieren. Oxytocin ist ein Hormon, das wesentlich an den Vorgängen der Geburt beteiligt ist, und gleichzeitig der Grundtypus der Liebeshormone. Die Säugetiere können nicht zugleich Adrenalin und Oxytocin freisetzen.

Wenn wir diesen Antagonismus und dieses Wechselspiel verstehen, verstehen wir die Grundbedürfnisse einer gebärenden Frau. Während der Geburt muss eine Frau sich in Sicherheit fühlen können, ohne sich beobachtet zu fühlen, und an einem ausreichend warmen Ort sein. Der Antagonismus erklärt auch die ursprüngliche Grundbedeutung und Daseinsberechtigung einer *sage-femme** als mütterliche Frauenfigur. In einer idealen Welt ist unsere Mutter der Prototyp einer Person, in deren Anwesenheit man sich sicher fühlt, ohne sich beobachtet oder bewertet

* Das französische Wort für Hebamme, dt. „weise Frau", Anm. d. Autorin

zu fühlen. Wenn wir dies verstehen, erkennen wir auch, dass die Aufgabe der „weisen Frau" vor allem darin besteht, die Gebärende von jedem abzuschirmen, der Adrenalin ausstößt, da der Adrenalinausstoß in höchstem Maße „ansteckend" wirkt.

Das Verständnis dieses Antagonismus führt uns schließlich auch dazu, die vielfältigen und wundervollen Kräfte des Wassers als universelles Symbol der Mutterschaft zu erkennen.

Möge die wichtige Botschaft von Birgit Baader, die die Worte und Bilder in diesem Buch vermitteln wollen, zur Heilung einer verängstigten Menschheit und zur Entstehung einer neuen Menschlichkeit beitragen.

Michel Odent

»Naturgemäß bringt die Frau, und nicht der Mann, die Kinder auf die Welt. Sie bestimmt daher die Zukunft der Menschheit und dies verbindet sie mit dem Anfang allen Lebens. In unserer Zeit will die Liebe die Würdigung der Frau wiederherstellen. Vielleicht liegt genau hierin unsere Hauptaufgabe in dieser problematischen Zeit, vielleicht sogar im kommenden Jahrtausend...«

(Vasilii Lanimow, *Traktat über Liebe*, 255-256)

Nach kurzem Zögern fühlte es sich für uns machbar und natürlich an, die Photos der Geburt unserer Kinder für dieses Buch zur Verfügung zu stellen. Birgit Baader beschreibt ihre eigene Erfahrung in Bezug auf Schwangerschaft und Geburt – und es ist kein Zufall, dass wir uns überraschend begegneten. Diese Begegnung ist der Anfang eines warmen spirituellen Austausches, der durch unsere gemeinsamen Grundanschauungen genährt wird. Diese Grundanschauungen basieren auf einem spirituellen, ökologischen Feminismus als Tradition der Liebe, auf Gewaltfreiheit, der natürlichen Verbundenheit der Frau mit der Natur. Die gemeinsame Suche nach einer neuen ökologischen Lebensweise in Verbindung von Ost und West findet vor dem Hintergrund der feministischen Bewegung im Westen statt, bei der die Rolle der Frau in der Geschichte unserer Zivilisation grundlegend überdacht wird, um der Frau ihre wahre spirituelle Würde zurückzugeben. Nach der pathologischen Grausamkeit, mit der die westeuropäische und orthodoxe Inquisition in erster Linie Frauen – Hebammen, Heilerinnen, Wahrsagerinnen, Trägerinnen von uraltem Wissen – vernichtet hat, sind Frauen, mit Unterstützung einiger Ärzte und Psychologen, heute auf der Suche nach natürlichen Geburtswegen und kämpfen für eine freie Wahl des Geburtsortes und der Art der Geburt. Diese Bewegung, für die auch wir uns seit Langem einsetzen und in den letzten Jahrzehnten in den verschiedensten Kulturen und Traditionen nach Erkenntnissen geforscht haben, steht im Widerspruch zu dem andauernden Prozess der Medikalisierung und Technisierung der Geburt, bei dem die Frau von Ärzten vereinnahmt wird. Dadurch werden ihre angeborenen natürlichen Fähigkeiten unterdrückt und die psychosomatische Gesundheit von Mutter und Kind gefährdet.

Wir hoffen, dass Ihnen die Beschreibungen eines so intimen Ereignisses wie der Geburt, insbesondere die mystische Erfahrung einer Meergeburt, als Illustrationen dienen können und dass Sie die Heiligkeit in Ihrem Herzen erfahren.

Vladimir und Ekatharina Bagrianski
Paris – Poissy

Einführung

Was verstehen wir unter Geburt? Ist es einfach der Übergang eines Wesens in die Welt der Materie? Nach einer neunmonatigen Reifephase verlassen wir die Geborgenheit des mütterlichen Körpers, um – im wahrsten Sinne des Wortes – zu lernen, auf eigenen Füßen zu stehen. Viele Menschen verbinden den Geburtsvorgang mit Schmerz und Anstrengung. Allein der Sprachgebrauch zeigt diese Verknüpfung: Wehen, Austreibungsphase, Pressen usw. Ich habe meine Geburten nicht als schmerzvolles, anstrengendes körperliches Ereignis empfunden. Ich hatte nicht das Gefühl, hilflos ausgeliefert zu sein. Im Gegenteil: Leichtigkeit, eine überwältigende Kraft und Führung, innere Sicherheit und Zuversicht, gepaart mit einem riesigen Glücksgefühl und freudiger Erwartung spiegelten eher meinen Körper- und Gemütszustand wider.

Meine erste Schwangerschaft durchlebte ich mit 25 Jahren noch relativ unbewusst. Alles verlief leicht, schnell und ohne Komplikationen. Ich machte mir wenig eigene Gedanken, sondern folgte dem allgemein üblichen Prozedere, ging regelmäßig zum Frauenarzt und kam gar nicht auf die Idee, unser Kind irgendwo anders als im Krankenhaus zur Welt zu bringen. Julie wollte genau zum errechneten Termin geboren werden – trotzdem vermutete ich zunächst, als jener Tag gekommen war, ich hätte mir den Magen verdorben, als ich nachts um halb vier mit „Bauchschmerzen" erwachte... Um kurz nach fünf Uhr lag sie bereits auf meinem Bauch – der Arzt hatte nicht geschafft, rechtzeitig zur Geburt in die Klinik zu kommen.

Die Krankenhausumgebung empfand ich nicht als stützend. Sie lenkte mich eher ab und hinderte mich daran, mich auf mich und mein Kind zu konzentrieren – beides sind in meinen Augen ganz grundsätzliche Voraussetzungen für eine genussvolle Schwangerschaft und ein erfreuliches Geburtserlebnis. Der starre Ablaufrahmen in einem Krankenhaus bietet in den seltensten Fällen den individuellen Freiraum, den eine Frau braucht, um mit der starken Kraft in Kontakt zu bleiben – beziehungsweise erst einmal mit ihr Kontakt aufnehmen zu können –, die Frauen seit jeher durch Schwangerschaft und Geburt führt. Heute fehlt häufig das Bewusstsein für diese starke, sichere Führung, der wir uns nur anvertrauen müssen, damit sie uns – gemeinsam mit unserem Kind – durch den Prozess leiten kann.

Im Jahr 2002 erhielt ich das Geschenk einer zweiten Schwangerschaft. „Dieses Mal gestalte ich alles bewusster", sagte ich mir freudig. Als ich erfuhr, dass ich schwanger war, hatte ich das Bedürfnis, den geistigen, spirituellen Aspekt zu erleben und zu feiern. Julie, unser erstes Kind, hatte uns den heiligen Moment der Geburt mit ihrem ersten Blick nahe gebracht. Die Erinnerung an die Intensität ihres Blicks ist immer noch präsent. Sie ließ mich damals schon erahnen, wie viel Weisheit und Wissen wir geschenkt bekommen, wenn wir uns aktiv auf den Prozess von Schwangerschaft und Geburt einlassen und dafür bewusst Raum schaffen.

Ich begann zu recherchieren und suchte nach Büchern, Erlebnisberichten, dokumentierten Beispielen für eine natürliche „spirituelle Geburt". Einige Rituale indigener Völker kannte ich bereits, doch war mir nicht klar, in welcher Form, wie und wo ich dieses Wissen umsetzen sollte. Je mehr ich suchte und las, umso stärker wurde das Gefühl, dass ich mich mehr nach innen wenden sollte, als im Außen zu suchen. Michel Odent, der bekannte französische Wassergeburtspionier, hat auf die Frage, was er von geburtsvorbereitenden Büchern halte, geantwortet: „Es ist leichter zu vergessen, wenn du nichts weißt."

Eine japanische Freundin, Shizuko Ouwehand, gab mir eines Tages ein Manuskript über die Gespräche eines ungeborenen Kindes mit seiner Mutter zu lesen.[1] Die tiefe Weisheit und Einfachheit dieser Gespräche beeindruckten mich sehr. „Ein Kind will schon lange vor seiner Geburt mit uns kommunizieren", erklärte mir Shizuko. Ich war fasziniert, wusste allerdings nicht, wie diese Kommunikation konkret stattfinden konnte. „Setz dich regelmäßig hin und hör einfach nach innen. Du kannst auch Fragen stellen, wenn du willst", riet mir Shizuko. Nach einigen halbherzigen, unsicheren Versuchen kam ich zu dem Schluss, dass ich wohl nicht „offen" genug war. Ich „hörte" nur meine eigenen Gedanken – oder etwa nicht? Jedenfalls konnte ich zunächst meine Gedanken nicht eindeutig meinem Kind zuordnen.

„Schreibe blind alles auf", empfahl Shizuko. Zweifelnd probierte ich es. Und war völlig überrascht. Während ich schrieb, konnte ich nicht über den Inhalt der Worte und Sätze nachdenken. Daher wusste ich hinterher oft nicht einmal, worum es ging. Die Dialoge, die ich so zu Papier brachte, überstiegen das, was mir bisher bewusst gewesen war. Die Einsichten und die Weisheit, die in ihnen zum Ausdruck kamen, verblüfften mich immer wieder. Woher sie auch immer kamen, sie stellten in jedem Fall ein Tor zu einer größeren Wahrnehmung als meiner bewussten dar. Durch die inneren und äußeren Gespräche wurde mir immer deutlicher, dass ich unser zweites Kind gerne im Wasser gebären würde.

Ich möchte an dieser Stelle betonen, dass ich eine Krankenhausgeburt nicht generell ablehne. Allerdings halte ich das Ambiente im Krankenhaus nur bei außergewöhnlichen Komplikationen für stützend, nicht aber im Normalfall – und zwar hauptsächlich deswegen, weil den Beteiligten häufig das Bewusstsein dafür fehlt, welche starken natürlichen Kräfte bei einer Geburt wirken. Ich hatte diese starke Kraft und Führung bei Julies Geburt gespürt – und wünschte mir nun bei der zweiten Geburt eine Umgebung, in der ich mich völlig darauf konzentrieren konnte. Auf meiner Suche nach Möglichkeiten, diesen Wunsch zu verwirklichen, stellte ich fest, dass es um mich herum wenig gab, woran ich mich „festhalten" konnte. Und langsam begann ich zu verstehen, dass genau dies das Thema war. Wenn ich auf die Kraft vertraute, die mich führte, und wenn ich mich mit ihr verband, dann war alles andere überflüssig.

Ich bin mittlerweile überzeugt, dass jede Mutter und jedes Kind Geburt als lichtvolle, freudige Erfahrung erleben kann, wenn sie in Kontakt mit sich selbst und der natürlichen Führung bleiben. Da uns heute jedoch gerade dieser Kontakt und das Vertrauen oft abhanden gekommen sind, möchte ich mit diesem Buch jede Mutter – und jeden Vater – inspirieren, gemeinsam mit ihrem Kind den Weg zu einem eigenen individuellen und selbstbestimmten Geburtsfest zu finden. Es soll Frauen ermutigen, gemeinsam mit ihrem ungeborenen Kind ihr ureigenes Geburtserlebnis zu zelebrieren, und zeigen, wie wichtig und bereichernd es ist, in die eigenen Kräfte zu vertrauen und sich von nichts und niemandem ablenken und beeinflussen zu lassen. Ich gebe meine Erfahrungen und die von mir gesammelten Informationen weiter, um anderen den Weg zu erleichtern, um Visionen zu wecken und die Saiten in jedem von uns zum Klingen zu bringen, die in Resonanz mit der Heiligkeit und Einzigartigkeit jeder Geburt stehen.

Diese innere Führung leitet alle weiblichen Wesen sicher und kraftvoll durch den Prozess von Schwangerschaft und Geburt. Ihnen steht eine schier unermessliche Energie zur Verfügung. Viele Hebammen sprechen davon, dass Frauen sich vor und während der Geburt in einem erweiterten Bewusstseinszustand befinden, einer Art transzendenter Trance. In diesem Zustand erleben sie die Dinge mit erhöhter Klarheit und wissen genau, was zu tun ist. Jegliche Intervention von außen kann diesen Zustand gefährden und stört daher eher, als dass sie hilft.

Ich selbst hätte mir vor meinen Geburten gewünscht, die Gedanken und Informationen, wie sie in diesem Buch zusammengefasst sind, irgendwo gebündelt zu finden, um daraus Zuspruch und Unterstützung zu beziehen, ein Gefühl der Bestätigung: „Ja, vertraue deinen Empfindungen, du liegst richtig. Gehe deinen eigenen Weg und lass dich nicht davon abbringen!" Alle Frauen, mit denen ich sprach, wussten instinktiv um den für sie richtigen Weg – doch häufig wurden sie davon abgebracht beziehungsweise sie fügten sich fremden Vorgaben und passten sich an. Dies liegt auch daran, dass Frauen, vor allem vor der Geburt, das starke Bedürfnis nach einem friedlichen, liebevollen „Nest" haben und daher häufig Konfrontationen meiden.

Ich hoffe, dass dieses Buch allen – Schwangeren, Eltern und Geburtshelfern – liebevolles Vertrauen gibt und das Bewusstsein vermittelt, dass Schwangerschaft und Geburt in erster Linie freudige Hingabe und Geschehenlassen erfordern. Dann können wir und unsere Kinder die Geburt in einem hohen Bewusstsein und in einer ekstatischen Euphorie erleben, die unser ganzes Leben und vor allem das unserer Kinder beeinflussen werden. Wenn wir so gebären und geboren werden, wird sich das Leben auf der Erde verändern, denn wir nützen die transformierenden Kräfte des Geburtsprozesses, um unsere alten negativen Prägungen und Glaubenssysteme zu wandeln: in lichtvolle Offenheit für die Energien um und in uns, bereit, zu empfangen.

Es wäre schön, wenn dieses Buch einen kleinen Beitrag leistete, die Bilder von Angst, Schmerz, Ärger, Hilflosigkeit und Opfertum, die unsere Vorstellung von Schwangerschaft und Geburt – und von Leben überhaupt – bestimmen, sanft zu heilen, indem es Mut macht, unseren eigenen inneren Visionen und denen unserer Kinder zu folgen. Damit wir alle – neben Müttern und Vätern auch Kinder, Geschwister, Verwandte, Freunde und Geburtshelfer und -helferinnen – an der heiligen Freude des Lebens und den machtvollen Leben spendenden Energien teilhaben können. Ich wünsche mir, dass wir eine Welt kreieren, die auf Freiwilligkeit und Mitgefühl basiert und nicht durch Ängste gesteuert wird.

Geburt kann natürlich und unbeschwert geschehen, wenn wir bereit sind, uns völlig hinzugeben, uns zu öffnen und uns mit unserem ganzen Wesen der natürlichen Kraft anzuvertrauen, die uns leitet.

Birgit Baader
Motueka, April 2010

I
Visionen einer heiligen Geburt

»Wenn wir akzeptieren,
dass Geburt ein ekstatisches Erlebnis sein kann,
setzen wir damit einen machtvollen
und heilenden Prozess in Gang.«

(Binnie A. Dansby)

Die Urkraft der Natur

Der Übergang in unser körperliches Dasein, das Geborenwerden, ist ein natürlicher Vorgang, der seit Jahrmillionen einfach „geschieht". Ob man sich nun speziell darauf vorbereitet oder nicht, der Zyklus von Empfängnis, Schwangerschaft und Geburt gibt den Rahmen für unsere körperliche Existenz vor. Von nahem betrachtet erscheint dieser Zyklus wie ein Wunder. Vieles ist nicht erklärbar oder steuerbar – Dinge, die in unserer rationalen westlichen Welt als sehr wichtig gewertet werden. Unkontrollierbarkeit und Unberechenbarkeit machen uns Angst. Nur wenn wir etwas verstehen und erklären können, meinen wir es im Griff zu haben. Wir brauchen dies, um uns sicher zu fühlen. Dadurch entstehen innerer Widerspruch und Spannung, denn tief in uns wissen wir, dass es keine absolute Sicherheit gibt. Sie existiert weder in der Natur, noch erleben wir sie im Alltag. Trotzdem versuchen wir verzweifelt, die Unwägbarkeiten so weit wie möglich zu reduzieren.

Daran ist an sich nichts Schlechtes. Wenn wir uns jedoch einbilden, wir könnten alles steuern und bis ins Letzte durchdringen, schneiden wir uns von einer wesentlichen Kraft unseres Lebens ab: dem Vertrauen. Ohne Vertrauen gibt es kein dauerhaftes Voranschreiten, keine Weiterentwicklung. Ohne Vertrauen bleiben wir in unseren Vorstellungen gefangen, ohne unser Potenzial zu entfalten. Dies gilt auch – oder gerade – für die Geburt. Wenn wir sie in den Rahmen unserer erklärbaren Phänomene zwängen, können wir die Größe dieses Übergangs nicht erleben. Je mehr Handlungsalternativen und intellektuelles Wissen wir haben, umso schwerer fällt es uns manchmal, die unbekannte Weite der Wunder und ihre Kraft auf uns wirken zu lassen. Dadurch blockieren wir unsere persönliche Entwicklung, da wir nur zulassen, was wir bereits begriffen, also im Griff, haben. Die Geburt ist eines der größten Wunder der Natur. Wenn wir bereits während der Schwangerschaft unsere festen Bilder loslassen und uns einlassen auf die Führung der natürlichen Schöpferkraft, die alles Leben vorantreibt und nährt, dann können wir das ganze Wunder und die Heiligkeit dieses Prozesses erleben.

Die Kraft des Weiblichen

Die Kraft des Weiblichen ist die Quelle unserer Kreativität und des Lebens an sich. Wenn wir uns ihr hingeben, folgen wir einem Fluss, der uns an Energien anschließt, die unsere individuelle persönliche Kraft weit übersteigen. Die Geburt eines Kindes ist einer der größten Schöpfungsprozesse des Lebens. Ohne die Führung und Stütze dieser natürlichen Urkraft ist sie nicht möglich. Wenn wir uns der weiblichen Schöpferkraft bewusst sind und uns ihr öffnen, sind Schwangerschaft und Geburt mit Leichtigkeit und Ekstase verbunden.

In dem Versuch, die wundervollen und großartigen Vorgänge der Geburt zu begreifen und zu steuern, fokussieren wir uns in westlichen Industrieländern auf unsere linke Gehirnhälfte. Schwangerschaft und vor allem Geburt sind jedoch schöpferische Prozesse, die stark auf dem Einsatz der rechten Gehirnhälfte beruhen. Eine einfache Frage während der Geburt kann die Mutter bereits aus der Bahn werfen und sie von der wesentlichen Kraft abschneiden, da sie für eine Antwort die linke Gehirnhälfte aktivieren muss. Dies stört einen sanften Geburtsverlauf. Die Kontrolle des Neokortex, der in Aktion treten muss, wenn wir einen Satz als Antwort formulieren wollen, sollte bei der Geburt optimalerweise ausgeschaltet sein. Michel Odent schreibt hierzu: „Während einer Geburt (...) kommen alle Hemmungen vom Neokortex. Aus diesem Grunde gibt es in einer sehr spontanen Geburt nach der Säuger-Methode ein Stadium, in dem die Frau von unserer Welt wie abgeschnitten scheint, wie unterwegs zu einem anderen Planeten. Dieser

Wechsel der Bewusstseinsebenen ist offensichtlich mit einem geringeren Grad an Kontrolle durch das neue Hirn verbunden."[2] Unsere Erziehung und andere Prägungen hindern uns, ebenso wie unser Umfeld, während der Geburt häufig, den für einen sanften Verlauf so wesentlichen Kontakt zu unseren inneren Welten zu halten.

Vor allem in westlichen Ländern werden wir dazu angehalten, unsere kognitiven, intellektuellen Fähigkeiten leistungsorientiert zu optimieren. Frauen stürzen – und stützen! – sich daher, wenn sie erfahren, dass sie schwanger sind, auf Ratgeber, die ihnen sagen sollen, wie Geburt funktioniert. In Geburtsvorbereitungskursen wird „richtiges" Atmen und Pressen trainiert. Das ohnehin schon schmerzvolle und Angst erregende Bild von Geburt, auf das wir lange Zeit konditioniert wurden und das sich mittlerweile in vielen Köpfen festgesetzt hat, wird noch unterstützt durch die Vorstellung, man könne eine Geburt nur durch entsprechende Vorbereitungskurse oder die obligatorischen ärztlichen Vorsorgeuntersuchungen wohlbehalten überstehen.

Die Kraft, die Frauen seit Jahrmillionen durch den Geburtsvorgang leitet und sie stärkt, wird dabei völlig außer Acht gelassen. Viele Frauen haben das Bild einer gefahrvollen Geburt so verinnerlicht, dass sie den Zugang zu ihrer weiblichen Kraft mehr oder weniger verloren haben. Sie wünschen sich, die Geburt möglichst schnell und schmerzfrei „hin ter sich zu bringen", und meinen, dies sei nur durch Anästhesie, Kaiserschnitt und Ähnliches zu erreichen. Unterstützt wird diese Einstellung durch das vor allem in westlichen Kulturen weit verbreitete Verhalten, Verantwortung abzugeben – frei nach dem Motto: Wo lassen Sie gebären? Es ist daher an der Zeit, dass wir die Verantwortung für uns und unser Leben wieder übernehmen und bewusst auswählen, was wir tun wollen und werden. Denn nur so erreichen wir das Ziel: ein tief befriedigendes Leben voll Genuss und Lebensfreude.

Als ich schwanger war, fühlte ich eine Klarheit in mir wie selten zuvor. Vor allem bei der zweiten Schwangerschaft war ich mir *sicher*, dass es nicht nur mir, sondern auch meinem Kind sehr gut ging und alles „planmäßig" verlief. Schon bei Julie war ich nur wenige Male in einen

Geburtsvorbereitungskurs gegangen. Mit den wohlmeinenden Ratschlägen und standardisierten Atem- und Pressinstruktionen konnte ich im wahrsten Sinnes des Wortes nichts anfangen. Anstatt uns individuell mit unseren jeweiligen Gefühlen und Empfindungen auseinander zu setzen und mit unseren Kindern Kontakt aufzunehmen, erfuhren wir dort, dass wir nur mit Hilfe spezieller „Techniken" in der Lage seien, die Geburt einigermaßen heil zu überstehen. Wer nicht sehr in sich gefestigt ist, bekommt spätestens in so ausgerichteten Kursen Angst zu versagen, etwas falsch zu machen. „Und wenn ich nun im wichtigsten Moment das *richtige* Atmen vergesse", fragte damals eine Frau mit einem Anflug von Panik. Hinzu kommen die informativen Schilderungen von Freunden und Bekannten über dramatische Frühgeburten, Komplikationen wie Fruchtwasservergiftung und Ähnliches, die einer Schwangeren rechtzeitig klar machen, dass sie sich wirklich in höchster Gefahr befindet und sich nur ja in kompetente Hände begeben sollte.

Wer aber vermag einer werdenden Mutter in unserer Gesellschaft kompetente Hilfe zu leisten? Und: Braucht eine Mutter überhaupt Hilfe von außen?

Meines Erachtens muss auch hier stark differenziert werden. Jeder Mensch ist individuell, jede Ausgangslage unterschiedlich. Natürlich gibt es Gefahren und Risiken – wie überall im Leben. Dank unserer linken Gehirnhälfte haben wir in der Vergangenheit glücklicherweise einige Hilfsmittel und Auffangmaßnahmen entwickelt, die uns in Notfällen weiterhelfen. Was jedoch ziemlich in den Hintergrund gedrängt wurde, ist das Bewusstsein, dass eine starke weibliche Urkraft existiert, die Mütter seit Jahrmillionen erfolgreich durch die Geburt führt. In jeder Frau liegt der Schatz intuitiven Wissens um Schwangerschaft und Geburt verborgen. Wenn wir uns auf unsere innere Führung und unsere Empfindungen verlassen, so nehmen wir zum Beispiel auch Komplikationen oder Unregelmäßigkeiten wahr und können entsprechend handeln. An mir selbst habe ich erfahren, wie stark diese Urkraft und Führung ist. Wenn ich von Zweifeln und Angst befallen wurde, setzte ich mich ruhig hin und fühlte in mich hinein – und sofort überkam mich eine gewaltige Welle von Vertrauen und Klarheit. Ich *wusste* plötzlich wieder eindeutig, was zu tun beziehungsweise dass alles in Ordnung war.

Grundsätzlich steht dieses Wissen allen Frauen zur Verfügung. Durch unsere Erziehung und unser gesamtes Bildungssystem sind wir jedoch sehr stark auf den Intellekt und die linke Gehirnhälfte ausgerichtet. Viele haben den Zugang zu ihrer Innenwelt und einem höheren Bewusstsein verloren. Dies heißt nicht, dass er uns nicht mehr offen stünde. Wir haben ganz einfach anderen Dingen mehr Beachtung geschenkt und das Vertrauen in uns und unsere Kraft nicht genährt.

In diesem Buch möchte ich anhand meiner eigenen und den Erfahrungen anderer Frauen Wege aufzeigen, wie wir uns wieder mit unserer weiblichen Urkraft verbinden und dadurch uns selbst und den Seelen unserer Kinder zu einem leichten und beglückenden Übergang ins körperliche Leben verhelfen können.

Dreieinigkeit Körper – Geist – Seele

Damit wir Schwangerschaft und Geburt voller Freude genießen können, ist es wichtig, sich gewisse Dinge bewusst zu machen. Unsere inneren Bilder und Vorstellungen haben einen wesentlichen Einfluss darauf, wie wir diese Phase des Übergangs erleben. Das Wunder der Geburt geschieht, wie die meisten Erfahrungen, auf mehreren Ebenen. Die Einheit und Harmonie von Körper, Geist und Seele ist eine der Grundvoraussetzungen für ein genussvolles Geburtserlebnis.

Viele Menschen setzen sich unter Druck, indem sie die Dinge richtig machen wollen. Wir meinen, uns speziell „vorbereiten", „trainieren", „anstrengen" zu müssen, bevor wir Lebensfreude, Glück und Leichtigkeit erfahren können. „Erst die Arbeit, dann das Vergnügen", heißt es im Volksmund.

Meinem Erleben nach geht es bei Schwangerschaft und Geburt um das genaue Gegenteil: Wir dürfen – und müssen – loslassen, uns einlassen, hingeben und vertrauen. *Loslassen* von negativen, Angst einflößenden Bildern, die uns durch unsere Umgebung seit Generationen vermittelt wurden; uns *einlassen* auf die seelischen, geistigen und körperlichen Prozesse während Schwangerschaft und Geburt; uns der weiblichen Urkraft und ihrer Führung *hingeben*; ihr, unserem Körper und nicht zuletzt der ungeborenen Seele in uns *vertrauen*.

In den folgenden Abschnitten finden Sie einige Anregungen, wie dies spielerisch und zwanglos erreicht werden kann.

Körperbewusstsein

»Ich kam zu dem Schluss, dass ein Gott, der in der Lage ist, winzige Augen, Ohren, Nasen und etwas so Wundervolles wie ein Herz, Lungen und alle anderen Teile eines kleinen Menschen zu formen, mit Sicherheit auch die Einzelheiten bedacht hat, wie der kleine Mensch in die Welt kommt.«

(Vicki Pasterik)

Unser Körper hat sich in jahrtausendelanger Evolution entwickelt und besitzt wundervolle Eigenschaften und Fähigkeiten. Viele Funktionsweisen sind durch unseren Intellekt noch nicht einmal ansatzweise erklärbar – und doch funktionieren sie tagtäglich und sichern unser Überleben.

Schwangerschaft und Geburt sind wohl am unmittelbarsten mit dem körperlichen Leben verbunden. Daher erscheint mir die Annahme sinnvoll, dass die damit zusammenhängenden Körpervorgänge auch bei der Evolution bevorzugt berücksichtigt worden sind. Obwohl wir heute zusätzlich zu den körperlichen Funktionsweisen medizinische Auffangmechanismen entwickelt haben, die im Fall von Komplikationen eingesetzt werden können, hat sich in vielen Köpfen ein nicht nur positives Bild von Schwangerschaft und Geburt festgesetzt. „Warum ist das so?", fragte ich mich, als ich mit Julie schwanger war und gleich als Erstes bemitleidet wurde: „Du Arme, ist dir schon schlecht?" Mir war nicht schlecht. „Das kommt bestimmt noch. Da muss man halt durch", kam die ermutigende Antwort.

Obwohl ich mich damals in vielen Dingen sehr leicht beeinflussen und von mir selbst ablenken ließ, besaß ich in diesem Fall eine große innere Klarheit und derartige „Androhungen" und andere „aufmunternde" Gruselgeschichten über mögliche Geburtskomplikationen brachten mich nicht aus der Ruhe. Irgendwie fühlte ich, dass sie nichts mit mir und meinem bevorstehenden Geburtserlebnis mit Julie zu tun hatten. Trotzdem war ich noch nicht sehr bewusst, und da ich mich weder geistig noch seelisch mit dem Thema Schwangerschaft und Geburt auseinander gesetzt hatte, suchte ich nach dem „richtigen" Weg, um Julie zur Welt zu bringen. „Als Erstes brauchst du einen Frauenarzt, der in einer Geburtsklinik Belegbetten hat", riet man mir. Außerdem natürlich unbedingt einen Schwangerschaftskurs, einen Geburtsvorbereitungskurs, einen Kurs in Säuglingspflege... Mir schwirrte der Kopf. Brav suchte ich den Arzt auf, den mir meine Nachbarin empfohlen hatte, obwohl mein Gefühl und auch Julie in meinem Bauch die regelmäßigen CTG- und Ultraschall- Untersuchungen ablehnten. Aber damals traute ich mich nicht, „unverantwortlich" gegen den Strom zu schwimmen, meinem inneren Gefühl zu vertrauen und den allgemein akzeptierten Weg zu verlassen. Eigenverantwortliches Handeln gilt häufig als unverantwortlich.

Um meinen Körper optimal auf die Geburt vorzubereiten, buchte ich einen Schwangerschaftskurs. In der ersten Stunde wurde der einheitliche Trainingsplan für alle festgelegt: Körper- und Entspannungsübungen, „richtiges" Atmen usw. Wir bekamen so viele Instruktionen und Regeln vermittelt, dass ich bereits nach der zweiten Stunde das sichere Gefühl hatte, diese „Prüfung", zumindest den theoretischen Teil, nie bestehen zu können. Nach dem Kurs fühlte ich mich stets nervös und unruhig. Würde ich mir alles merken können? Machte ich die Übungen überhaupt richtig?

Wir sollten zu Hause jeden Tag üben. Wenn ich nun aber – ohne Anleitung – völlig falsch lag? Meine Unsicherheit und Nervosität stiegen. Glücklicherweise verhinderte an dieser Stelle mein Trotz, dass ich mich von Angst und Zweifeln überwältigen ließ. Ich brach den Kurs ab.

„Das ist doch dein erstes Kind. Wie kannst du so unverantwortlich sein, ohne Vorbereitung der Geburt entgegenzusehen?" – „Du weißt ja gar nicht, was du wann und wie machen sollst!" – „*Ohne* Kurs musst du dich auf Schmerzen gefasst machen; es ist gar nicht so einfach, richtig zu atmen!" Die gut gemeinten Ratschläge prasselten auf mich nieder. Ich stellte fest, wie hoch im Allgemeinen der gesellschaftliche Druck ist, alles dem Intellekt zu unterwerfen. „Vertrauen ist gut, Kontrolle ist besser." Doch funktioniert dieser Satz auch im Fall von Schwangerschaft und Geburt?

Ich fühlte, dass ich weder beim Arzt noch in meinem Kurs wirklich bekam, wonach ich suchte. Wie könnte eine echte wertvolle Begleitung aussehen? Was würde ich mir wünschen? Was würde mir gut tun?

Damals spürte ich nur, dass mir der „normale" Weg keine besondere Sicherheit und Zuversicht gab. Ich kam jedoch nicht auf die Idee, in mir und um mich herum nach anderen Wegen zu suchen. Das Einzige, was ich mir immer wieder sagte und was mich sehr bestärkte, war, dass Frauen schon seit Urzeiten Kinder zur Welt bringen und daher auch ich bestimmt in der Lage war, diesen „Vorgang" zu bewältigen.

Heute sehe ich, dass eine starke innere Naturverbundenheit mir die Sicherheit und die Zuversicht schenkte, dass mein Körper unser Kind gesund und leicht auf die Welt bringen konnte. Ich *wusste* es einfach. In den darauf folgenden elf Jahren durchlebte ich viele Erfahrungen, die mein Selbstbewusstsein erhellten. Ich lernte und lerne immer noch, meinen Körper zu spüren, ihn wahr- und ernstzunehmen, seine Zeichen zu sehen und in meinem Handeln zu berücksichtigen. Ich denke, ein waches Körperbewusstsein ist einer der Grundpfeiler für eine leichte und selbst bestimmte Geburt.

Es gibt unendlich viele Möglichkeiten, wie man ein gesundes und bewusstes Körpergefühl entwickelt, und unendliche viele Informationen darüber: von Yoga- und Atemübungen über Tanz bis hin zum einfachen Schwimmen oder Wandern in der Natur können Sie beliebig eine Ihnen Genuss und Spaß bereitende Variante wählen, um Ihrem Körper näher zu kommen. Nachfolgend finden Sie einige Anregungen, wie Sie spielerisch damit beginnen können, ein bewusstes Körpergefühl zu entwickeln und sich mit Ihrem Körper zu verbinden.

Entspannung

Eine der wichtigsten Voraussetzungen für eine leichte Geburt ist die Fähigkeit, seinen Körper tief zu entspannen. Wenn wir unsicher, ängstlich oder in *gespannter* Erwartung sind, reagiert unser Körper, evolutionsbedingt, normalerweise mit Anspannung. Selbst freudige Erregung führt, gepaart mit dem spannenden Gefühl, nicht genau zu wissen, was passieren wird, automatisch zu Muskelkontraktionen und Alarmbereitschaft in unserem Körper.

Viele Menschen sind so sehr von ihrem Körper abgeschnitten, dass sie seine Signale kaum mehr erkennen. Ich selbst habe meine Anspannung lange nicht als solche wahrgenommen – Anspannung war mein Normalzustand. Da ich früh gelernt habe, mich „zusammenzureißen", fiel mir gar nicht auf, wann und wie mein Körper verspannte. Beschwerden wie Kopf- und Rückenschmerzen, heute in unserer Gesellschaft weit verbreitet, sind Zeichen dieser Dauerspannung.

Um ein erstes Gefühl für die eigene körperliche Anspannung zu bekommen, hilft es, ganz bewusst sämtliche Muskeln im Körper anzuspannen. Verkrampfen Sie sich im wahrsten Sinne des Wortes, so sehr Sie können – von der Kopfmuskulatur bis hin zu den Zehen! Halten Sie zusätzlich für kurze Zeit den Atem an. Und dann spüren Sie, wie es sich anfühlt, wenn Sie loslassen und ausatmen...

Dieses simple Spiel beschert Ihnen ein Stück Körperbewusstsein. Je öfter Sie es spielen, umso schneller werden Sie in Zukunft Veränderungen in Ihrem Körper wahrnehmen.

Ein weiterer wertvoller Lehrer auf dem Weg zur Entspannung ist der Atem. Ich gehe hier nur kurz darauf ein, da es diesbezüglich anderweitig viele leicht zugängliche, gute und umfassende Informationen gibt. Bewusste Atmung ist eine Variante des oben genannten Spiels. Das Atmen besteht aus Anspannung und Entspannung, die ohne das Zutun unseres Bewusstseins ständig wechseln. Und genau hier können wir ansetzen: Wir können diesen Wechsel bewusst beobachten. Was geschieht im Körper, wenn Sie einatmen? Wie fühlt sich Ihr Körper beim Ausatmen an?

Sie werden wahrscheinlich merken, dass Sie beim Ausatmen entspannen. (Daher kommt auch der weit verbreitete Rat, bei Stress erst einmal tief durchzuatmen.) Geben Sie sich dem Wechselspiel von Einatmen und Ausatmen einfach hin und spüren Sie dabei Ihren Körper.

Während des Tages können Sie Ihre Aufmerksamkeit, sooft Sie daran denken, auf den Atem lenken. Mit der Zeit erlangen Sie so ganz von selbst ein Bewusstsein für Atem und Körper, Anspannung und Entspannung.

Die Fähigkeit, die Vorgänge in Ihrem Körper bewusst wahrzunehmen, ist eine Voraussetzung dafür, dass Sie sie mit Ihrem Geist beeinflussen können – sie ist wichtig für das Leben, besonders im Hinblick auf die großen Wandlungsprozesse während Schwangerschaft und Geburt. Beziehen Sie daher die beiden Bewusstheitsspiele immer wieder in Ihr Alltagsleben mit ein, wodurch Sie spielerisch und wie nebenbei ein Gefühl für körperliche Spannung und Ent-Spannung entwickeln.

Geschmeidigkeit und Flexibilität

Eine weitere wichtige Voraussetzung für ein genussvolles, gesundes Körpergefühl und für ein sanftes Geburtserlebnis ist körperliche Geschmeidigkeit und Flexibilität. Jeder kennt wahrscheinlich das Gefühl, das man nach einem langen bewegungslosen Tag am Schreibtisch hat. Ein gesunder Körper wird in diesem Fall regelrecht nach Bewegung „schreien". Oft sind wir jedoch bereits so kraft- und energielos, dass wir nicht einmal mehr genügend Enthusiasmus für ein paar Schritte zu Fuß aufbringen. Ich möchte Sie dennoch ermutigen, sich dafür Raum zu schaffen. Sie müssen kein streng strukturiertes Fitness- oder Wellness-Programm absolvieren. Dies würde den meist ohnehin schon übervollen Terminplan nur unnötig um eine weitere starre Komponente erweitern. Wir neigen häufig dazu, alles genau und ordnungsgemäß zu planen. Ein Plan kann einerseits zu Klarheit und Energieeinsparung führen, aber er kann uns andererseits ebenso fesseln und unsere Spiel- beziehungsweise Lebensfreude eindämmen.

Ich neige dazu, mich unter Druck zu setzen, um mein „Plansoll" zu erfüllen – egal auf welcher Ebene. Als ich vor Jahren begann, regelmäßig Yoga zu praktizieren, hatte ich den Anspruch, pro Tag mindestens eine Stunde zu üben. Statt der gewünschten körperlichen – und geistigen – Geschmeidigkeit und Flexibilität schuf ich mir eine ständige

Quelle der Frustration, wenn ich mein Tagespensum nicht erfüllte. Auch während des Übens war ich stets bemüht, alles richtig durchzuziehen. Gerade wenn ich wenig Energie hatte und erschöpft war, erforderte diese Art des Übens manchmal eine richtige Anstrengung und Überwindung. Mit einem strengen, starren Rahmen wollte ich meinen Körper paradoxerweise geschmeidig und flexibel machen. Natürlich erzeugte das regelmäßige Üben auch ein wundervolles Wohlgefühl in mir. Doch irgendwann fiel mir der Widerspruch auf, den ich durch meinen Anspruch und meinen äußeren Rahmen geschaffen hatte. Deshalb rege ich Sie dazu an, körperliche Bewegungsübungen – egal ob Sie joggen, Yoga machen, tanzen, schwimmen, spazieren gehen oder etwas anderes tun – nie in einen starren Rahmen zu zwängen, sondern sie immer mit Spaß und spielerischer Leichtigkeit zu betreiben.

Ich habe mir an meinen Kindern ein Beispiel genommen. Bereits in den ersten Lebenswochen absolvierten sie ein genussvolles Trainingsprogramm und es war deutlich sichtbar, wie viel Spaß sie mit ihrem Körper hatten.

Einfach ausprobieren, spüren, seinen eigenen Rhythmus finden: Dies sind Qualitäten, die auch für die Geburt sehr wichtig sind. Wenn wir bei unseren körperlichen Bewegungsspielen Spaß haben, gönnen wir sie uns auch häufiger – und Geschmeidigkeit und Flexibilität kommen von ganz allein.

Ernährung

Auf der Körperebene spielt auch die Ernährung eine wesentliche Rolle. Durch unsere Ernährung beeinflussen wir unser gesamtes „System": Körper, Geist und Seele. Auch hier kann es viel Klarheit und Bewusstheit bringen, sich zunächst einmal selbst zu beobachten.

Was essen wir? Nehmen wir hauptsächlich verarbeitete Lebens-Mittel zu uns? Wie viel frische Lebens-Kraft enthalten die Speisen, die wir essen? Wann essen wir: Nur wenn wir Hunger haben? Zu bestimmten Zeiten? Wenn wir traurig, glücklich, aufgeregt usw. sind? Wie fühlen wir uns beim Essen beziehungsweise danach? Ist Essen mit Genuss verbunden und mit dem Bewusstsein, dem Körper etwas Gutes zu tun? – Derartige Fragen können helfen, sich das eigene Essverhalten bewusst zu machen.

Im Idealfall versorgen wir unseren Körper durch eine ausbalancierte Ernährung mit wertvollen Lebensmitteln. Heute gibt es tausendfach Studien und Ratgeber über „gesunde Ernährung". Daher gehe ich hier nicht im Einzelnen darauf ein, sondern möchte vielmehr ein Bewusstsein dafür wecken, wie wir unseren Körper individuell, auf uns selbst abgestimmt versorgen und nähren können.

Durch Selbstbeobachtung und Hinterfragen des eigenen Handelns entsteht ein Gespür für den Körper und alles, was auf ihn einwirkt. Ich glaube, dass es keine einheitliche, für alle Menschen passende Ernährungsweise gibt. Wir sind individuelle Wesen mit individuellen Bedürfnissen und Bewusstseinszuständen. Es geht darum, herauszufinden, was ich wann, warum und wie tue – beziehungsweise esse –, um ein immer klareres Bewusstsein für mich selbst und, im nächsten Schritt, für meine Umgebung zu bekommen. Und es geht darum, zu erspüren, was mir gut tut und meine Energie anhebt.

Schon als Kind fiel es mir schwer, andere Lebewesen aus Fleisch und Blut zu essen – vor allem dann, wenn ihre Herkunft, beispielsweise in Form eines Hasenbratens, noch deutlich erkennbar war. Solange ich mir den Ursprung meiner Salami nicht bewusst machte beziehungsweise verdrängte, konnte ich sie essen. Doch im Verlauf der Jahre drangen immer mehr Impulse durch meine Verdrängungsfilter, die es mir zunehmend erschwerten, die Filter aufrechtzuerhalten. Während des Studiums arbeitete ich zum Beispiel kurzzeitig als Reisebegleiterin und musste bereits um fünf Uhr morgens am Münchner Hauptbahnhof sein. Um diese Uhrzeit kamen die Züge mit dem Schlachtvieh dort an – die Schreie der zum Tode verurteilten Tiere werden mir nie mehr aus dem Gedächtnis gehen.

Je mehr ich aus diesem Verdrängungsschlaf erwachte, umso weniger brachte ich es über mich, andere Lebewesen zu essen. Diese Entwicklung fand ganz von selbst und allmählich statt. Ich hatte nicht das Gefühl, sie bewusst zu steuern. Dadurch, dass ich beobachtete, nachdachte und hinterfragte, vertiefte sich mein Bewusstsein und gleichzeitig wurde mein Empfinden, mein Mitgefühl größer – bis ich irgendwann überhaupt keine Tiere mehr essen *konnte*. Der Gedanke, dass ein Lebewesen sterben muss, damit ich leben kann, erschien mir widersinnig.

„Ich möchte nicht, dass mein Leben auf dem Tod anderer basiert." Dieses klare Bewusstsein machte die Umsetzung in die Praxis einfach. Es fiel mir nicht schwer, ich musste auf nichts verzichten – im Gegenteil: Ich fühlte und fühle mich befreit. Befreit von der Verantwortung für den Tod eines anderen Lebewesens.

Diese Bewusstseinsentwicklung dauert weiter an, denn ich ernähre mich auch weiterhin von Lebensformen, die dadurch nicht weiterleben können, wie Karotten, Salat usw. Dabei stellt uns die Natur schmackhafte Lebens-Mittel in Hülle und Fülle zur Verfügung, ohne dass jemand sein Leben lassen muss. Viele Früchte wie Äpfel, Birnen, Kirschen, Erdbeeren, Himbeeren, Heidelbeeren oder die exotischen Mangos, Papayas, Bananen, Kakis usw., aber auch Gemüse und Getreide wie Kürbis, Zucchini, Gurken, Auberginen, Tomaten, Bohnen, Linsen, Erbsen, Reis und vieles andere mehr bieten sich uns „freiwillig" zum Verzehr an. Es muss also niemand Mangel leiden, wenn er nicht töten will, um zu leben.

Während sich mein Bewusstsein und dadurch mein Essverhalten veränderte, wandelte sich auch meine körperliche Wahrnehmung. Ich merkte immer deutlicher, welchen Einfluss die jeweiligen Nahrungsmittel auf mich hatten. Ich spüre heute, wie sehr mein Körper nach jener Nahrung hungert, die Lebenskraft spendet. In der Supermarktgurke findet er diese häufig nicht. Die Qualität der Nahrung spielt eine wesentliche Rolle. Wenn ich mich ausschließlich von Obst und Gemüse aus einem normalen Supermarkt ernähre, werde ich buchstäblich nicht satt. Mein Körper erhält nicht ausreichend Nährstoffe, da die angebotene Ware meist lange Lagerzeiten hinter sich hat, künstlich behandelt ist und von ausgelaugten Böden stammt, die keine Lebenskraft mehr spenden können. Die Schlussfolgerung, die manche daraus ziehen, nämlich dass fleischlose Ernährung nicht ausreicht, ist kurzsichtig. Wer Fleisch isst, verleibt sich im wahrsten Sinne des Wortes die Lebensenergie des betreffenden Lebewesens ein. Das heißt, er bedient sich – genau wie der Karotten essende Vegetarier – der Lebenskraft eines anderen Wesens. Ob diese Lebenskraft ausreicht, um ihn zu versorgen, hängt von der Lebensqualität des Tieres beziehungsweise der Karotte ab. Je besser die Lebensbedingungen, umso höher die Lebens-Kraft – ein Aspekt, der weder bei der Massentierhaltung noch bei überdüngten Monokulturen beachtet wird.

Wie viel Tod wir darüber hinaus noch mit verantworten können und möchten, müssen wir selbst entscheiden.

Wir „industrialisierten" Menschen sehen uns häufig außerhalb der Natur. Dass auch wir in einem räuberischen Lebensraum, in dem vom Recht des Stärkeren Gebrauch gemacht wird, Nahrung für andere sein könnten, ist uns selten bewusst. Wir denken nicht daran, dass wir *alle* essbar und sterblich sind. Sonst hätten wir wahrscheinlich mehr Mitgefühl für die, von deren Lebensenergie wir uns ernähren.

Es gibt noch einen weiteren Punkt, den jeder bei seiner Ernährungswahl bedenken sollte. Fleisch fressende Tiere und viele Menschen nehmen beim Konsum von Fleisch die Energien des Sterbens und des – unter Umständen leidvollen – Tod des anderen Lebewesens in ihren Körper auf. Da das Essen von Fleisch das körperliche Dasein anderer Lebensformen beendet, liegt dieser Ernährungsform in jedem Fall eine *aggressive* Handlung – nämlich das Töten – zugrunde: Diese aggressive Energie nimmt der Körper des Konsumenten in sich auf.

Pflanzen leben von Licht. Um ihr Überleben zu sichern, greifen sie nicht auf eine mehr oder weniger lange Geschichte von Tod und Gewalt zurück. Wer sich von Pflanzen ernährt, nimmt diese im Vergleich friedliche Energie in sich auf.

Wie bereits gesagt, müssen sich natürlich auch die Vegetarier unter uns zum Beispiel für das „Töten" einer Karotte verantworten. Es gab und gibt jedoch immer wieder Menschen, die dazu fähig sind, sich ausschließlich von Licht zu ernähren – was allerdings einen hohen Bewusstheitsgrad auf allen Ebenen erfordert.

Jeder mag selbst abwägen, wie viel Sterben er in seine Ernährung und somit in seinen Körper integrieren möchte und mit gutem Gewissen tragen und ertragen kann. In Bezug auf Schwangerschaft und Geburt spielt eine bewusste Ernährung nicht nur für eine möglichst optimale Funktionsweise unserer Körperorgane eine Rolle, sondern sie schafft auch wesentliche Voraussetzungen für die körperliche Gesundheit unseres Kindes. Wenn wir uns verantwortungsbewusst und „empathisch", das heißt mit anderen Lebensformen mitfühlend ernähren, übertragen sich die entsprechenden Energien auf unser Kind und nähren es in positiver Weise.

Geistiges Bewusstsein

Unsere geistige Entwicklung wird stark von dem Umfeld geprägt, in das wir hineingeboren werden und in dem wir aufwachsen. Begegnen wir dort zum Beispiel einer negativen Einstellung dem Leben gegenüber, kann dies unter Umständen unsere eigene Wahrnehmung und gedankliche Ausrichtung nachhaltig beeinflussen. Häufig übernehmen wir die Bilder unserer Umgebung oder wir rebellieren gegen sie. Doch erst wenn wir unsere eigene Gedankenwelt in Verbindung mit unserem geistigen Ursprung gefunden haben, fühlen wir uns glücklich und zufrieden. Im Zusammenhang mit Geburt existieren in unserer heutigen Gesellschaft zahlreiche zumeist negativ gefärbte Bilder. Bereits kleine Kinder haben das Bild, dass Geburt mit Schmerz und Leid verbunden ist. Frauen, Männer, heranreifende Teenager: Viele begegnen dem Thema „Geburt" mit Angst und sogar Ablehnung. Die Bilder betreffen nicht nur die eigentliche Geburt, sondern auch die Schwangerschaft und die Zeit danach.

„Da haben Sie aber Glück gehabt, dass Sie Ihre Figur halten konnten", sagte eine 20-Jährige nach der Geburt von Noa zu mir. „Die meisten

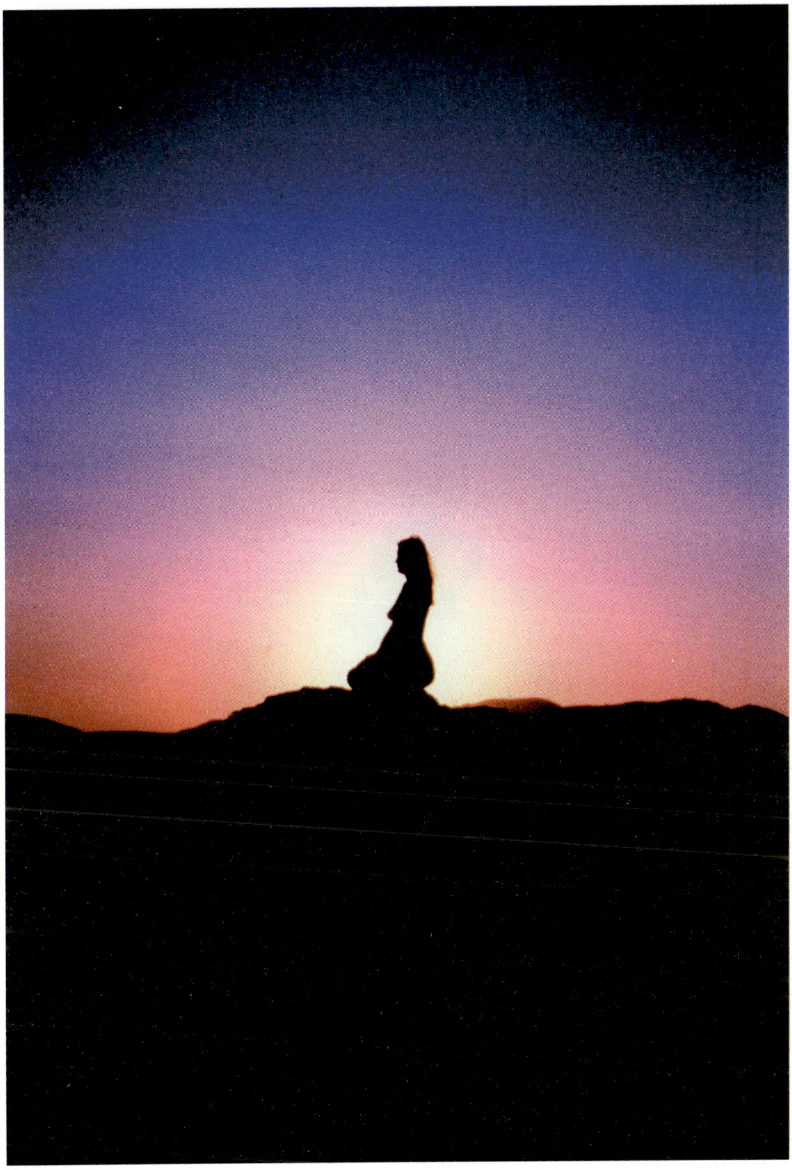

Abb. 1 – Meditation bei Sonnenuntergang
Foto: Vladimir Bagrianski

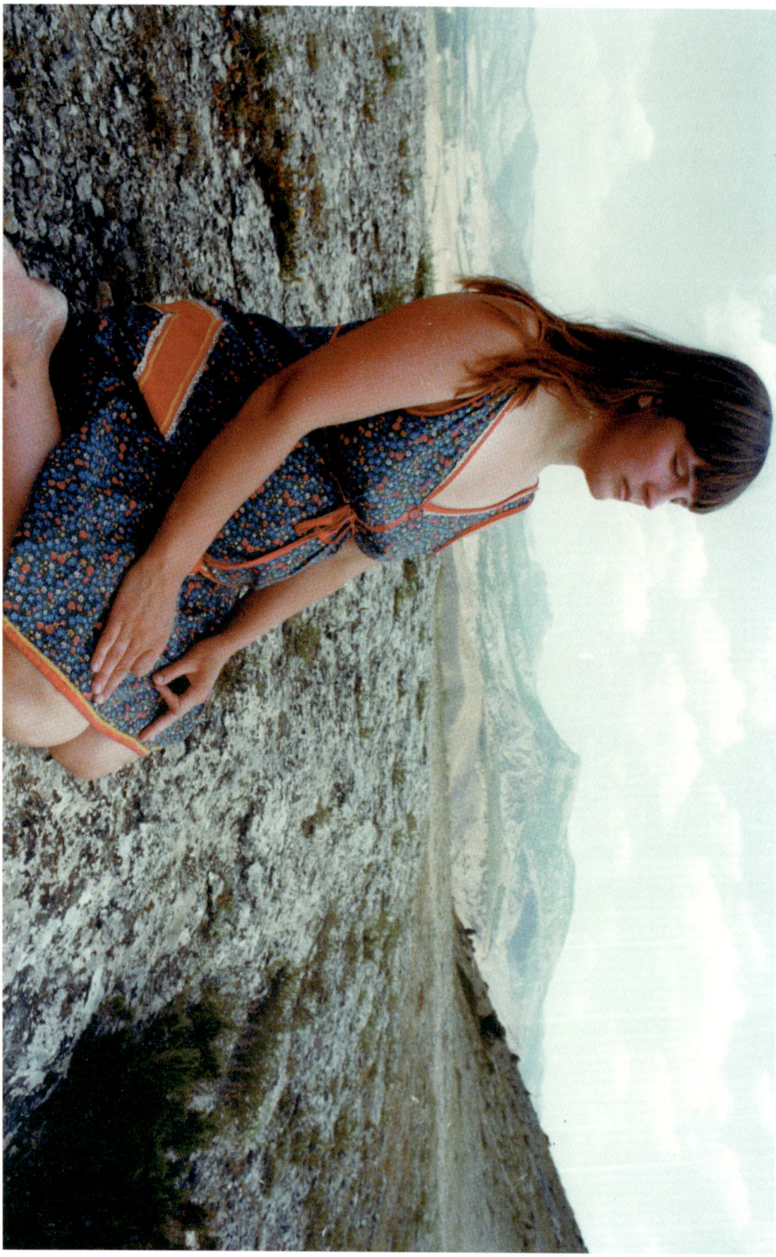

Abb. 2 – Meditation der Mutter
Foto: Vladimir Bagrianski

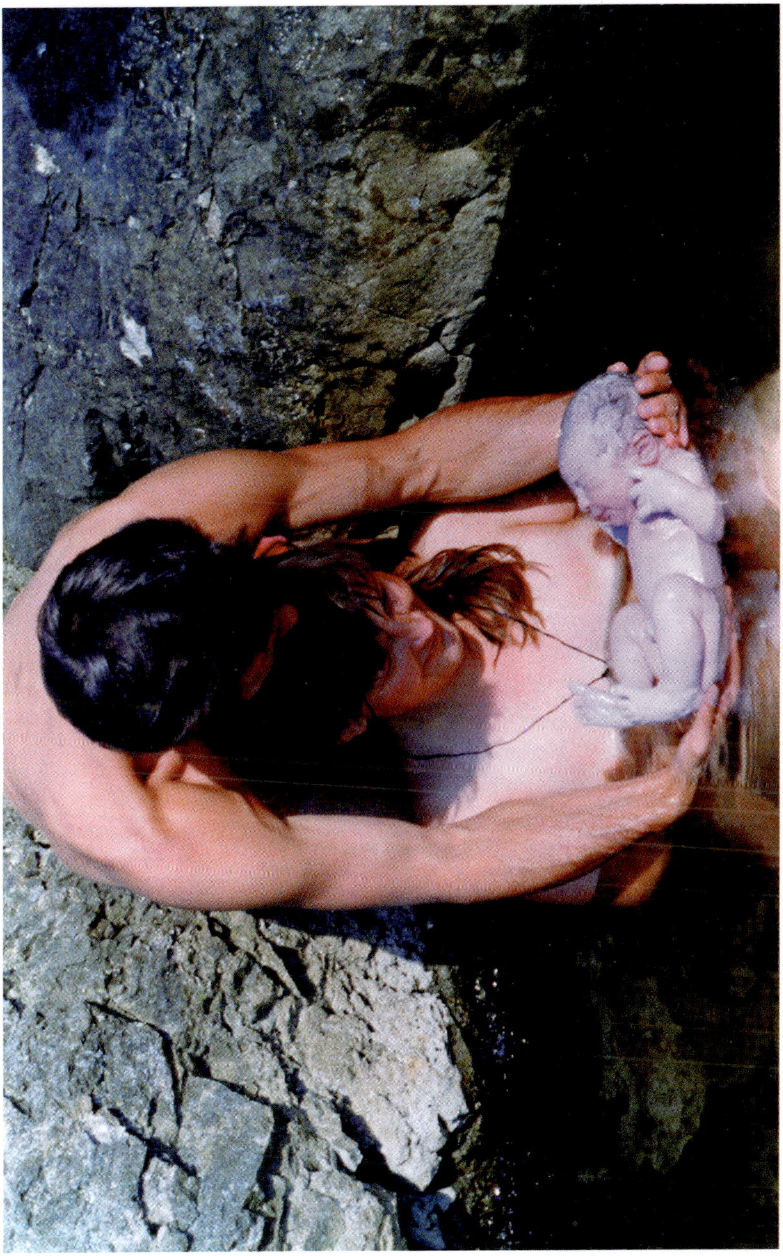

Abb. 3 – Eyas Geburt – Dreieinigkeit
Foto: Vladimir Bagrianski

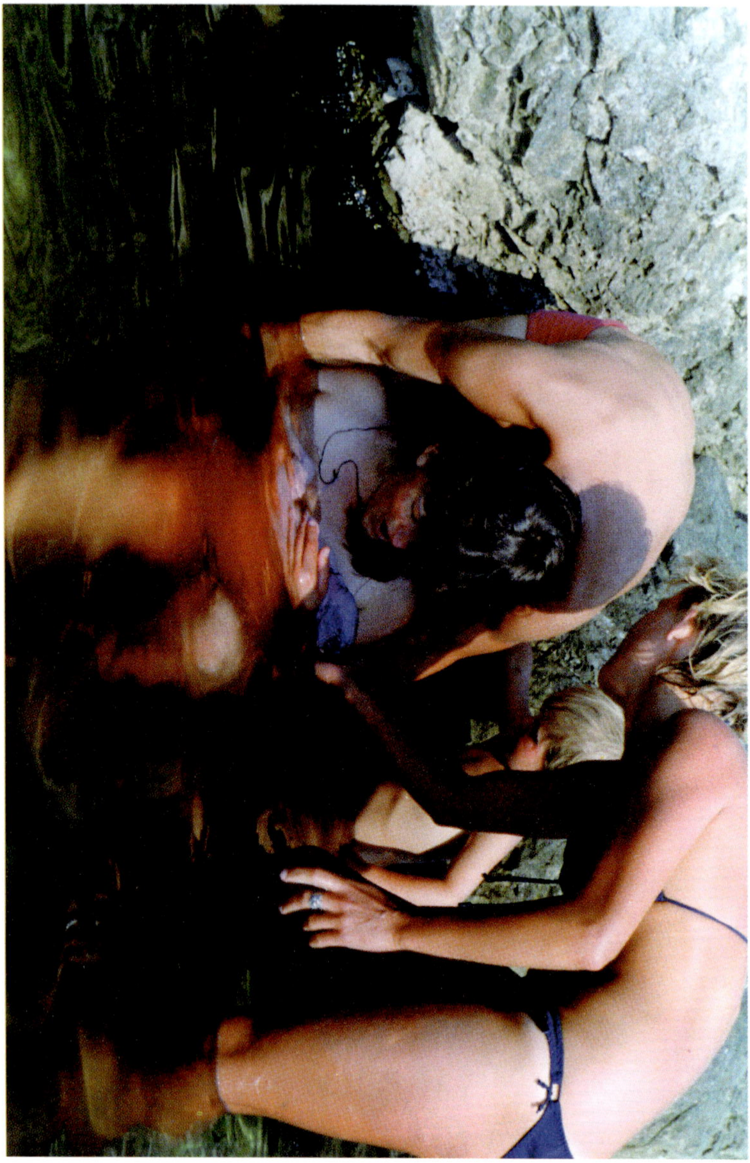

Abb. 4 – Eyas Geburt – ein freudiges Willkommen
Foto: Vladimir Bagrianski

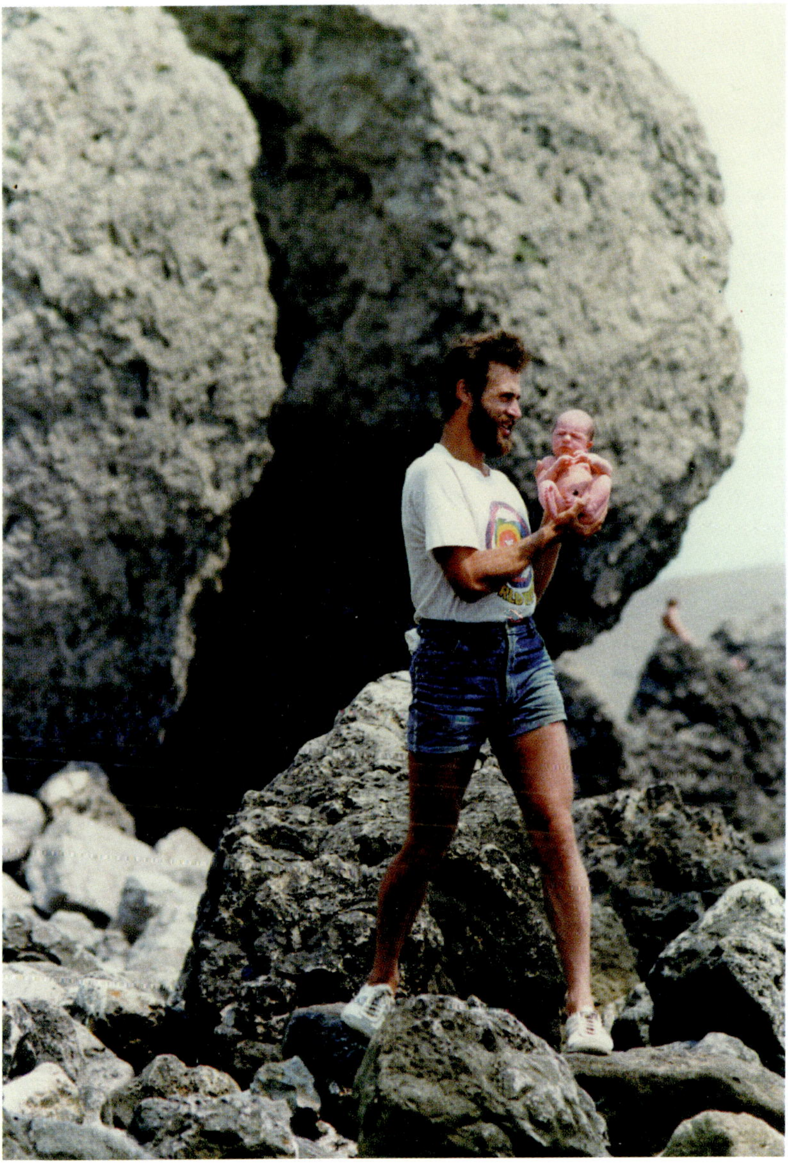

Abb. 5 – Vaterschaft – Vladimir Bagrianski mit der neugeborenen Eya
Foto: Vladimir Bagrianski

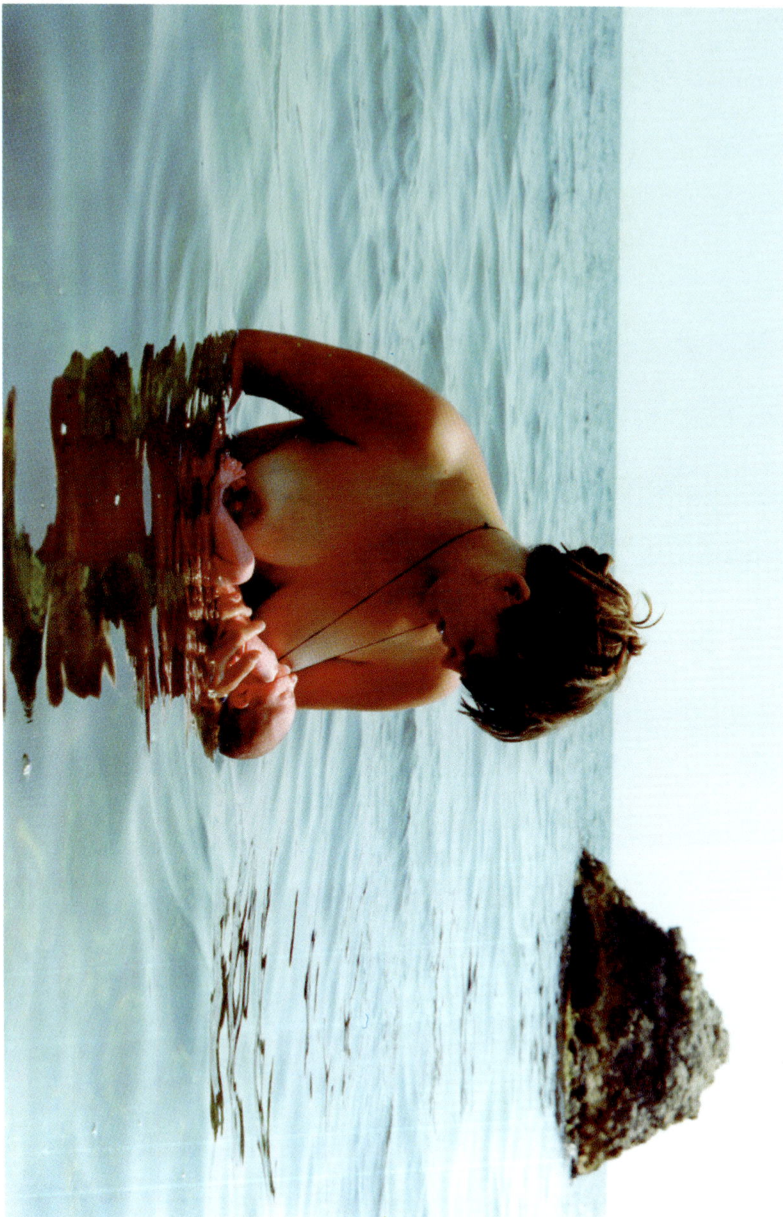

Abb. 6 – Wiege des Meeres – Stillen im Meer
Foto: Vladimir Bagrianski

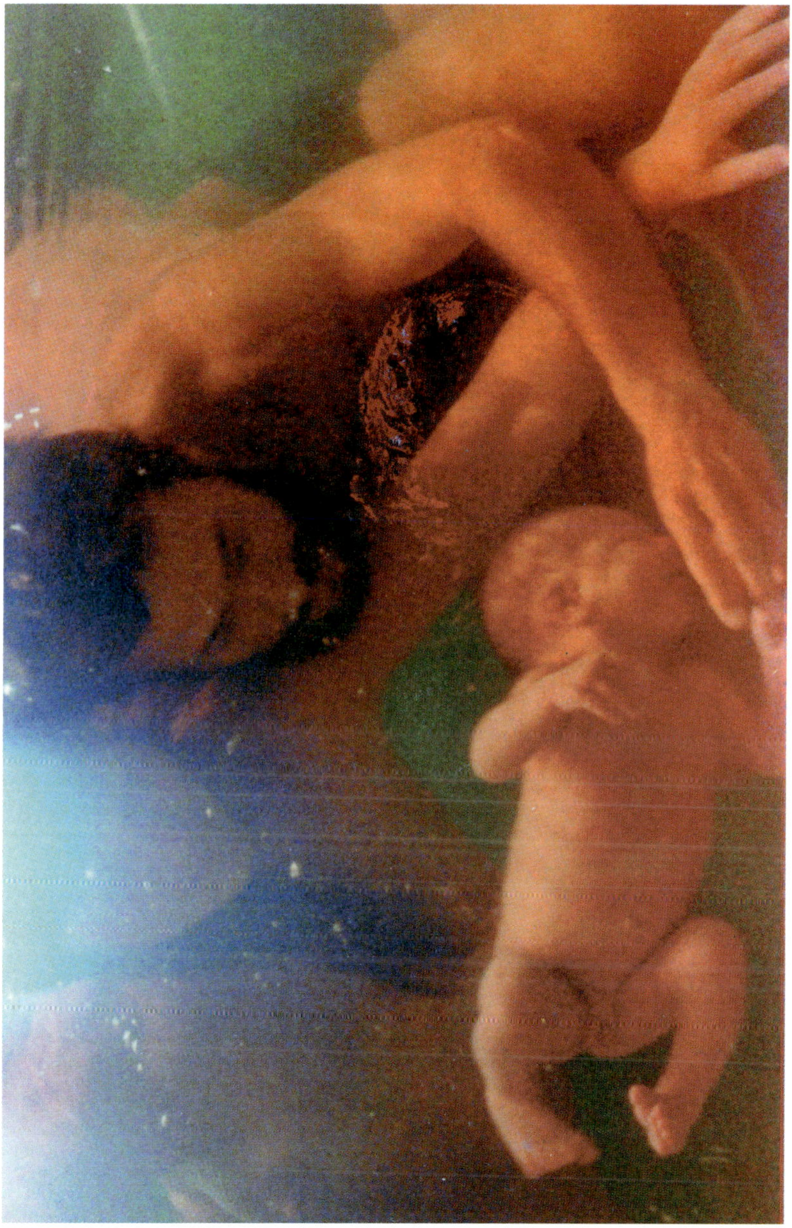

Abb. 7 – Die ersten Schritte in der unendlichen Weite des blauen Ozeans
Foto: Vladimir Bagrianski

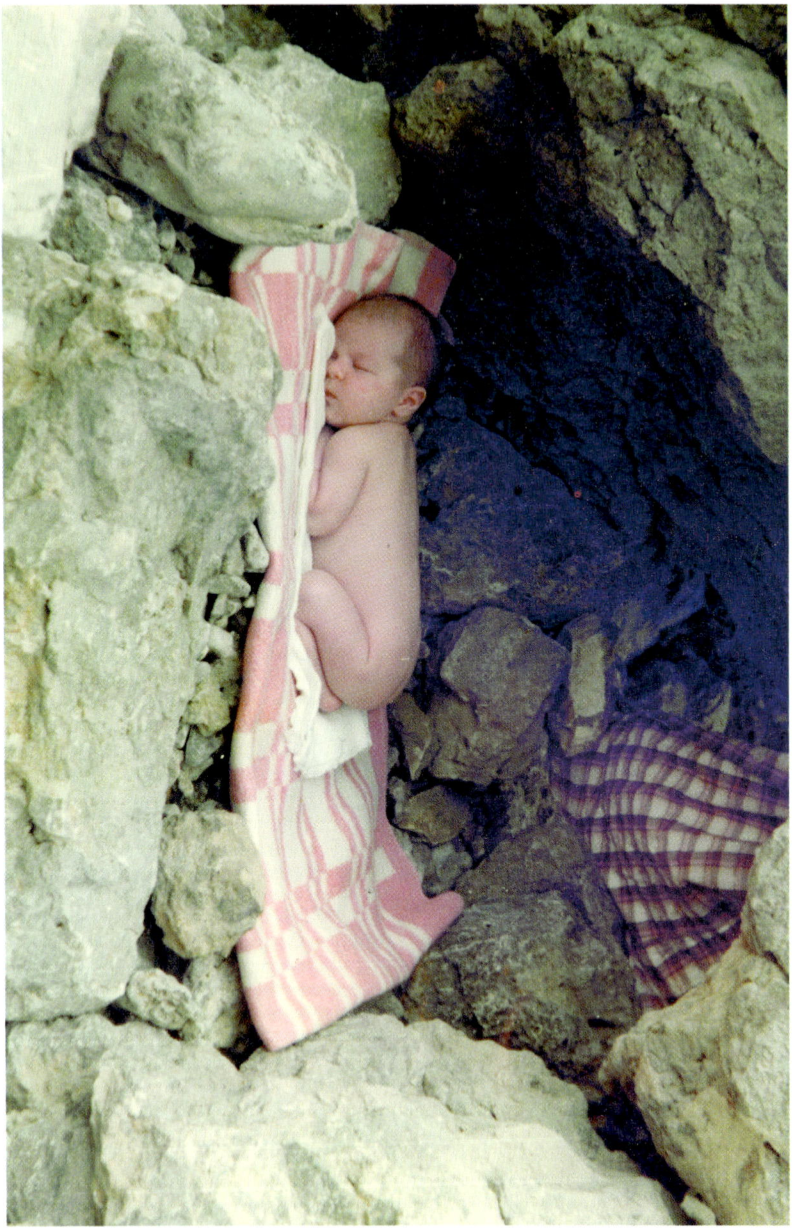

Abb. 8 – Steinhöhle am Meer

Foto: Vladimir Bagrianski

bleiben doch dick und hässlich!" Eine gute Freundin gestand mir, dass sie sich in der Schwangerschaft völlig unattraktiv gefühlt und daher Angst bekommen hatte, ihr Mann würde sich nach anderen Frauen sehnen.

Es ist also kein Wunder, dass häufig der Wunsch besteht, diese „schwere, anstrengende Zeit" möglichst schnell hinter sich zu bringen. Eine „saubere" und schnelle Lösung, die diesem Bedürfnis zu entsprechen scheint, bietet zum Beispiel der Kaiserschnitt. Er wird heute nicht nur – wie ursprünglich vorgesehen – in Notfällen angewandt, sondern zunehmend als praktische, da kalkulierbare Alternative in Anspruch genommen. Schauspielerinnen, Models und andere Frauen mit einem vollen Terminkalender können so den genauen Tag und die Uhrzeit der Geburt *einplanen*. Als weiterer Vorteil gilt die volle oder teilweise *Bewusstlosigkeit*, um die Schmerzen der Geburt zu umgehen. „Ich möchte mein Kind unbedingt per Kaiserschnitt auf die Welt bringen!", hörte ich eine 22jährige Verkäuferin zu ihrer Kollegin sagen. Auf die Frage warum, erklärt sie: „Dann geht alles ganz einfach und leicht, ich kann den genauen Termin bestimmen und habe keine Schmerzen, weil ich von der Geburt eh nichts mitbekomme." Auch eine Periduralanästhesie (PDA), wie von der Freundin vorgeschlagen, kam für sie nicht in Frage. „Ich mag am liebsten gar nichts von der Geburt mitbekommen."

Hinter diesen Aussagen stecken viele Ängste und schmerzvolle Bilder, die der jungen Frau die Sicht auf das Wunder der Geburt und die einzigartige Chance zu innerer Transformation und Bewusstwerdung nehmen. Wodurch sie – wie viele andere – ein derart negatives Bild des Geburtsvorgangs erhalten hat, kann man nur vermuten. Ich sehe jedoch, dass in unserer Gesellschaft viele solcher Bilder existieren, die unser Vertrauen in die weibliche Urkraft blockieren.

Wie verhalten wir uns, wenn wir ein geliebtes Wesen – ob Mensch oder Tier – nach einer langen Zeit der Abwesenheit oder auch zum ersten Mal, empfangen dürfen? Die meisten von uns werden wahrscheinlich ein Freudenfest veranstalten oder den Neuankömmling zumindest besonders herzlich begrüßen und willkommen heißen.

Warum empfangen wir unsere eigenen Kinder, auf die wir – mindestens – neun Monate gewartet haben, nicht ebenso?

Wer einmal eine normale Krankenhausgeburt oder gar eine Kaiserschnittgeburt miterlebt hat, weiß, wie unpersönlich, distanziert und standardisiert sie in den meisten Fällen verläuft. Viele Eltern sind verunsichert, verängstigt und von ihren inneren Gefühlen und Bedürfnissen – und denen ihres ankommenden Kindes – abgeschnitten. Wie soll eine Mutter unter den Anweisungen fremder Menschen in unvertrauter Umgebung die Ruhe und Balance finden, um sich dem heiligen Geschehen der Geburt hinzugeben? Dies würde eine Reife und Bewusstheit erfordern, die die meisten von uns noch nicht besitzen; und wenn sie sie besitzen, dann verfügen sie über die geistigen Bilder und Voraussetzungen, um sich ihrer eigenen inneren Führung anzuvertrauen, die sie sicher durch Schwangerschaft und Geburt geleitet. Sie werden daher ihr Umfeld für die Geburt selbst wählen und höchstwahrscheinlich nicht in eine Klinik gehen. Schulmedizin und Krankenhaus sind dann ausschließlich in *Notfällen* eine wichtige Hilfe und Unterstützung.

Es ist mir wichtig, klarzustellen, dass ich keine spezielle Geburtsmethode oder „-technik" empfehle beziehungsweise irgendeine bestimmte Methode ablehne. Es geht mir vielmehr darum, jede Frau zu ihrem ureigenen, individuellen Weg zu inspirieren. Ich möchte das Bewusstsein um die Heiligkeit der Geburt wecken, das in jeder Frau ruht, und sie bestärken, dass sie diesen Weg *zusammen* mit ihrem ungeborenen Kind finden kann. Wie dieser Weg im Einzelnen aussieht und welchen Rahmen wir unserem einzigartigen persönlichen Geburtsfest geben, bleibt jedem selbst überlassen.

Doch zurück zu den inneren Bildern, die wir zum Thema Schwangerschaft und Geburt in uns tragen. Jede werdende Mutter und auch jeder werdende Vater, sollte sich der inneren Bilder bewusst sein, da sie ganz wesentlich das Erleben von Schwangerschaft und Geburt beeinflussen.

Haben Sie Angst? Wenn ja, wovor? Vor den Schmerzen? Vor Komplikationen? Vor der Ungewissheit, was auf Sie zukommt?

Oder sind Sie eher freudig erregt? Neugierig? Fühlen Sie sich stark und zuversichtlich?

Haben Sie Zweifel, „dem allen" gewachsen zu sein?

Die Bilder in unserem Inneren entspringen zum Großteil unserem Umfeld. So wird unser Geburtsbild wesentlich von der Einstellung unserer Mutter und unserer eigenen Geburt bestimmt. Hinzu kommen, wie erwähnt, die größtenteils negativen Bilder in den heutigen industrialisierten Ländern. Das *Vertrauen*, Schwangerschaft und Geburt in die Hände der Frauen zu legen, ist weitgehend verloren gegangen.

Die Zeit der Schwangerschaft und natürlich die Geburt selbst sind hoch energetische Phasen. Die Natur unterstützt den für unser Überleben notwendigen und seit Jahrmillionen von der Evolution geformten Übergang ins körperliche Leben, indem sie Frauen ein extrem hohes Energiepotenzial zur Verfügung stellt. Diese Hochenergie sorgt, gepaart mit einem tiefen inneren Wissen, das uns leitet, dafür, dass wir Schwangerschaft und Geburt sicher und kraftvoll durchleben. Eine Voraussetzung hierfür ist, wie bereits erwähnt, dass wir uns diesem Bewusstsein öffnen und die Verbindung mit der inneren weiblichen Urkraft halten.

Unsere geistigen Gedankenbilder sind also verantwortlich dafür, wie wir Schwangerschaft und Geburt erleben. Versuchen Sie daher, sich bewusst zu machen, welche Vorstellungen Sie haben und mit welchen Einstellungen Sie Ihrem Umfeld begegnen. Wenn Sie Unsicherheit, Angst, Hilflosigkeit oder Ähnliches bei sich entdecken, dann können Sie sich mit folgenden einfachen Mitteln wieder an Ihre eigene Urkraft erinnern und sich mit ihr verbinden.

- Machen Sie sich als Erstes bewusst, dass diese Kraft weiblichen Wesen seit Jahrmillionen zur Verfügung steht, um den Übergang ins körperliche Dasein und unser Überleben sicherzustellen. Jedes gesunde weibliche Wesen besitzt von Natur aus die Fähigkeit zu gebären. Geburt geschieht – Sie müssen sich nicht darum bemühen, sich anstrengen oder etwas lernen. Wenn Sie sich mit der Urkraft verbinden und sich von ihr führen lassen, weiß Ihr Körper von ganz allein, was zu tun ist.

- Nehmen Sie sich, so oft Sie können, eine Auszeit, während der Sie einfach still sind und in sich hineinspüren. Versuchen Sie, Ihre Gefühle, Ihre Gedanken, Ihren Körper, Ihr Kind wahrzunehmen. Lassen Sie einfach los und beobachten Sie sich, ohne irgendetwas zu wollen, zu erwarten, zu tun.
- Umgeben Sie sich mit positiven Geburtsvisionen. Im Infoteil finden Sie die entsprechende Literatur hierzu. Suchen Sie so frühzeitig wie möglich in Ihrer Umgebung nach Menschen, die Schwangerschaft und Geburt als heilige Ereignisse wahrnehmen. Vermeiden Sie Gespräche und Beschäftigungen, die Sie verunsichern oder ängstigen!
- Vertrauen Sie Ihren Gefühlen und lassen Sie sich von ihnen leiten: Wählen Sie Bücher, Kurse, Gesprächspartner oder Ähnliches danach aus, ob Sie sich damit wohl fühlen. Wenn nicht, dann hören Sie darauf – und suchen Sie andere Wege.
- Richten Sie Ihre Wahrnehmung bewusst auf positive Bilder und finden Sie heraus, was Sie persönlich am meisten anspricht, beruhigt, stärkt. So entwickeln Sie mit der Zeit ein Gespür dafür, was Ihnen und Ihrem Kind gut tut.
- Erträumen Sie sich Ihre Wunschgeburt. Lassen Sie Ihre Gedanken frei und malen Sie sich aus, wie Sie die Geburt erleben wollen. Wenn Sie sich ganz hineinversetzen und versuchen zu spüren, wie Sie das Kind in Ihrem Leib in Empfang nehmen möchten, tauchen Bilder in Ihnen auf, die Ihnen die Richtung weisen und denen Sie nachgehen können.
- Wie wünschen *Sie* sich Ihre Geburt? Wo soll sie stattfinden? Wie möchten Sie Ihr Kind, auf das Sie so lange gewartet haben, empfangen? Welche ersten Eindrücke soll Ihr Kind haben?
- Jede Geburt ist einzigartig. Wer mehrere Kinder empfangen durfte, weiß, dass das Erlebnis jedes Mal neu ist. Daher muss man sich bei

jeder Schwangerschaft erneut die Frage stellen: Wie will ich dieses Wesen, das durch mich auf die Erde kommt, in Empfang nehmen? Lassen Sie Ihrer Fantasie freien Lauf. Ihr Geist ist unendlich frei und bietet Ihnen ein grenzenloses Spielfeld von – im wahrsten Sinne des Wortes – traumhaften Möglichkeiten. Genießen Sie es – egal wie Ihre körperliche Realität im Moment aussehen mag.

- Dietrich Bonhoeffer schrieb einmal, dass die Gedanken eines Menschen frei sind. Man kann uns unsere körperliche Freiheit nehmen, nie jedoch unsere geistige. Es steht Ihnen offen, Ihre Geburt gedanklich so schön und angenehm für Sie und Ihr Kind zu gestalten, wie Sie möchten.

Die Wirkung von Visualisierungsübungen, Affirmationen, positivem Denken usw. ist mittlerweile hinlänglich dokumentiert. Allein diese wenigen Schritte werden Ihnen helfen, einen geistigen Rahmen für Ihr schönes individuelles Geburtsbild zu kreieren, dem Ihr Körper folgen kann.

Seelenbewusstsein

Die dritte Säule unseres Bewusstseins bildet die Seele. In der Schwangerschaft öffnet sich die Seele der Mutter der Seele des ungeborenen Kindes. Dies geschieht immer und ganz automatisch. Wer allerdings die Verbindung zu sich selbst verloren hat, dem fällt es schwer, sich selbst, geschweige denn die Seele seines Kindes, zu spüren und wahrzunehmen. Während meiner ersten Schwangerschaft mit Julie ging ich den Weg, der in unserer Gesellschaft am weitesten verbreitet und akzeptiert ist. Wie eingangs erwähnt, suchte ich mir einen Frauenarzt, der in einem Krankenhaus Belegbetten hatte, ging regelmäßig zu den Voruntersuchungen, buchte einen der obligatorischen Geburtsvorbereitungskurse und hatte ein schlechtes Gewissen, weil ich neben der Beendigung meines Studiums keine Zeit fand, all die wertvollen, unbedingt notwendigen Ratgeber zu lesen. Irgendwann setzte bei mir ein gesunder Fatalismus ein, der meine Ängste und Zweifel verdrängte: Andere Frauen vor mir hatten die Geburt auch ohne Training und Übungsveranstaltungen überlebt – also würde auch ich sie irgendwie überstehen können. Ich brach den Geburtsvorbereitungskurs ab, bei dem ich entweder bei Entspannungsübungen auf der Matte eingeschlafen war, denn das nächtliche Lernen auf die Abschlussprüfungen forderte seinen Tribut, oder widerstrebend versucht hatte, den Hechel- und Pressübungen zu folgen. Ohne Kontakt zu meinem Körper, meinem Geist, meinem Kind aufgenommen zu haben, sollte ich dort allgemeinen, standardisierten Anweisungen folgen, um mir und meinem Kind die Geburt zu erleichtern. Eine Ahnung, die damals noch nicht in mein Bewusstsein gelangte, ließ mich davon Abstand nehmen.

Selbst wenn diese Übungen hilfreich sein können, so halte ich viele Geburtsvorbereitungskurse für oberflächlich und vereinheitlichend. Eine Voraussetzung für wirkliche Unterstützung und wertvolle Geburtsvorbereitung ist meines Erachtens, dass die werdende Mutter ein Gefühl für sich selbst – für Körper, Geist und Seele – entwickelt. Dass sie Kontakt zu sich selbst, ihrem ungeborenen Kind und der weiblichen Urkraft aufnimmt.

Als ich elf Jahre später mit Noa schwanger war, konnte ich auf allen drei Ebenen wesentlich bewusster agieren. Ich arbeitete zu der Zeit an einem Film über Interspecies Communication. Shizuko, meine japanische Freundin, die selbst bereits mehrere Monate vor der Geburt intensiven Kontakt zu einer ungeborenen Seele hatte, gab mir ihre Aufzeichnungen darüber und riet mir, täglich eine bestimmte Zeit zu reservieren, um Kontakt zu meinem Kind aufzunehmen.

Zu Beginn unserer „Gespräche", war ich mir nicht sicher, ob ich nicht einfach meine eigenen Gedanken „hörte". Ich setzte mich hin, ohne etwas Bestimmtes zu erwarten, und versuchte einfach, mein Kind wahrzunehmen. Immer klarer entstanden richtige Dialoge und ich bekam eindeutige Antworten auf alle möglichen Fragen, die ich stellte. Es war faszinierend. Ich gewöhnte mir an, das Gesagte mit geschlossenen

Augen in Stichpunkten schriftlich festzuhalten. Dies war sehr wertvoll für uns, da ich im Nachhinein häufig nicht einmal mehr genau wusste, über welches Thema wir „gesprochen" hatten, geschweige denn, dass ich mir der Einzelheiten bewusst gewesen wäre. So entstand im Laufe der Monate ein kleines Buch. Es enthält nicht nur interessante, aufregende und aufschlussreiche Informationen über Noas Persönlichkeit, sondern auch ein Wissen, das meinen mir damals bewussten Gedankenrahmen bei weitem übersteigt.

Julie hatte eine Bewusstseinsentwicklung in Gang gesetzt, die es mir ermöglichte, Jahre später durch Noa einen Blick auf die unendliche Größe des Universums zu erhaschen und die Kraft der überströmenden heiligen Liebe der Welt, aus der die beiden kamen, zu spüren.

Es ist wichtig, sich immer wieder bewusst zu machen, dass eine große Seele in einen kleinen Körper hineingeboren wird. Das große Seelenwesen Ihres Kindes werden Sie vor allem am Anfang der Schwangerschaft spüren. Je mehr sich die Seele mit dem Körper verbindet, desto feiner und offener muss man fühlen, um die große Seele zu spüren. Wenn uns dies aber gelingt, ist es für unsere Kinder wunderbar. Und nicht nur für unsere Kinder: Für uns selbst und für die Entwicklung unserer Gesellschaft ist es wichtig, dass wir die Größe der Seelen wahrnehmen – in unseren ungeborenen Kindern, unseren Kindern, unseren Partnern und in allen Lebewesen.

Ich lege jeder werdenden Mutter – und natürlich auch jedem, der Vater wird – wärmstens ans Herz, sich direkt und möglichst regelmäßig mit dem ungeborenen Kind zu unterhalten. Sie werden mit Sicherheit Antwort bekommen und kleine und große Wunder erleben. Der regelmäßige Kontakt stärkt die Verbindung zwischen Eltern und Kind und gibt dem Kind die Möglichkeit, für uns ein „Tor zur Seelenebene" zu sein.

Noa vermittelte mir, dass dies für die Kinder sehr wichtig ist. Wir alle sind glücklich, wenn unser Gegenüber sich von uns in unsere Welt geleiten lässt. Und für uns Erwachsene, die wir bereits sehr in unserem körperlichen Dasein verhaftet sind, bietet sich hier eine wunderbare

Gelegenheit, Verbindung zu einer Ebene aufzunehmen, die gleichsam heilend und vertraut für uns ist. Denn auch wir kamen aus dieser Welt und es tut unserer Seele gut, die Verbindung zu dieser ursprünglichen Sphäre zu spüren und zu erneuern.

Ich denke, man muss diese Art der Kommunikation nicht mit irgendwelchen Begriffen benennen. Jeder, der bereit ist, sich seinem ungeborenen Kind zu öffnen und sich ernsthaft auf seine Seele und sein Wesen einzulassen, wird auf seine Weise die Heiligkeit dieser Verbindung erfahren.

Geburtshilfe?

»Das schönste und tiefste Gefühl, das wir erleben können, ist das Empfinden des Mystischen. Es ist die Quelle wahrer Wissenschaft. Wem dieses Empfinden fremd ist, wer nicht stumm vor Bewunderung und Ehrfurcht innehalten kann, der ist so gut wie tot. Das tiefe emotionale Wissen um die Existenz einer höheren intelligenten Kraft, die sich in den Geheimnissen unseres Universums ausdrückt, formt meine Vorstellung von Gott.«

(Albert Einstein)

In unserer heutigen Gesellschaft werden wir nicht unbedingt dahin geführt, Eigenverantwortung zu übernehmen und uns selbst zu tragen. Wir sind daran gewöhnt, uns von außen stützen zu lassen und die Verantwortung nach außen abzugeben. Bereits in Kindergarten und Schule geht es eher um das Wiederholen von vorgegebenen Inhalten als um eine selbstständige, kreative Lösungsfindung. Wer den Deutschaufsatz nicht genau nach Gliederung und Vorgabe bearbeitet, muss in den meisten Fällen mit einer schlechten Bewertung rechnen.

Bezeichnend ist in diesem Zusammenhang auch, dass die Versicherungsbranche einer der wenigen Wirtschaftszweige ist, die in der Rezession der letzten Jahre vergleichsweise geringe wirtschaftliche Einbußen zu verzeichnen hatten. Krankenversicherung, Haftpflichtversicherung, Hausratversicherung, Rentenversicherung, Lebensversicherung, Unfallversicherung – es gibt kaum einen Bereich, den wir nicht durch andere absichern möchten. Wir hoffen, auf diese Weise unsere Ängste ruhig stellen zu können. Für einen monatlichen Geldbetrag geben wir die Verantwortung ab und wollen uns tragen lassen.

Dieses Verhalten ist in vielen Bereichen zu beobachten, so auch bei der Geburt. Anstatt eigene Verantwortung zu tragen, ziehen wir es vor, die Verantwortung an Ärzte, Hebammen und andere abzugeben. Meiner Meinung nach überfordern wir dadurch unsere Umgebung. Die Versicherungen sollen uns gegen alle Risiken des Lebens absichern; Krankenhäuser, Ärzte, Hebammen sollen uns die Risiken der Geburt abnehmen.

„Sicherheit ist vor allem Aberglaube. Sie existiert weder in der Natur noch erleben die Kinder der Menschheit sie", schreibt die Pädagogin und Pianistin Helen Keller. Das Leben funktioniert anders. Angst erzeugt Druck und Druck erzeugt Schmerz. Nur wenn wir loslassen, uns hingeben und uns dem Fluss der Dinge anvertrauen, meistern wir wohlbehalten die Aufgaben, die uns das Leben stellt.

Das ist häufig leichter gesagt als getan. Unsere Ängste, Befürchtungen, Schutzmechanismen sorgen dafür, dass wir uns an bestimmte Vorstellungen und Verhaltensmuster klammern und sie nicht einfach loslassen *wollen*. Meist ist es ein längerer Weg, sich die eigenen Mechanismen und Muster bewusst zu machen, bevor man bereit ist, sie als überholt abzulegen. Wir müssen erst wieder Vertrauen schöpfen, mit unserer eigenen Kraft in Kontakt kommen und unseren Selbstwert fühlen lernen.

Albin Thöni, Primar an einer Geburtsklinik in Sterzing in Südtirol, fand heraus, dass während der Geburt bei der Mutter maßgeblich die rechte Gehirnhälfte aktiv ist. Michel Odent belegt dies mit seinen Beobachtungen.[3] Gebären ist demnach ein „instinktiver Vorgang", das heißt, der Neokortex, unser „intellektueller" Gehirnteil, muss seine Kontrolle lockern und in den Hintergrund treten. Wie soll eine Frau bei sich, das heißt bei ihrer weiblichen Kraft, bleiben, die sie durch den Geburtsvorgang leitet, wenn sie im Krankenhaus durch – in der Regel wohlmeinende – Anweisungen und Ratschläge abgelenkt wird, auf die sie *reagieren* soll? Studien belegen, dass jegliche Art der Intervention einen positiven Geburtsverlauf für Mutter und Kind gefährden kann (siehe auch Teil V, Kapitel *Fakten und Forschungsergebnisse*). Die Geburt ist eine einzigartige Lektion in Hingabe und Loslassen. Je mehr eine Frau sich öffnet und loslässt, umso leichter und schmerzfreier wird sie die

Geburt erleben. Wem es gelingt, den Kontakt zu seiner inneren Führung nicht abreißen zu lassen, der wird die Geburt als Moment eines vollkommenen, kraftvollen *Geschehenlassens* erfahren.

Diese Erfahrung ist meines Erachtens nicht möglich beziehungsweise wird beeinträchtigt, wenn das Umfeld führt oder ablenkt. In Geburtsvorbereitungskursen, beim Frauenarzt und im Familien- und Bekanntenkreis wird einer werdenden Mutter heute häufig suggeriert „Du kannst das nicht – wir müssen dir zeigen, wie es geht und was du zu tun hast". Dadurch entsteht eine tiefe Verunsicherung: Ihr wird eingeredet, dass sie Hilfe von außen *benötigt*. Dass Schwangerschaft und Geburt zu den angeborenen Fähigkeiten *aller* weiblichen Wesen zählen, wird dabei nicht berücksichtigt. Die Unterstellung „Du kannst das nicht" erzeugt daher in den meisten Fällen ein Spannungsverhältnis im Inneren der Frau, einen Widerspruch zu ihrem instinktiven Wissen „Ich *weiß*, ich kann es".

Ich rate hier nicht von jeglicher äußeren Unterstützung ab. Im Gegenteil: Hilfe und Beistand von außen können sehr wertvoll, manchmal sogar unabdingbar und lebensrettend sein. Geburt ist jedoch ein tiefes körperliches, seelisches und spirituelles Ereignis für alle Beteiligten, das ihnen ein Höchstmaß an Aufmerksamkeit und Feingefühl abverlangt. In meinen Augen sollte allen, die Schwangerschaft und Geburt begleiten, bewusst sein, dass die weibliche Urkraft *jede* Frau durch den Geburtsvorgang führt und ihr die entsprechende Energie zur Verfügung stellt.

Zum besseren Verständnis können wir uns vorstellen, dass Intuition und Rationalität zwei Polen zugeordnet sind. Beide Pole sind in jedem von uns vorhanden. Bei Schwangeren dominiert jedoch in der Regel die Intuition, und zwar sowohl vor als auch während und nach der Geburt. Sie gibt Impulse und ist Kanal für die Lebenskraft. Deshalb ist es sinnvoll, dem intuitiven Pol die „Führung" zu überlassen. Die Aufgabe der Rationalität ist es, die Impulse aufzugreifen, den Weg zu ebnen, einen Rahmen zu bieten und auf die Impulse zu reagieren. Das Umfeld einer werdenden Mutter nährt im Allgemeinen eher den rationalen Pol, das heißt, es sollte in diesem Fall zurücktreten und auf die Impulse der Mutter eingehen. Die Rationalität sollte von der Intuition geführt werden, nicht umgekehrt. Dies gilt für alle Bereiche des Lebens – nicht nur für die Geburt.

Wenn die äußere Unterstützung in diesem Bewusstsein erfolgt, wird sie den Prozess fördernd und hilfreich umrahmen und der Mutter einen wertvollen Halt bieten. Dann kann sie sich ganz ihrer inneren Führung hingeben und es fällt ihr leichter loszulassen, da sie sich nicht um äußere Dinge kümmern muss.

Versucht das Umfeld jedoch die werdende Mutter zu lenken und den Ablauf zu kontrollieren, ist es für sie schwer oder sogar unmöglich, die wesentliche innere Verbindung zu halten. Dies geschieht umso mehr, da viele Frauen heute im Allgemeinen wenig Übung darin haben, sich in sich selbst zu versenken und sich ihrer Innenwelt bewusst zu sein. Spätestens während der Schwangerschaft sollten wir daher den Weg nach innen beginnen, damit unser Vertrauen in die innere Führung wachsen kann. Gerade in dieser intensiven Zeit finden wir den Zugang wie von selbst. Wir müssen nichts tun, uns nicht anstrengen oder bemühen – einfach nur still sein, loslassen und uns dem öffnen, was schon immer da war. Die wohltuenden, heilsamen Erfahrungen, die wir dann erleben, zeigen uns unseren eigenen Weg und bereiten uns für den Umgang mit den hohen Energien während der Geburt vor.

Geburtsvorbereitung?

»Niemand kann einer Frau sagen, auf welche Art sie gebären wird oder soll. Sie und ihr Kind müssen die Entscheidung aus einer tiefen inneren Sehnsucht heraus treffen.«

(Michel Odent)

Unter Geburtsvorbereitung versteht man in unserer Gesellschaft heute im Allgemeinen eine Vielzahl unterschiedlicher Kurse und eine Reihe standardisierter medizinischer Vorsorgeuntersuchungen. In den Kursen soll Müttern und Vätern wesentliches Wissen vermittelt werden, wie sie sich vor und während der Geburt zu verhalten haben. Man erhält dort in der Regel eine Fülle von Verhaltensregeln und Anleitungen, die mich persönlich zunächst eher verunsicherten, als dass sie wertvolle Unterstützung boten. Viele Frauen, mit denen ich sprach, empfanden es ähnlich. „Hoffentlich mache ich alles richtig." – „Wenn ich nur nichts vergesse!" – „Und wenn ich nun nicht im richtigen Moment presse..." Derartige Aussagen zeigen die Unsicherheit und Selbstzweifel, die durch die Inhalte der Kurse ausgelöst oder verstärkt werden.

Wenn man sich, vor allem in der Schwangerschaft, auf neue, unbekannte Methoden einlässt, kann es leicht geschehen, dass man zu sehr davon eingenommen und der Kontakt zu den eigenen Innenwelten und der inneren Führung unter Umständen erschwert wird. Es geschieht häufig, dass wir eine Lehre oder Methode über unsere eigene Innenwelt setzen. Wir verarbeiten die Informationen „im Kopf" und vergessen darüber die Stimme „im Bauch". *Beides* ist jedoch wichtig für ein selbstbestimmtes und bewusstes Leben. Dies gilt nicht nur in Bezug auf

Schwangerschaft und Geburt. Wenn wir gewisse Dinge, die Probleme verursachen, in unserem Leben, in unserer Gesellschaft ändern wollen, kommen wir nicht umhin, Eigenverantwortung zu übernehmen. Wir müssen lernen, unseren Körper, unsere Seele, unsere Innenwelt zu spüren, uns damit zu verbinden und, vor allem, die Verbindung zu halten. Im Fall von Schwangerschaft und Geburt bedeutet dies auch, dass wir Kontakt zu unserem ungeborenen Kind aufnehmen und es spüren. Wenn wir dies können, werden viele Dinge einfach.

Unsere ungeborenen Kinder stehen in unmittelbarem Kontakt zu den Seelenwelten beziehungsweise zu anderen Bewusstseinsebenen. Daher können sie für uns, wenn wir uns ihnen öffnen und uns auf sie einlassen, ein Tor zu diesen Welten sein. Vielleicht wurden wir selbst zu Beginn unseres körperlichen Seins in irgendeiner Form unsanft „getrennt", haben den direkten, bewussten Zugang zur Seelenebene und den kosmischen Energien verloren. Viele Menschen fühlen sich heute „abgeschnitten" und suchen in Therapie und auf alle möglichen Arten Hilfe, um wieder mit sich selbst in Kontakt zu kommen, ihre eigenen Bedürfnisse zu erkennen. Die neun Monate der Schwangerschaft sind ein Geschenk, das jede Frau nutzen kann. Unsere ungeborenen Kinder können uns helfen, „in Kontakt" zu kommen. Das Einzige, was wir hierfür tun müssen, ist, Raum zu geben. Zum Beispiel, indem wir uns still hinsetzen und einfach wahrnehmen, was geschieht.

Ich fand es wundervoll, wie viel Weisheit, Wissen und Liebe ich auf diese Weise durch Julie und Noa erlebte. Und wir müssen nichts dafür tun, nur *da sein*, müssen nichts lernen, nichts entwickeln, einfach präsent, still und rezeptiv sein, zuhören, uns öffnen, *empfangen*. Unsere Kinder helfen uns. Sie freuen sich. Meine „Gespräche" mit Noa waren intensiv und gleichzeitig von einer fröhlichen Leichtigkeit geprägt. Anfangs hatte ich Schwierigkeiten, da ich dachte, ich müsste etwas Bestimmtes tun, etwas fragen, lernen, mich anstrengen. Erst als ich begriff und *fühlte*, dass ich meinen Aktivismus ruhen lassen konnte, ja musste, und die Dinge geschehen lassen konnte, rezeptiv und kontemplativ, flossen mir auf allen Ebenen Erkenntnisse zu. Je weniger ich agierte und je mehr ich meine Erwartungen zurücknahm, umso intensiver und klarer wurde unsere Kommunikation. Ich war vollkommen fasziniert und begeistert von den Inhalten unserer „Gespräche".

Offenbar haben viele Menschen die Vorstellung, das Leben sei komplex und schwierig und ein Fortkommen mit viel Aktion und Leistung verbunden. Daher ist es eine heilsame Erfahrung, zu erleben, wie viel zu uns kommen kann, wenn wir die Dinge einfach geschehen lassen. Unsere ungeborenen Kinder helfen uns hierbei stark und halten viele Geschenke bereit. Sie können uns von ihrem Bewusstsein aus leiten und uns auf die Geburt vorbereiten, indem sie uns darin unterstützen, mit uns selbst in Kontakt zu kommen und auch mit einem höheren Bewusstsein, an das wir alle angeschlossen sind und das uns durch die Geburt leitet.

Im Vorfeld der Geburt geht es auch darum, Raum für ganz unterschiedliche Bedürfnisse zu schaffen. Manche Frauen wissen gerne im Voraus, wo und wie die Geburt stattfinden wird, da ihnen dies ein Gefühl von Sicherheit vermittelt. Andere fühlen sich dagegen durch die heute bei uns allgemein üblichen Rahmenbedingungen – Geburtsvorbereitungskurse, Arztbesuche, Krankenhausgeburt – eingeengt und eher unwohl.

So ging es mir. Während der Schwangerschaft veränderten sich meine Sichtweise und meine Bedürfnisse. Hätte ich mich an einen vorgegebenen Ablauf halten müssen, wäre ich mir selbst und Noa nicht gerecht geworden. Ich hätte weniger auf uns und mehr auf äußere Vorgaben geachtet. Während der Schwangerschaft durchlief ich stattdessen vielschichtige innere Prozesse, die mich auf das eigentliche Geburtsgeschehen vorbereiteten. In der ersten Phase entdeckte ich zum Beispiel, dass es mir schwer fiel, meine Ego-Wünsche von den wirklich wesentlichen Dingen unseres Geburtsfestes zu trennen. Noa erinnerte mich immer wieder daran, dass nicht der äußere Rahmen für uns entscheidend ist, sondern dass ich die Heiligkeit der Geburt in jedem Umfeld erleben konnte. Ich erkannte, dass meine Aufgabe vor allem darin bestand, meine Bedürfnisse mit Noas Bedürfnissen in Einklang zu bringen und diese zu schützen. Im weiteren Verlauf der Schwangerschaft tauchten in Träumen und in dem, was mir von meiner Umgebung gespiegelt wurde, alle möglichen Themen und alte Bilder auf, vor allem in Bezug auf meine Eltern und die Beziehungen innerhalb meiner Familie. Tiefe, längst erlöst geglaubte Dinge drangen an die Oberfläche und ich bekam die Chance, sie im Licht des Bewusstseins neu zu erkennen und meine Bilder zu wandeln. Diese Zeit innerer Transformation empfand ich als großes Geschenk.

In unserer heutigen Gesellschaft fehlt den Frauen häufig die Freiheit, sich ganz in sich selbst zu versenken, allen aufkommenden Stimmungen und Gedanken Raum zu lassen. Der Druck, dem üblichen Rahmen zu folgen, ist immer noch sehr groß. Die lange Konditionierung sitzt tief. Frauen, die versuchen, eigene Wege zu gehen, müssen aushalten, dass man sie als unverantwortlich, leichtsinnig und egoistisch bezeichnet. Wie schön wäre es, wenn ihr Umfeld sie stattdessen sein lassen oder sogar stützen würde und ihnen das Vertrauen entgegen brächte, dass sie in der Lage sind, für sich selbst und ihr Kind die Verantwortung zu übernehmen.

Allerdings spiegelt unsere Umgebung immer auch unser Selbstbild. Sind wir von Menschen umgeben, die uns beziehungsweise unseren Weg anzweifeln, begegnen wir in ihnen auch unseren eigenen Selbstzweifeln. Fühlen wir uns fest in uns verankert, können äußere Zweifler und Kritiker uns nicht aus der Ruhe bringen. So gesehen ist äußerer Widerstand immer auch eine Prüfung, inwieweit man bei sich und sich selbst treu bleiben kann.

Die hohe Energie, die während Schwangerschaft und Geburt jeder Frau zur Verfügung steht, erleichtert von ganz allein die Prozesse, die nötig sind, um zu sich zu finden. Wenn es uns also gelingt, uns von äußeren Einflüssen frei zu machen, wird die Zeit der Schwangerschaft und der Geburt zu einer unschätzbar wertvollen Zeit der Transformation, die unser ganzes Leben verändern kann. Die Fähigkeit, unser Bewusstsein uns selbst und unseren Kindern zu öffnen, wirkt sich auf alle nachfolgenden Generationen aus. Was für ein Potenzial wird frei, wenn wir am Anfang unseres körperlichen Lebens nicht in eine Trennung fallen, sondern den Kontakt zu höheren Bewusstseinsebenen halten.

Tiere suchen sich häufig erst wenige Stunden vor der Geburt einen Ort, an dem sie zurückgezogen und geschützt vor dem Einfluss ihrer Artgenossen ihre Nachkommen zur Welt bringen können. Sie vertrauen auf die natürliche Kraft des Lebens und darauf, dass sie zum geeigneten Zeitpunkt einen passenden Platz finden werden. Warum sorgen wir uns in unserer westlichen Gesellschaft so viel um das Wie und das Wo? Warum verlassen wir uns so wenig auf unsere Gefühle und unsere innere Führung?

Wenn wir uns vermehrt darauf konzentrieren, Kontakt zu uns selbst und dem ungeborenen Kind aufzunehmen – nicht nur im Hinblick auf eine „gute" Geburt –, dann lösen sich unsere Sorgen von ganz alleine. Dann stellt sich von selbst das Vertrauen ein, dass die Geburt geschehen wird, wo und wie es für unser Kind und uns am besten ist. Wenn wir die Fähigkeit entwickelt haben, uns und unser Kind zu spüren, die Signale aus unserem Inneren wahr zu nehmen, haben wir alle Voraussetzungen für eine sanfte und unkomplizierte Geburt geschaffen. Ich bin sicher, dass wir es dann auch fühlen, falls aus irgendwelchen Gründen etwas schief läuft und Komplikationen auftreten und wir entsprechend reagieren können.

Wir können das Leben und seine Wege nicht vollständig beurteilen und bis ins Letzte steuern, wir werden jedoch mit Liebe geleitet und umfangen, wenn wir uns den Erfahrungen, die es uns schenkt, mit unserem ganzen Wesen öffnen und unserem Herzen folgen. Wenn Mutter und Kind so früh wie möglich miteinander kommunizieren, dann können wir unser Bewusstsein für die wichtigen inneren Vorgänge und Entwicklungen erweitern und allem, was da ist, mit mehr Verständnis und Respekt begegnen. Wir lernen, den Fluss der Energien ein Stück mehr wahrzunehmen, und können unseren Kindern Zuversicht und Halt vermitteln, wenn sie es brauchen.

Die Prozesse, die eine Frau während Schwangerschaft und Geburt auf mehreren Ebenen durchläuft, sind so komplex, dass sie sich unserem bewussten Verständnis und unserer bewussten Steuerung größtenteils entziehen. Dies betrifft nicht nur die körperlichen Vorgänge, sondern auch psychische und karmische Bereiche. So spielen beispielsweise die Erlebnisse, mit denen die Seele eines Kindes in der körperlichen Realität ankommt, ebenso eine Rolle wie das Karma der Eltern, der Großeltern und unter Umständen auch der ganzen Ahnenreihe. Man kann daher den Verlauf von Schwangerschaft und Geburt gar nicht vollständig beurteilen und individuelle Verschiedenheiten nicht bewerten. Schwangerschaft und Geburt lehren uns, zuzulassen, was ist, das Leben in allen Facetten anzunehmen und uns für jede Erfahrung zu öffnen, die es für uns bereithält. Der Weg ins körperliche Sein ist ein Weg der Hingabe, auf allen Ebenen und für alle Beteiligten.

Meines Erachtens ist die heutige „Normalsituation" einer Schwangeren nicht optimal: Sie muss häufig zwischen innerer oder ärztlicher Führung wählen, da die meisten Ärzte und Geburtshelfer der inneren Führung einer Frau keinen angemessenen Platz einräumen. Im Fall von Komplikationen oder Unsicherheiten stehen also viele Schwangere vor der Frage: „Gehe ich zum Arzt beziehungsweise ins Krankenhaus oder gebe ich meiner inneren Führung den Raum, den sie benötigt?" Sie muss heute leider immer noch eine oft Entweder-Oder-Entscheidung treffen. Der inneren weiblichen Führung zu folgen und medizinische Kontrolle in Anspruch zu nehmen widerspricht sich jedoch nur so lange, wie der Arzt – oder andere Personen – den Platz der inneren Führung einnehmen möchte. Wie schön wäre es hingegen, wenn unsere innere Führung uns guten Gewissens in die Obhut der Medizin schicken könnte, da sie respektiert und vorrangig mit einbezogen wird. Dann könnte eine Schwangere – wenn nötig – medizinischen Beistand erhalten und trotzdem ihrer inneren Führung treu bleiben.

In meinen Augen sollten für eine Geburt im Idealfall daher folgende Voraussetzungen gegeben sein:

- direkter Kontakt zur eigenen Innenwelt (dies setzt unter anderem voraus, dass wir uns und unsere Bedürfnisse wahrnehmen und spüren können)
- Kommunikation mit dem Kind
- im Fall von Komplikationen oder Unsicherheiten: kompetente Begleitung (Arzt, Hebamme, Geburtshelfer oder andere), die die innere Führung der Mutter akzeptiert und zulässt.

Noch einen weiteren Punkt möchte ich ins Bewusstsein rücken. Wer nicht ins Krankenhaus oder zum Frauenarzt geht, sieht sich, wie bereits erwähnt, häufig dem Vorwurf der Unverantwortlichkeit gegenüber: „Sie verlassen das Krankenhaus auf eigene Verantwortung...", hört man nicht nur im Zusammenhang mit Schwangerschaft und Geburt. Damit wird in meinen Augen eine Illusion geschaffen: Wenn ich ins Krankenhaus gehe, übernehmen andere (Ärzte, Geburtshelfer usw.) die Verantwortung. Dies ist ein Irrtum mit weit reichenden Konsequenzen. In Wahrheit gebe ich die Handlungsinitiative und Führung ab, nicht aber meine Verantwortung.

Wir alle müssen jeden Weg und jede Entscheidung in unserem Leben, nicht nur in Bezug auf Schwangerschaft, Geburt und unser Kind, verantworten. Unsere Eigenverantwortung hört nie auf zu existieren – auch wenn wir dies manchmal nicht wahrhaben möchten. Wenn ich also zum Beispiel aus bestimmten Gründen ins Krankenhaus gehe, tue ich dies ebenso „auf eigene Verantwortung" wie im umgekehrten Fall. Der Satz „Sie tun dies auf eigene Verantwortung" schließt meist auch ein, dass der andere unsere Fähigkeit anzweifelt, die Verantwortung für uns und unser Handeln tragen zu können. Manche Ärzte wollen uns glauben machen, dass sie „alles unter Kontrolle" haben und wir alles ihnen überlassen können. Pioniere wie Michel Odent und Albin Thöni vertreten demgegenüber die Ansicht, dass einer Frau gerade die wesentlichste Fähigkeit genommen wird, die sie und ihr Kind optimal durch Schwangerschaft und Geburt leitet, wenn man sie kontrolliert und die Verbindung zu ihrer Innenwelt ignoriert und übergeht.

Da ich mit Julie keinen Kurs und keine Begleitung gefunden hatte, die mir einfühlsame Stütze und Hilfe bot, suchte ich bei Noa nach etwas anderem. Doch wo sollte ich fündig werden? Im Internet forschte ich unter dem Begriff „spirituelle Geburtsvorbereitung", in der Hoffnung, dass mich der Begriff Spiritualität zu Offenheit, einem höheren Bewusstsein und ganz allgemein zu neuen Wegen im Zusammenhang mit Schwangerschaft und Geburt führen würde. Die meisten Informationen, die ich so erhielt, beschäftigten sich jedoch mit der „spirituellen Geburt" ab Mitte dreißig, das heißt mit dem Erwachen eines spirituellen Selbstbewusstseins – auch ein hochinteressantes Thema, das mir allerdings nicht wirklich weiter half. Ich stellte fest, dass es einen *spirituell verankerten Rahmen* für Schwangerschaft und Geburt in unserer Gesellschaft nicht beziehungsweise nicht mehr gibt.

Natürlich finden sich vereinzelt Menschen, die über den Tellerrand blicken und Schwangerschaft und Geburt aus einem höheren Bewusstseinswinkel als eine heilige Zeit der Transformation wahrnehmen. Trotzdem sah ich mich weitgehend auf mich gestellt. Es bot sich kein spiritueller Geburtsweg, der werdenden Eltern in Form von Ritualen und spirituellen Ratschlägen Halt und Führung gibt. Doch widersprach mein Bedürfnis nach einem vorgegebenen spirituellen Rahmen nicht sogar meiner inneren Sehnsucht nach individueller Freiheit? Zumindest blockierte es zunächst einmal meinen Weg zu einer individuellen Geburt. Auf mich selbst zurückgeworfen, kam ich mir, gerade weil ich keine äußere Ablenkung hatte, am schnellsten nahe.

Einen Rahmen – wie hilfreich er auch sein mag – optimal zu nutzen erfordert einen hohen Grad an Bewusstheit und Unterscheidungskraft. Sind wir dem gewachsen? Wer kennt sich wirklich gut genug, um zu erkennen, inwieweit ein vorhandener Rahmen seinen wahren inneren Bedürfnissen entspricht? Zumeist neigen wir eher dazu, vorgegebene Rahmensysteme unkritisch als unabänderlich hinzunehmen, Verantwortung abgeben zu wollen und sich auf sie zu stützen.

Mit dem Argument, im Vorfeld Risiken zu minimieren und Komplikationen verhindern zu wollen, hat sich in den letzten Jahrzehnten ein hoch technologisierter medizinischer Rahmen für die Geburt entwickelt. Dass dieser Rahmen seinem Anspruch nicht gerecht wird, belegen neben den Erfahrungen der Mütter mittlerweile auch zahlreiche Forschungsergebnisse (siehe auch „Fakten und Forschungsergebnisse").

Ist es also nicht an der Zeit, die heute allgemein akzeptierte Form, die Schwangerschaft und Geburt bestimmt, zu hinterfragen? Genügt der heute bei uns übliche Rahmen den Anforderungen, die sich aus dem Wunsch nach einem freudigen, bereichernden Geburtserlebnis für Mutter *und* Kind ergeben?

Welche Faktoren ermöglichen überhaupt ein freudiges, bereicherndes Geburtserlebnis?

Wie kann eine werdende Mutter sich bestmöglich auf den heiligen Übergang der Geburt vorbereiten?

Meiner Erfahrung nach sind Ausgeglichenheit und innere Ruhe wesentliche Grundlagen für eine leichte, unkomplizierte Geburt. Gleiches gilt für die Fähigkeit zum Mitfühlen: mit sich selbst und mit dem Kind. Wenn wir die Zeit der Schwangerschaft dafür nutzen, uns selbst und unser Kind spüren zu lernen, wirklich Kontakt mit unseren tiefsten inneren Ebenen und unserem Kind – das in uns noch eng mit außerkörperlichen Welten verbunden ist – aufzunehmen, dann sorgen wir nicht nur für ein positives Geburtserlebnis, sondern entwickeln gleichzeitig Mitgefühl, das wir für alle Lebensbereiche benötigen. „Die Voraussetzung für Frieden auf unserer Welt ist Mitgefühl – vor allem mit sich selbst", sagt der Dalai Lama. Sich selbst fühlen können, in bewusstem Kontakt zum eigenen Körper, zur eigenen Seele und zum eigenen Geist zu stehen ist für viele keine Selbstverständlichkeit.

Vielleicht zeigt sich in der Art und Weise, wie wir unsere Kinder zur Welt bringen, die buchstäbliche Abgeschnittenheit der Menschen, die so viele Probleme verursacht. Kaiser*schnitt*, die Trennung von Mutter und Neugeborenem bereits kurz nach der Geburt, die Einrichtung von Säuglingszimmern, damit die Mutter „Ruhe hat", und viele andere alte und neue Rituale rund um die Geburt stören beziehungsweise verhindern den Kontakt der Mütter zu sich und der weiblichen Urkraft und zu ihrem Kind.

Je bewusster und mitfühlender wir mit uns und unserem Kind umgehen, umso friedvoller und dadurch entspannter und sanfter gestaltet sich unser gesamtes Leben – und somit auch Schwangerschaft und Geburt.

Eine der wesentlichsten Fragen lautet daher: Wie lernen wir mitfühlen? Wir alle haben Gefühle, Gedanken, Ahnungen, intuitive Eingebungen, so genannte Geistesblitze – ein tiefes inneres Wissen, das uns leitet. Viele haben jedoch, zum Beispiel durch das „Abgeschnittensein" der eigenen Mutter und durch das soziale Umfeld verinnerlicht, sie nicht mehr bewusst wahr- und ernstzunehmen. Wir gehen unserer inneren Stimme oft nicht nach und vertrauen ihr nicht. Mit der Zeit wird sie immer mehr von äußeren Stimmen übertönt. Wie oft geschieht es, dass wir im Nachhinein feststellen, wir hätten anders agieren sollen. Sätze wie „Ich hab's doch gewusst" oder „Hab ich mir's doch gedacht" deuten darauf hin, dass wir nicht auf unsere innere Führung gehört haben.

Frauen erfahren, wie bereits gesagt, während der Schwangerschaft einen Zustand erhöhter Klarheit, einen erweiterten Bewusstseinszustand. Sie haben daher die wunderbare Gelegenheit, das Bewusstsein für sich selbst – und natürlich ihr Kind – zu vergrößern. Dies erfordert nicht mehr als die Bereitschaft, sich selbst zu beobachten und die Aufmerksamkeit immer wieder auf die eigene Innenwelt – die eigenen Gefühle und Gedanken auf geistiger wie auf körperlicher Ebene – zu richten. Während der Schwangerschaft wird Ihnen dies vergleichsweise leicht fallen; ein Geschenk des Himmels, das Ihnen zu anderer Zeit nicht in dem Maße zufällt.

- Versuchen Sie, sich bewusst zu werden, wie Sie denken, reagieren, agieren.
- Wann fühlen Sie sich wohl (ruhig, gelassen, entspannt, euphorisch, stark, sicher usw.)?

- Und wann fühlen Sie sich nicht wohl (unsicher, müde, ärgerlich, gereizt, ängstlich, überfordert usw.)?
- Wo zieht es Sie hin? Worauf haben Sie Lust? Was tut Ihnen gut? Sie können das Ganze als Spiel betreiben. Mit der Zeit gewöhnen Sie sich auf diese Weise von ganz allein daran, Ihre Innenwelt wahr zu nehmen und zu spüren.

Frauen sollen sich in unserer Gesellschaft heute bereits relativ früh entscheiden, wo sie ihr Baby bekommen wollen. Die Wahl wird dann häufig eher aus rationalen Gründen getroffen. „Um jedoch die instinktiven Kräfte gebührend zu berücksichtigen, die oft erst gegen Ende der Schwangerschaft spürbar werden, wäre es für Frauen weitaus besser, sich mehrere Möglichkeiten offen zu halten und eine endgültige Entscheidung zu verschieben"[4], schreibt Michel Odent. Den Frauen Raum für Spontaneität zu lassen – auch während der Geburt – verlangt vom Umfeld, dass es sich zurückhält und nicht einmischt. Dies ist für manche keine leichte Aufgabe.

Vielleicht kann man deswegen bei vielen Tierarten die Angewohnheit der Mütter beobachten, sich vor der Geburt zurückzuziehen und die Abgeschiedenheit zu suchen? Auch bei einigen indigenen Volksstämmen ist es üblich, dass die werdenden Mütter sich von der Gemeinschaft absondern, sobald die Geburt naht. Bezeichnend ist auch, dass gerade in Kulturen, in denen Frauen ihre Kinder in Abgeschiedenheit zur Welt bringen, Geburt als einfach gilt. Die !Kung-Frauen in Botswana zum Beispiel suchen sich, wenn sie fühlen, dass die Geburt naht, eine schattige Stelle in der Nähe des Dorfes und bringen ihr Kind dort ganz allein zur Welt.

Im Folgenden finden Sie einige Beispiele, die Ihnen als Anregung für Ihren eigenen Weg für Ihre individuelle Geburtsvorbereitung dienen können.

Kontemplation und Innenschau

Nachdem ich durch meine Gespräche mit Noa merkte, dass mein persönliches Wachstum und mein Selbstbewusstsein wesentliche Voraussetzungen zur Vorbereitung auf unsere Geburt waren, nahm ich mir täglich Zeit, zu meditieren. Ich hatte auch vorher regelmäßig meditiert. Doch nun tauchten Themen auf, die speziell mit der Geburt in Verbindung standen – auch wenn mir dies nicht immer auf den ersten Blick ersichtlich war. Viele Frauen, mit denen ich sprach, genossen diese Form der inneren Kommunikation und Selbstbesinnung. Manche hatten Träume von ihrem Kind oder vom Ablauf der Geburt. In jedem Fall hilft eine regelmäßige Zeit der Stille dabei, Vertrauen in den eigenen Körper aufzubauen, mit dem ungeborenen Kind Kontakt aufzunehmen, sich mit der universellen weiblichen Urkraft zu verbinden und ganz allgemein die Gefühle und Gedanken seiner Innenwelt wahr zu nehmen. Während der Geburt befinden sich Frauen sozusagen in einer *anderen Welt*, in einem anderen Bewusstseinszustand. Manche Hebammen behaupten, Frauen würden sich in sich selbst zurückziehen. Man weiß, dass bei der Geburt maßgeblich der „primitive" Teil des Gehirns beteiligt ist. Meditation kann uns helfen, diesen Teil des Gehirns zu aktivieren und sich tief in sich selbst zu versenken – eine Fähigkeit, die bei der Geburt sehr hilfreich ist, vor allem für Frauen, die es nicht gewohnt sind, auf diese Weise loszulassen.

Je genauer wir uns selbst und unser Kind spüren können, umso besser können wir auf unsere Gefühle hören und in die hoch energetischen Bewusstseinsebenen während der Geburt eintauchen.

Naturverbundenheit

Unser Leben in den industrialisierten Ländern verläuft in den meisten Fällen abgeschnitten von der Natur. In unseren Häusern schotten wir uns von den Erdenergien ab und leben vergleichsweise unabhängig von den Einflüssen des Wetters und der Jahreszeiten. Wir essen an Weihnachten Erdbeeren zum Nachtisch – laut einer Umfrage wissen nur verschwindend wenige Kinder, dass die Erdbeersaison in Deutschland im Juni ist... – und fahren leicht bekleidet zum Silvesterempfang. Unsere Lebensweise lässt uns die Freiheit, viele unserer Rhythmen selbst zu bestimmen. Wir sind viel weniger an den natürlichen Rhythmus der Erde gebunden als zum Beispiel Pflanzen und Tiere. Dies hat Vorteile, doch es birgt auch Nachteile. Die wenigsten stehen heute noch in engem Kontakt mit der Natur. Wir spüren nicht mehr *bewusst* den Regen auf unserer Haut und beobachten nicht mehr aufmerksam die Veränderungen des Wetters – dafür haben wir die Meteorologen –, den Flug der Vögel, das Wachsen der Pflanzen um uns herum, den Wind. Wir nehmen die uns umgebende Lebendigkeit nur noch am Rande wahr, da wir sie aus unseren Städten an den Rand unseres Alltags verbannt haben.

Diese Abgeschnittenheit ist meines Erachtens für die ökologische Zerstörung und für unser rücksichtsloses Verhalten verantwortlich: der Natur und dadurch auch uns selbst gegenüber. Wir sehen uns getrennt von der Natur und fühlen nicht mehr, dass wir ein Teil von ihr sind. Die Kräfte und Energien der Natur helfen während der Schwangerschaft auf einzigartige Weise, uns mit unserer weiblichen Kraft zu verbinden. Die Naturkräfte sind *Schöpfer*kräfte. Wir alle sind Teil der Natur und in uns ist ein tiefes natürliches Verständnis für die Natur, für das Leben angelegt. Durch unsere Lebensweise haben viele von uns die direkte Verbindung zu ihr verloren. Trotzdem schlummert in uns allen das Wissen um unsere Verbundenheit mit der Natur.

Noa bat mich immer wieder, „zu den Bäumen" zu gehen. Ich bezog schon immer viel Kraft und Ruhe aus langen Spaziergängen, am liebsten querfeldein, durch „unberührte" Natur. Während der Schwangerschaft bekamen meine Ausflüge jedoch eine zusätzliche Tiefe. Wenn ich müde, unklar, ruhelos, zweifelnd war, ging ich zu „unserem" Baum, einer riesigen Buche. Oft setzte ich mich einfach an ihren Wurzeln auf den Boden und lehnte meinen Rücken gegen den glatten Stamm. Die Buche half mir, Negatives loszulassen, Kraft zu tanken und immer fand ich innere Ruhe bei ihr. Ich war sehr berührt und zutiefst dankbar für ihre Geschenke. Während ich mich an sie lehnte, spürte ich den ruhigen Fluss in ihrem Inneren. Ich fühlte, wie ihre Wurzeln tief in der Erde verankert waren und wie ihre Zweige sich hoch über mir mit dem Himmel verbanden. Ich nahm ihre ruhige Kraft wahr, sie war immer da – ob im Sommer, wenn der Boden warm und trocken und die Luft fast zu heiß zum Atmen war, oder im nasskalten November, wenn alle ihre Blätter klamm und braun unter ihr lagen, oder im Winter, wo alles sich nach innen konzentrierte und sie mir trotz der Eiseskälte innere Wärme und Geborgenheit gab, so dass mir gar nicht auffiel, wie lange ich zu ihren Füßen saß. Sie half mir, ganz in mich hinabzutauchen. Sie half mir, Antworten zu finden und Entscheidungen zu treffen. Bei ihr fand ich Klarheit, Ruhe und ein Gefühl der Einheit. Im Frühling half sie mir, mich zu öffnen und mich der Leichtigkeit und Lebenslust hinzugeben.

Auch Noa gab sie viel Kraft und Zuversicht. Vor allem wenn ich mich sorgte oder unruhig war, umhüllte sie ihn mit ihren friedvollen, starken Energien. Einmal, als ich völlig aufgelöst und körperlich erschöpft zu ihr kam, fühlte es sich an, als nähme sie Noa ganz hinauf in ihre Krone. Ihr sanft sorgender Geist kümmerte sich um ihn und ich spürte, wie wohl und sicher und ruhig er dort war. Wahrscheinlich erlebt jeder den Kontakt zur Natur und ihren Energien anders. Wichtig ist, überhaupt Kontakt aufzunehmen. Wenn wir die Sonnenstrahlen warm auf unserer Haut spüren, das Rauschen der zartgrünen Blätter über unserem Kopf hören, das tiefe unergründliche Blau eines Sees vor uns liegen sehen und den unverwechselbaren milden Geruch des beginnenden Frühlings um uns herum riechen, dann erleben wir mit allen Sinnen. Wir nehmen unsere Umgebung mit allen Sinnen wahr, wir erfühlen sie und verbinden uns mit den Kräften der Natur, die in uns resonieren. Auf diese Weise treten wir ganz von allein mit den natürlichen kosmischen Lebensenergien, die alles mit allem verbinden, in Kontakt und wecken so unsere eigenen Naturkräfte, unsere natürlichen Fähigkeiten. Wir brauchen sie, wenn wir unser individuelles Potenzial voll entfalten möchten, wenn wir unsere Ideen, Visionen und Aufgaben kreativ und eigenverantwortlich umsetzen wollen, wenn wir Erfüllung und innere Zufriedenheit anstreben. Nicht zuletzt bilden sie die Grundlage für einen der größten schöpferischen Akte im Leben: die Geburt.

Indem wir uns mit der Natur um uns herum verbinden, fällt es uns leichter, uns mit unserer eigenen ursprünglichen inneren Natur zu verbinden.

Das Leben ist so reich an Eindrücken, Gerüchen, Geräuschen, Empfindungen und Gefühlen. In der Natur lernen wir wieder, dies alles mit unseren Sinnen aufzunehmen. Dies ist ein Geschenk an uns alle – und wesentlich für unsere Entwicklung und die unserer Kinder. Nehmen Sie die zahlreichen Geschenke an und suchen Sie die Nähe zu Pflanzen, Seen, Flüssen, Tieren – je „wilder" und ursprünglicher, umso kraftvoller. Ein coupierter Rasen in einem durchgestylten Park spiegelt die Begrenzung durch den Gärtner wider. Gefangene Tiere im Zoo oder Wildpark sind häufig ebenso „abgeschnitten" von ihren natürlichen Energien wie wir Menschen in unseren naturfernen Großstädten, da ihnen die Möglichkeit eines eigenverantwortlichen Lebens genommen wurde. Trotzdem können Sie *überall* Kontakt mit den kosmischen Lebensenergien aufnehmen – und sei es mit dem Wind, der frei durch Ihr Fenster hereinweht. Wenn Sie bereit sind, sich einzulassen, erfahren Sie viel Heilung und Hilfe und bereiten sich zudem noch optimal auf die bevorstehende Geburt vor.

Wasser

Im Kapitel „Wasser – Quelle des Lebens" werden die Vorzüge des Wassers, insbesondere bei Schwangerschaft und Geburt, ausführlich beschrieben. Deshalb gehe ich hier nur kurz auf die meines Erachtens für die Geburtsvorbereitung einzigartigen Eigenschaften des Wassers ein.

In beiden Schwangerschaften ging ich bis zuletzt regelmäßig schwimmen. Ich habe das Glück, direkt an einem See zu wohnen, so dass ich zusätzlich von den starken natürlichen Energien seines frei fließenden Wassers profitieren konnte. Doch auch das Schwimmen in einem Bad ist wunderbar wohltuend und heilend. Im Wasser kann eine

Schwangere wie nirgends sonst körperlich und geistig entspannen und loslassen. Wir erleben ein Gefühl von Getragensein und Schwerelosigkeit, während das Wasser sanft unsere Haut umspült.

Ich ließ mich oft einfach auf dem Rücken treiben, den Kopf halb unter Wasser, die Augen geschlossen. Dabei verlor ich weitgehend das Gefühl für Raum und Zeit. Ich schien mit meiner Umgebung zu verschmelzen, hatte das Gefühl, mich im Wasser aufzulösen. Unendlich leicht und unbeschwert erfüllte mich ein intensives ruhiges Glücksgefühl: Einfach *da sein*...

Ich nahm die Geräusche unter Wasser bewusst wahr, das gleichmäßige Rauschen, die glucksenden Laute. Wie verändert und sanft gedämpft alles im Wasser klang. Überhaupt tat mir die zarte Sanftheit des Wassers unbeschreiblich gut. Ich stellte mir vor, wie meine Kinder wohl ihre Umwelt von ihrem „Wasserbett" in meinem Bauch aus erlebten. Wie vielfältig und reich und gleichzeitig abgemildert durch den Einfluss des Wassers erreichen die Klänge das Ohr. Zudem bekam ich im Wasser leicht und schnell direkten Kontakt zu Julie und Noa. Ich empfing ihre Botschaften klar und eindeutig. Das Schwimmen und Tauchen schien ihnen sehr zu gefallen. Wenn ich lange Strecken schwamm, bewegte Noa sich in meinem Bauch manchmal synchron mit mir. Auch Julie freute sich immer auf unsere Zeit im Wasser.

Im Wasser konnte ich buchstäblich alles Schwere loslassen, ja abgeben. Sorgen, Ängste und Bedrücktheit wichen einer leichten Fröhlichkeit und – im wahrsten Sinne des Wortes – Unbeschwertheit. Umgeben von Tausenden Wassertropfen schienen sich körperliche Grenzen aufzulösen. Ich fühlte mich verbunden mit allem, fühlte mich eins – getragen und angenommen.

Wasser wirkt nicht nur auf der körperlichen Ebene, sondern lockert auch unsere seelischen und geistigen Verspannungen. Wie kein anderes Element bringt es uns außerdem in Kontakt mit weiblichen Energien. Es vermittelt uns zudem ein Gefühl für Zartheit, Hingabe, Lebendigkeit und schenkt uns Vertrauen in die Kraft des Lebens. Es lässt uns spüren, dass wir getragen werden, dass wir loslassen können und vertrauen und uns hingeben. Es verbindet uns mit der schöpferischen Lebenskraft. Mit anderen Worten: Wasser vermittelt natürliche Fähigkeiten beziehungsweise weckt sie, die wesentliche Voraussetzungen für eine sanfte, komplikationslose Schwangerschaft und Geburt sind.

Tagebuchschreiben – Kommunikation mit dem Kind

Als Shizuko mir, wie bereits berichtet, sagte, ich solle regelmäßig und ungefiltert alles aufschreiben, was in meinen täglichen Meditationssitzungen vor sich ging, war ich zunächst nicht nur begeistert. Ich mag keine starren Rahmen und sah dies daher eher als lästige Pflichtübung an. Doch ich merkte schnell, wie viel mir das regelmäßige Schreiben gab. Der Austausch und die inneren Informationen, die ich so zu Papier brachte, sind unbeschreiblich wertvoll. Das entstandene Büchlein spiegelt eine tiefe Weisheit und ein hohes Bewusstsein, aus dem ich immer wieder schöpfe. Und es schuf einen engen Kontakt zwischen mir und Noa. Auch Julie schrieb, während ich mit Noa schwanger war, ein Tagebuch. Sie notierte Träume, Gedichte von Noa und vieles mehr. So wurde bereits lange vor der Geburt die enge Verbundenheit und Liebe zwischen den beiden deutlich.

Ich kenne Eltern, die während der Schwangerschaft besondere Orte der Kraft aufsuchen und ihre Erlebnisse in einem schönen Buch aufzeichnen. Der Kreativität sind dabei keine Grenzen gesetzt. So können Sie Ihr Buch illustrieren, Dinge, die Sie in der Natur finden oder die eine besondere Bedeutung für Sie haben, integrieren, und vieles mehr. Die Werke, die so entstehen, sind wertvolle Wegbegleiter für Sie und Ihre Kinder.

Körperliche Flexibilität und Entspannung

Wie im Abschnitt „Körperbewusstsein" ausgeführt, ist es gut, wenn Sie sich während der Schwangerschaft immer wieder auf Ihren Körper einstimmen, in sich hineinfühlen und lernen, auch auf der körperlichen Ebene wahrzunehmen, wie es Ihnen geht. Die Schwangerschaft schenkt Ihnen auch hier eine erhöhte Empfindsamkeit und Klarsichtigkeit. Nutzen und genießen Sie sie. Es ist wunderbar zu spüren, zu welchen Veränderungen der weibliche Körper fähig ist, um Leben zu schenken.

Tun Sie, was Ihnen Freude macht!

Da ich das Wasser liebe, bin ich, wie erwähnt, während beider Schwangerschaften bis zur Geburt geschwommen. Bis vier Wochen vor Noas Geburt bin ich außerdem geritten. Bei unseren Ausritten tankte ich Kraft und Ruhe und konnte wunderbar entspannen. Ich nahm mir vor, so lange zu reiten, wie es uns beiden gut tat. Der Zeitpunkt zum Aufhören war für mich deutlich spürbar.

Auch die regelmäßigen Yogaübungen gaben mir viel Energie und ein gutes Körpergefühl. Sie machten während der Schwangerschaft noch viel mehr Spaß als sonst, da ich wie jede Frau vor der Geburt aufgrund der Hormonumstellung besonders geschmeidig und dehnbar war.

Je besser Körpergefühl und Körperbewusstsein ausgeprägt sind, umso leichter fällt die Geburt. Gerade heute, da viele Frauen in unserer westlichen Gesellschaft oft die wahre Verbindung zu ihrem Körper verlieren, weil sie ein standardisiertes Schönheitsideal anstreben, ist es besonders wichtig, direkt und ungeschminkt Kontakt zu seinem eigenen Körper aufzunehmen. Ihr Kind und die hohe Bewusstseinsenergie, die Ihnen während der Schwangerschaft zur Verfügung steht, werden Ihnen dabei helfen. Und auch hier gilt: Beobachten Sie, was Ihnen gut tut und Spaß macht. Freude und Leichtigkeit zeigen Ihnen den Weg.

Im Infoteil finden Sie einige Adressen und Anregungen, die Sie vielleicht inspirieren.

Kreative Tätigkeiten

Mein Mann ist Musiker, und da Musik ein grundlegender Bestandteil unseres Lebens ist, waren Julie und Noa bereits von Anfang der Schwangerschaft an von Klängen umgeben. Peter legte, als ich mit Julie schwanger war, die Gitarre auf meinen Bauch und spielte für sie.

Für Noa komponierte er eine eigene Geburtsmelodie. Während seiner Geburt spielten wir die CD, die mehrere selbst komponierte Stücke enthielt, immer wieder ab – und Noa kam genau mit Beginn seiner Melodie ins Wasser geschwommen. In den ersten Wochen nach der Geburt haben wir ihm sein Lied immer wieder vorgespielt – im Wasser, umgeben von weichen Klängen und Kerzenschein. Dadurch hielten wir die Heiligkeit und die intensive Atmosphäre des Geburtsmoments lebendig. Ich denke, dass die Musik sowohl für uns als auch für Noa und Julie eine wertvolle Erfahrung war. Wie man sich auch Jahrzehnte später an den besonderen Duft eines geliebten Menschen erinnert, so werden sich unsere Kinder immer an ihre Geburtsklänge und die damit verbundenen Gefühle erinnern können.

Welche kreative Tätigkeit macht Ihnen besonderen Spaß?

Malen, nähen, einen Garten gestalten – es gibt unendlich viele Möglichkeiten, schöpferisch tätig zu sein. Alles, was Sie während Ihrer Schwangerschaft erschaffen, wird Ihnen helfen, sich auf Ihre inneren Vorgänge und auf Ihr Kind zu fokussieren. Während Sie sich so auf Ihre eigene Art schöpferisch ausdrücken, weilen Ihre Gedanken automatisch bei Ihrem Kind, der bevorstehenden Geburt und Ihrer Innenwelt. Für uns war dies eine wundervolle und freudige Art, die Geburt vorzubereiten.

Das Umfeld

Für ein beglückendes Geburtserlebnis ist das Umfeld besonders wichtig, die Menschen, die uns während der Schwangerschaft und bei der Geburt begleiten. Unser Umfeld übt einen wesentlichen Einfluss auf uns aus. Je nachdem kann es uns daher behindern oder stützen. Die Glaubenssätze und die innere Einstellung aller bei der Geburt Anwesenden beeinflussen den Verlauf und die Entscheidungen von Mutter und Kind.

Mütter sind meiner Auffassung nach während Schwangerschaft und Geburt auf eine positive Umgebung angewiesen, die ihnen emotionalen Halt gibt. Sie sollten sich unterstützt, angenommen, gehört, verbunden und geliebt wissen. Sensitivität und Empfindsamkeit sind in einer schwangeren Frau am stärksten ausgeprägt. Sie nimmt den Bewusstseinszustand aller Menschen um sich herum nicht nur wahr, sondern nimmt ihn auch auf – ob sie sich dessen bewusst ist oder nicht. Daher sollte sie sich mit Menschen umgeben, die ihre Gefühle und Bedürfnisse tolerieren und ihnen zudem Raum geben, damit sie sich frei entfalten können. Was bei der werdenden Mutter manchmal nach Unentschlossenheit und Stimmungsschwankungen aussieht, kann auf wichtige Bedürfnisse hinweisen. Die innere Führung weist jeder Schwangeren ihren Weg und es ist überaus wichtig, dass sie ihn frei und ohne Ablenkung von außen gehen kann.

Gerade nahe stehende Menschen und hier insbesondere weibliche Personen wie zum Beispiel die eigene Mutter, die Schwiegermutter oder die Freundin üben einen großen Einfluss aus. Prüfen Sie sorg-fältig, ob dieser positiv ist oder nicht.

Haben Sie das Gefühl, dass Ihre Umgebung Ihnen Raum lässt und Ihre Wünsche, Bedürfnisse, Individualität unterstützt? Erkennt Ihre Umgebung Sie und Ihr Kind als Autorität an und weiß sie, dass Sie in der Lage sind, Ihr Kind selbstbestimmt zur Welt zu bringen? Wer den Mut hat, auf sein Herz zu hören und ihm zu vertrauen, wird ein Kind zur Welt bringen, das Eigenverantwortung übernimmt und sich selbst vertraut.

Wer seinem kraftvollen schöpferischen Bewusstsein uneingeschränkt treu bleibt, durch den kann ein Wesen in die Welt kommen, das seine ursprüngliche Absicht, mit der es in die körperliche Existenz kam, nicht vergessen wird beziehungsweise verdrängen muss. Denn es fühlt sich umgeben von Energien, die ihm freie Zeit und freien Raum bieten, sich als Individuum auszudrücken. Dann muss sich das Kind später nicht fragen: Wer bin ich? Es versucht nicht ein Leben lang, die fehlende Anerkennung auszugleichen und in Partnerschaften sein Gefühl des Mangels zu ersetzen. Es ist frei. Die liebevolle Verbundenheit ist ihm Gewissheit. Diese Geburtserfahrung können wir Mütter bewusst wählen und für unser Kind die Voraussetzungen dafür schaffen.

Ich selbst habe mich während der Schwangerschaft instinktiv zurückgezogen, habe Kontakte und Informationen gesucht, die mich stärkten und mich mit positiven Energien umgaben. Ich sehnte mich nach einem Umfeld, das meine Bedürfnisse und Gefühle respektierte und mir die Wahl und Verantwortung für meine Entscheidungen überließ. Aus meiner Sicht brauchen werdende Mütter vor allem einen wohltuenden *emotionalen* Rahmen, der ihnen genügend Spiel-raum für sich und ihr Kind gibt.

Bei beiden Schwangerschaften habe ich erlebt, wie destruktiv und erschwerend sogar wohlgemeinte Einwände und Ratschläge aus der Umgebung sein können. Wer sich nicht sehr gut abgrenzen kann – und dies ist vor allem der eigenen Familie gegenüber schwierig – und zudem fest in sich verankert und damit weitgehend unabhängig von der Meinung anderer ist, der wird allzu leicht von seinen inneren Bedürfnissen und auch denen seines Kindes abgebracht. Beobachten Sie deshalb genau, wer Ihnen gut tut und Sie stützt und wer nicht. Und vertrauen Sie Ihren Empfindungen. Zögern Sie nicht, klar und deutlich zu sich zu stehen, und sich von Menschen, die Sie ablenken oder sogar blockieren, zu distanzieren – und sei es nur vorübergehend. Vielleicht wird man Ihnen vorwerfen, egoistisch, unverantwortlich oder überempfindlich zu sein. Doch lassen Sie sich nicht einschüchtern. Für Ihr Kind und seine Geburt ist diese geburtsvorbereitende Maßnahme wesentlich. Umgeben Sie sich mit Menschen, die Sie ernst und wahrnehmen. Dies gilt für Ihr privates Umfeld ebenso wie für die Wahl Ihrer Geburtshelfer – Ärzte, Hebammen, Doulas oder wer auch immer.

Vor und während der Geburt braucht man eine emotionale Familie, Menschen, von denen man sich wahrgenommen und bei denen man sich gut aufgehoben fühlt. Dies muss nicht die eigene Familie sein. Es können Freunde sein, Personen, denen man vertraut und in deren Gegenwart man sich ganz öffnen und einfach *sein* kann. Bereiten Sie die Geburtsumgebung in diesem Sinne so gut Sie können vor und vertrauen Sie auf die Klarheit und die erhöhte Wahrnehmung, die Ihnen durch Ihre Schwangerschaft geschenkt werden. Ein guter Ratgeber ist auch hier die Lebensfreude: Folgen Sie Ihren inneren Impulsen und Träumen. Es ist *alles* möglich, was *Sie* sich vorstellen können.

Geburtsort

Wie bei allen Dingen des Lebens geht es auch bei der Wahl des Geburtsortes darum, die Entscheidung so bewusst wie möglich zu treffen. Diese Erhöhung des Bewusstseins während der Schwangerschaft vollzieht sich in allen Bereichen des Lebens: was die Ernährung, den Körper und eben auch die Geburt anbelangt. Wir müssen uns Klarheit über allgemeine Tatsachen und Klarheit über uns selbst verschaffen, damit wir bewusst auswählen können. Um unseren individuellen Weg zu finden und umzusetzen, wofür wir auf die Welt kamen, müssen wir vor allem selbst-bewusst werden.

Damit wir Wahlmöglichkeiten erkennen, benötigen wir neben intuitivem, innerem Wissen auch äußere Informationen und Erkenntnisse. Ich hoffe, dass Sie in diesem Buch eine Entscheidungsgrundlage vermittelt bekommen.

Um eine befriedigende Wahl zu treffen, sollten Sie sich zum Beispiel bewusst sein, dass eine Krankenhausgeburt nicht der einzig mögliche Weg ist, Ihr Kind natürlich und gesund zur Welt zu bringen. Sie sollten sich über die Risiken medizinischer Interventionen und ihrer Folgen auf den Geburtsverlauf und über eine Infektionsgefahr im Krankenhaus im Klaren sein. Erst wenn Sie umfassendinformiert sind und die Signale Ihrer Innenwelt mit äußeren Fakten abgeglichen haben, können Sie eine bewusste Wahl treffen und entscheiden, welcher Weg beziehungsweise Geburtsort für Sie und Ihr Kind der individuell richtige ist.

Geburt ist immer wieder neu. Man kann nicht üben. Mütter mit mehreren Kindern können bestätigen, dass jede Geburt anders verläuft, sich anders anfühlt. Daher sollte man sich bei jedem Kind erneut fragen, wie und wo man es empfangen will. Manche wünschen sich zum Beispiel den strukturierten Rahmen eines Krankenhauses und ziehen ihn einem persönlicheren Rahmen vor. In jedem Fall sollte man sich jedoch überlegen, wie man den Bedürfnissen von Mutter und Kind den größtmöglichen individuellen Freiraum gewähren kann. Dies ist wesentlich für das Erleben der Geburt, für ihre Leichtigkeit und nicht zuletzt für das ungeborene Kind. Es ist unnötig, dass heute so viele Kinder fast üblicherweise ihren Übergang ins körperliche Leben mit einem so genannten Geburtstrauma beginnen, das mit Sicherheit Einfluss auf unser Sozialgefüge, unsere Beziehungen und unser Zusammenleben hat. Wenn wir uns von unseren weiblichen Gefühlen leiten lassen, ihnen mehr trauen und mehr Raum geben, entwickelt sich gewiss vieles in eine andere Richtung. Ich denke, dass es für alle Lebewesen von Vorteil ist, wenn Geburt mit Liebe und Leichtigkeit, mit Hingabe, Loslassen und Öffnung statt mit Druck, Anstrengung, Betäubung und Schmerz verbunden ist. Bei der Wahl des Geburtsortes ist es daher wichtig, diese inneren Faktoren zu berücksichtigen.

Geburt ist ein natürlicher Vorgang. Alle Frauen besitzen grundsätzlich die Fähigkeit zu gebären, es entspricht ihrer Natur. Sie können sich also darauf verlassen, dass Geburt auch bei Ihnen „funktioniert", wenn Sie nicht gestört werden und wenn Sie mit Ihrer Innenwelt in gutem Kontakt stehen. Geburt wird hingegen kompliziert, wenn wir versuchen, den natürlichen Vorgang in einen bestimmten Rahmen zu zwängen, weil eine schwangere Frau in dem Moment, wo sie äußeren Anweisungen folgen soll, nicht mehr oder nur noch schwer mit der Kraft, die sie durch die Geburt führt, und ihrem Kind in Verbindung bleiben kann. Stellen Sie sich vor, jemand redet, während Sie meditieren, ständig auf Sie ein: „Atme tiefer! Ist alles o.k.? Bist du schon tief entspannt?" usw.

Wenn Ärzte, Hebammen oder wer auch immer Sie ablenken oder vielleicht sogar die Führung übernehmen, dann fällt es einfach schwerer, durch die Geburt zu gehen. Geburt ist meines Erachtens nur dann leicht, wenn wir uns unseren individuellen Rahmen bewahren und uns ganz dem Geburtsgeschehen öffnen. Dafür müssen Mütter ganz bei sich sein und bei sich gelassen werden. Egal, wo die Geburt stattfindet, sollte im Vordergrund stehen, dass die Mutter bei sich und ihrem Kind, im Gefühl und in der Verbindung bleiben kann.

Im Krankenhaus haben wir uns emotional allein gelassen gefühlt. Zu Hause war es wunderschön, Peter umsorgte uns liebevoll, Julie war die ganze Zeit bei uns, Freunde kamen. Es war eine sehr intensive Zeit in vertrauter Umgebung, in der ich mich wohl fühlte und meine persönlichen Kuschelecken hatte.

Wählen Sie den Ort, an dem Sie Ihr Kind empfangen möchten, nach Ihrem innersten Gefühl aus. Fragen Sie auch Ihr Kind – und seine Geschwister, falls vorhanden –, ob es einen bestimmten Ort gibt, an dem es geboren werden möchte. Solange Sie sich die erwähnte gestalterische Freiheit und Ihren inneren wie äußeren Freiraum bewahren, stehen Ihnen alle Orte offen.

Wohltuende und genussvolle „Hilfsmittel"

Die erhöhte Empfindsamkeit während der Schwangerschaft erstreckt sich auch auf Ihre Genussfähigkeit. Meersalz-Bäder, Ölmassagen, Duftöle, Heilsteine und vieles mehr verwöhnen nicht nur Ihren Körper, sondern tun Ihrer Seele und auch Ihrem Kind gut.

Hier finden Sie einen kleinen Ausschnitt möglicher „Hilfsmittel" und ihrer Bedeutung für Schwangerschaft und Geburt:

Kräuter

Folgende Kräuter lassen sich während der Schwangerschaft als Tee, Badezusatz oder Gewürz in der Küche verwenden:
Kreuzkümmel – stärkt das Selbstbewusstsein;
Salbei – fördert Selbstachtung (Achtung: Salbei nicht als konzentriertes Öl verwenden – nur als Gewürz oder Tee);
Birke – stärkt die Fruchtbarkeit;
Fenchel – wirkt stärkend und entkrampfend;
Kamille – bringt Entspannung;
Himbeerblätter – sorgt für die Kräftigung des Uterus;
Bougainvillea – fördert die Drehung des Babys bei Steißlage;
Zinnkraut – wirkt kräftigend auf die Unterleibsorgane;
Frauenmantel – stärkt die Gebärmutter, lindert Schwangerschaftsbeschwerden;
Labkraut – kräftigt die Gebärmutter, wurde früher ins Bett gelegt, um die Geburt zu erleichtern.

Duftöle

Ätherische Öle können in der Duftlampe, als Badezusatz (nur stark verdünnt) und unter fachlicher Anleitung auch innerlich angewandt werden. Meiden Sie in der Schwangerschaft Basilikum, Lorbeer, Myrrhe, Rosmarin, Nelke, Majoran, Salbei,Thymian und Ysop.
Anis – kräftigt die milchbildenden Zellen;
Angelikawurzel – wirkt beruhigend, gibt Zuversicht;
Geranium Bourbon – wirkt ausgleichend, harmonisierend ;
Jasmin – schenkt Vertrauen, wirkt schmerzlindernd, entkrampft die Gebärmutter;
Muskatellasalbei – kräftigt die Gebärmutter;
Rose – stärkt die Mutterliebe, wirkt harmonisierend;
Costus – bringt Balance, inneres Gleichgewicht, baut Stauungen und Blockaden ab;
Kamille, blau – wirkt beruhigend, ausgleichend, krampflindernd;
Lavendel – löst Verkrampfungen und Anspannungen aller Art, fördert die Verbundenheit in der Partnerschaft;
Schafgarbe – wirkt desinfizierend, schenkt Ruhe und Ausgewogenheit, innere Klarheit.

Massageöle

Zur entspannenden und pflegenden Massage können Sie Jojobaöl oder süßes Mandelöl mit verschiedenen Kräuteressenzen und bzw. oder mit Duftölen mischen. Verwenden Sie nur echte, natürliche (nicht naturidentische oder naturnahe) ätherische Öle. Ich genoss besonders:
Lavendel;
Bergamotte (Vorsicht bei Sonneneinstrahlung auf der Haut);
Cassie;
Eichenmoos;
Narzisse;
Tonka;
Vanille.

Bachblüten

Eine große Auswahl an Bachblüten wirken überaus positiv und wohltuend während der Schwangerschaft, der Geburt und der Zeit danach:
Blumenkohl – Integration von Seele mit Körper;
Apfel – unterstützt den körperlichen und seelischen Veränderungsprozess während der Schwangerschaft und nach der Geburt;
Borretsch – wirkt stimmungsaufhellend bei Komplikationen oder Problemen während der Schwangerschaft, stärkt Vertrauen und Zuversicht;
Bougainvillea – bringt Aussöhnung mit dem inneren Kind, fördert den Kontakt mit dem ungeborenen Kind, hilft bei Steißlage;
Kirsche – wirkt wohltuend bei lang anhaltenden Wehen, schenkt neue Energie und Lebenskraft;
Löwenzahn – unterstützt das Loslassen emotionaler Spannungen im Muskelsystem, ist hilfreich in den letzten Phasen vor der Geburt des Kindes;
drüsentragendes Springkraut – ist hilfreich bei Ungeduld und Stress, bringt inneren Frieden, besonders bei Neigung zu Frühgeburt;
Birne – ist eine Trost spendende, mütterliche Essenz, hilft beim Stillen;
Strahlenlose Kamille – schenkt Ruhe, das Gefühl der Sicherheit und Klarheit, unterstützt den Kontakt von Mutter und Kind in der Prägephase;
Granatapfel – stärkt Selbstvertrauen in die weibliche Kraft;
Quitte – hilft, den eigenen Rhythmus zu finden und extreme Reaktionen zu vermeiden (wichtig in der Wehenphase), fördert die Hingabe;
Rosmarin – ist hilfreich bei Konflikten, hilft, für sich selbst einzustehen und die Energien zu konzentrieren, besonders bei Gefühlen der Hilflosigkeit und Schwäche;
Johanniskraut – stärkt die Zuversicht und das Vertrauen in eine positive Zukunft;
kleine Braunelle – stimuliert die Selbstheilungskräfte, verbessert die Nahrungsverwertung während der Schwangerschaft;
Sonnenblume – unterstützt die Entwicklung der männlichen Kraft (Selbstverantwortung, Stärke, Mut) in Müttern und Vätern;
echtes Springkraut – vermittelt die Fähigkeit, Nähe auszuhalten, stärkt das Vertrauen in den eigenen Körper;

Weidenröschen – heilt unbewusste frauenbezogene Verletzungen und negative Geburtserfahrungen.

Tinkturen und Heilöle

Auch einige Tinkturen und Heilöle eignen sich bestens für Schwangerschaft und Geburt.
Hirtentäscheltinktur – stoppt starke Blutungen nach der Geburt;
Misteltropfen – helfen bei Gebärmutterblutungen;
Angelikatinktur – wirkt beruhigend;
Teebaumöl – wirkt desinfizierend, entzündungshemmend;
Lavendelöl – fördert die Wundheilung.

Heilsteine

Die Steinheilkunde ist seit langem fester Bestandteil der Medizin. Heilsteine lassen sich gut mit ätherischen Ölen und Kräutern kombinieren,zum Beispiel im Badewasser oder in Tees. Ihr Vorteil ist, dass sie keinerlei Nebenwirkungen haben und bedenkenlos angewandt werden können. Die hohen Schwingungen der Steine wirken überaus heilend, harmonisierend und schützend auf unseren Organismus.
Während der Schwangerschaft eignen sich besonders:
Rubin-Zoisit;
roter Achat;
Sandrosen.
Die Geburt erleichtern unter anderem:
Heliotrop;
Magnesit;
Moosachat;
Buntkupfer;
Aprikosenachat.

Geburtsrituale

Es ist eine besondere menschliche Eigenschaft, für herausragende Ereignisse im Leben spezielle Rituale zu entwickeln, um sie dadurch aus der Alltäglichkeit herauszunehmen und zu feiern. Vor allem Übergänge in andere Lebensabschnitte – vor allem Pubertät, Heirat, Tod – erhalten so einen Rahmen, um allen Beteiligten Halt zu geben. Rituale vermitteln Sinn, helfen, Übergänge bewusst und harmonisch zu gestalten, erleichtern die Integration – beispielsweise in ein bestimmtes soziales Umfeld –, fördern die Kommunikation unter Menschen und verbinden uns nicht zuletzt mit den kosmischen Kräften.

In der heutigen westlichen Gesellschaft sind derartige Hilfsmittel in ihrer ursprünglichen Form größtenteils in Vergessenheit geraten oder werden vernachlässigt. An ihre Stelle rückten technische Riten und Zeremonien, wie zum Beispiel die rituellen Ultraschalluntersuchungen während der Schwangerschaft. Sinn gebende, spirituelle Riten und Gebräuche, gerade auch in Bezug auf Schwangerschaft und Geburt, sind selten anzutreffen. Die Folgen dieser Entwicklung treten deutlich zu Tage: Da beispielsweise Teenager mit ihrem Übergang ins Erwachsenenleben weitgehend allein gelassen werden, sind sie überfordert und fallen häufig in eine Frustration oder ein Gefühl von Sinnlosigkeit. Auch die Themen „Sterben" und „Tod" werden in unserer Gesellschaft stark verdrängt und daher in der Regel als problematisch angesehen oder tabuisiert.

Wir klammern uns an standardisierte technische Abläufe und schneiden unsere Gefühle ab, um unsere innere Leere und die Sehnsucht nach tröstenden, Sinn stiftenden, Schutz bietenden Ritualen nicht zu spüren. Barbara Duden schreibt in dem Buch *Geburtsrituale* über die

Entwicklung der Geburt in unserem Kulturkreis: „Wie wurde aus einem fleischlichen Geschehen der Sym- und Empathie, das es in dieser Intensität nur unter Frauen gab, ein technisch angeleitetes Hantieren am Frauenkörper, dem die Mutter als notwendige Ressource-Person gegebenenfalls am Schirm zusehen kann?"[5]

Allerdings ist zu beobachten, dass viele Menschen sich heute wieder rückbesinnen. An manchen Schulen folgt man der uralten Tradition der Visionssuche, um den Schülern und Schülerinnen eine Möglichkeit zur Selbstbesinnung zu geben, um ihnen zu helfen, ihren Weg ins Erwachsensein zu finden. In der Hospizarbeit beginnt man, spirituelle Rituale zu integrieren, wenn es um die Begleitung von Sterbenden geht. Wie steht es aber um einen weiteren, wenn nicht sogar *den* einschneidendsten Übergang in unserem körperlichen Leben: die Geburt?

In den verschiedenen Kulturen dieser Erde gab und gibt es überall ganz spezielle Rituale für den großen Übergang ins körperliche Sein. Sie wurden entwickelt, um diesem heiligen Prozess der Transformation und des Werdens einen würdigen Rahmen zu geben.

Trotz kultureller Unterschiede gibt es hier einige Gemeinsamkeiten. Die Geburt eines Kindes stellt nicht nur den Übergang einer neuen Seele in die körperliche Existenz dar, sondern auch den Übergang einer Frau zum Muttersein und auch den eines Mannes zum Vatersein. Das ganze Familiensystem erhält eine neue energetische Ordnung. Ein neuer Lebenskreis beginnt. Geburtsrituale unterstützen die Eingliederung des Neugeborenen in die Familie, in die Religionsgemeinschaft und in die Gesellschaft, betonen seine Einheit mit dem Universum und stärken Schutz, Gesundheit und Führung des Kindes.

Zur Inspiration und Anregung sind auf den folgenden Seiten einige Beispiele aufgeführt. Vielleicht fühlen Sie sich von dem einen oder anderen besonders angesprochen oder Sie erhalten beim Lesen die Vision, wie Sie Ihr Kind empfangen möchten, und können eigene Rituale entwickeln.

Rituale vor und während der Geburt

Gestaltung der Umgebung

Wenn Sie Ihr Kind zu Hause empfangen, können Sie sich die Personen, die anwesend sein sollen, aussuchen und zugleich die Umgebung genau nach Ihren Wünschen und Bedürfnissen gestalten. Es wird für die meisten Mütter – und natürlich auch für ihre Kinder – am wohltuendsten sein, wenn sie während der Geburt von einer freudigen, respekt- und liebevollen Atmosphäre umgeben sind. Überlegen Sie sich daher gut, wen Sie um sich haben möchten und welche Dinge Sie als schön und entspannend empfinden. Tun Sie nichts aus einem Gefühl der Verpflichtung heraus! Folgen Sie Ihrem inneren Gefühl. Was wünschen Sie sich? Was brauchen Sie, um sich leicht, geborgen und frei zu fühlen?

Auch im Hinblick auf vorgegebene Rituale ist es sehr wichtig, dass Sie sich selbst und Ihrem Kind treu bleiben und es nicht anderen Recht machen wollen. Sonst schwächen Sie Ihre Kraft. Ihre Energie und Aufmerksamkeit, die Sie für sich und Ihr Kind benötigen, fließen dann nach außen, anstatt Ihnen für den Geburtsvorgang zur Verfügung zu stehen. Je mehr Sie sich auf Ihre innere Führung und Ihr Kind konzentrieren können, umso leichter werden Sie beide den Übergang erleben.

Individuelle Rituale

Viele Eltern, denen ich begegnete, hatten ihre eigenen Rituale geschaffen, um ihr Kind willkommen zu heißen. Sie spielten eine spezielle Musik oder sangen, gestalteten einen individuellen Geburtsraum mit Kerzen und Gegenständen, die ihnen wichtig waren, stellten Massageöle und andere wohltuende Dinge für Mutter und Kind aus besonderen Ingredienzien zusammen und vieles mehr. Einige meditierten gemeinsam, sangen Mantras oder konzentrierten sich auf bestimmte Affirmationen.

Der eigene Rahmen

Meinen Empfindungen nach sollte jeder seinen eigenen Rahmen, seine eigenen Rituale finden. Ich persönlich fand es zum Beispiel wunderschön, bei Kerzenschein singend die Öffnung des Muttermundes zu unterstützen, während ich mich im warmen Wasser entspannte. Nach der Geburt genossen die Kinder und ich vorher zusammengestellte duftende und pflegende Öle – Rose, Jasmin, Lavendel, Teebaum, Kamille, Süßmandel.

Geburtskästchen

Eine Bekannte gestaltete sich ein „Geburtskästchen", in dem sie während der Schwangerschaft für sie bedeutsame Dinge und Ritualgegenstände wie Räucherwerk, Steine, Federn, Gedichte usw. sammelte. So beschäftigte sie sich jedes Mal, wenn sie ihr Kästchen öffnete, gedanklich voller Vorfreude mit dem Moment der Geburt.

Geborgen im Kreis der Freunde

Eine andere Bekannte lud einige Wochen vor der Geburt ihre Freundinnen zu sich ein und bat sie, ihr etwas mitzubringen, das sie energetisch und mental bei der Geburt unterstützen würde. Sie wollte keine teuren Geschenke, sondern eher Gegenstände von symbolischem Wert. Ihre Freunde brachten ihr schön geformte Steine, Kristalle, einen Kranz aus geflochtenen Blumen und auch nützliche Dinge wie Öle, Tees, Duftkerzen und Wollsocken. All diese Dinge gaben ihr während der Geburt ein Gefühl von Liebe und Getragensein.

Die Kraft der Natur: Mond, Meer, Bäume, Pflanzen

Vielleicht haben Sie Lust, einen Spaziergang zu Ihrem Lieblingsplatz im Park oder in Ihrem Garten, zu einem Kraftort oder wohin auch immer zu machen, wenn die Wehen einsetzen. Rituale sind nicht an materielle Gegenstände gebunden. Viele Frauen zieht es in die Natur. Durch die enge Verbundenheit der Schwangeren mit dem Mondzyklus möchten manche die Zeit vor der Geburt zum Beispiel am Meer verbringen, wo sich die Kraft des Mondes mit am deutlichsten auswirkt. Ich selbst sehnte mich nach dem Gleichklang der Wellen, ihrem sanften Auf und Ab, das wie Ein- und Ausatmen ist – eine Vorstellung, die mir sehr beim Atmen half – auch die Wehen kommen und gehen wie die Wellen des Meeres. Andere suchen die Nähe zur Erde, zu Bäumen und anderen Pflanzen. Sie können sich beispielsweise während der Schwangerschaft einen Garten anlegen und darin Kräuter anpflanzen, die für Schwangerschaft und Geburt wertvoll sind.

Schutz und Trost spendendes Geburts-Tuch

In einigen alten Kulturen schrieb man ein Gebet, den Namen einer Gottheit oder einen Sinnspruch auf ein Leinentuch, das mit Schutz spendenden Kräuteressenzen – zum Beispiel mit Kamille – getränkt war. Das Tuch wurde über den Bauch der Mutter gelegt, um eine sichere Geburt zu gewährleisten. Gegen Wehenschmerz halfen Ingwerkompressen.

Ostafrika: Das Lied des Lebens

Auf meiner Suche nach inspirierenden Ritualen stieß ich auf den Brauch eines ostafrikanischen Volksstammes, der mich sehr berührte. Als Geburtstag des Kindes gilt dort nicht der Tag seiner körperlichen Geburt, auch nicht der Tag seiner Zeugung wie in anderen indigenen Kulturen, sondern der Tag, an dem das Kind das erste Mal in den Gedanken seiner Mutter auftaucht. In dem Bewusstsein, ein Kind mit einem bestimmten Mann zeugen zu wollen, setzt sich die Mutter unter einen großen Baum. Dort verweilt sie und hört in sich hinein. Sie bleibt so lange sitzen, bis sie das Lied des Kindes vernimmt, das sie empfangen möchte. Erst wenn sie sein Lied gehört hat, kehrt sie in ihr Dorf zurück. Sie lehrt das Lied den Vater des Kindes, damit sie es zusammen singen können, während sie sich lieben und das Kind einladen, zu ihnen zu kommen. Wenn die Mutter schwanger ist, singt sie dem Baby in ihrem Bauch sein Lied vor. Später bringt sie das Lied den alten Frauen und

Hebammen des Dorfes bei, damit seine Klänge das Kind während der Wehen und im heiligen Moment seiner Geburt begrüßen. Nach der Geburt lernen auch alle anderen Dorfbewohner das Lied ihres neuen Gemeindemitgliedes. Wenn das Kind hinfällt oder sich wehtut, singen sie ihm sein Lied vor. Auch zu besonderen Anlässen, bei Ritualen oder Initiationen, wird das Lied gesungen. Es begleitet das Kind sein ganzes Leben: Es ist Teil der Hochzeitszeremonie und am Ende seines Lebens versammeln sich alle um das Totenbett und singen das Lied ein letztes Mal.

Ich denke, in jedem von uns singt eine innere Stimme ein Lied, das uns an unsere Sehnsüchte und Träume erinnert, an ein allumfassendes Wissen, das wir als kleines Kind in uns trugen. Ich finde die Vorstellung wunderschön, dass uns ein Lied unser Leben lang auch im Äußeren begleitet und uns daran erinnert, woher wir gekommen sind.

Freie Geburt im Kreis der Frauen

Die Ethnologen Wulf und Grete Schiefenhövel filmten im Rahmen ihrer Forschungen über das Leben der Eipo, einem Volksstamm in den Bergen Neuguineas, mehrere Geburten. Ihre Bilder zeigen, was in unserer Gesellschaft völlig in Vergessenheit geriet: dass Frauen ihr Kind natürlich und ohne äußere Eingriffe zur Welt bringen können. Die Eipo, die Trobriander – Bewohner einer Inselgruppe in der westlichen Südsee – und viele andere so genannte Naturvölker empfangen ihre Kinder im Kreis erfahrener Frauen, die Mutter und Kind liebevoll umsorgen. Mutter und Kind behalten während der Geburt immer die volle Entscheidungsfreiheit und Führung über das Geschehen.

Wenn die Geburt beginnt, begibt sich die Mutter zum Frauenhaus. Dort warten bereits viele Frauen und Mädchen aus dem Dorf auf sie. Die Schwangere wählt intuitiv die Positionen, die ihr gut tun, während die Frauen, unter denen sich auch ihre eigene Mutter befindet, sie zart massieren, halten und streicheln. Sie hockt sich auf den Boden, kniet, setzt sich hin, steht auf und läuft herum, begibt sich in den Vierfüßlerstand – kurz: sie gibt sich dem Fluss ihrer Körperbewegungen hin, die ihr die Öffnung des Muttermundes erleichtern, ohne dass eine der anwesenden Frauen ihr in irgendeiner Form Anweisungen gibt. In der letzten Phase der Geburt setzt sie sich in schräger Seitenlage auf den Boden und ihr Kind gleitet ohne Hilfe auf den mit Blättern bedeckten Boden. Bei den Eipo heißt die Geburt *me delina*, „das Kind auf die Erde legen".

Trommelrituale

Sehr kraftvoll und heilsam können auch Trommelrituale wirken. Frauen wechseln während der Wehen und bei der Geburt in einen anderen Bewusstseinszustand, vergleichbar dem Trancezustand, der durch schamanisches Trommeln erzeugt wird. Daher ist es verständlich, dass zum Beispiel die amerikanischen Ureinwohner mit ihren Trommeln den Wehenschmerz linderten und die tranceartige Selbstversenkung der Mutter durch den gleichmäßigen Rhythmus unterstützten. Auch auf das Kind kann der stete gleichmäßige Rhythmus einen Halt gebenden und beruhigenden Einfluss haben.

Die Blessing-Way-Zeremonie

Ein weiteres Ritual, das der Tradition der amerikanischen Ureinwohner entspringt, ist der so genannte *Blessing Way* (dt. etwa „Segensweg"). Diese heilige spirituelle Zeremonie dient der Heilung und der Harmonisierung. Sie wurde ursprünglich nicht nur vor der Geburt ausgeführt, sondern allgemein bei wichtigen Übergängen wie Pubertät, Hochzeit usw. Blessing Ways vor der Geburt sollen die Gemeinschaft der Frauen mit der Schwangeren stärken. Im Kreis wird die werdende Mutter gefeiert und für den bevorstehenden tiefen spirituellen und körperlichen Wandlungsprozess gestärkt. Auch wenn der Blessing Way traditionell von den amerikanischen Ureinwohnern praktiziert wird, kann man ihn als Grundstruktur für eigene Rituale jeglicher Glaubensrichtung verwenden.

Da mir der rituelle Rahmen und die Idee, die diesem Ritual zugrunde liegt, besonders gefällt, beschreibe ich hier kurz einige „Variationen".

Vielleicht inspirieren sie Sie zu Ihrer eigenen Blessing-Way-Zeremonie. Wichtig ist, die Essenz dieses Rituals nicht aus den Augen zu verlieren. Es geht darum, eine freudige Atmosphäre zu schaffen, die die werdende Mutter ehrt und sie mit Liebe umgibt. Stellen Sie in jedem Fall nicht den Rahmen über den Inhalt und die tiefere Bedeutung des Rituals, wenn Sie Ihren eigenen Blessing Way – oder auch irgendein anderes Ritual – kreieren.

1. Eine befreundete amerikanische Hebamme schilderte mir ihre Form des Blessing Way: Nachdem sich alle im Kreis versammelt haben, reicht die werdende Mutter eine schöne Kerze im Kreis herum. Alle Anwesenden können ihr einen Wunsch oder eine Geschichte – zum Beispiel positive Erlebnisse während ihrer eigenen Schwangerschaft und Geburt – mitgeben. Die Mutter kann die Kerze während der Geburt abbrennen und durch die Erinnerung an ihren Blessing Way Kraft schöpfen.
2. Sie können auch einen Gebetskreis machen, in dem jede Teilnehmerin ein Gebet oder einen Segensspruch für Mutter und Kind und einen Wunsch für die Geburt darbringt. Bitten Sie Ihre Freunde, die Gebete und Segenswünsche in ein besonderes Büchlein einzutragen, das Sie für sich und Ihr Kind aufbewahren können.
3. Sie können Ihre Freundinnen bitten, eine Perle oder einen Gegenstand mitzubringen, den alle im Kreis in Verbindung mit einem Wunsch oder einer Geschichte zu einer Kette auffädeln. So entsteht eine einzigartige, für Sie wertvolle Geburtskette, die Ihnen während der Geburt Kraft und Zuversicht gibt.
4. Füllen Sie ein Körbchen mit schön gestalteten Kärtchen, auf die Sie verschiedene Charaktereigenschaften, Fähigkeiten oder Talente geschrieben haben. Alle im Kreis Anwesenden wählen ein Kärtchen aus und bitten um Verwirklichung der jeweiligen Eigenschaft. Im Anschluss an das Kreisritual kön-

nen die Teilnehmerinnen ihr Kärtchen mit nach Hause nehmen, es an einem gut sichtbaren Ort platzieren und, immer wenn sie daran vorbeikommen, für das Kind bitten. Dieses Ritual kann sehr kraftvoll wirken, da jede Frau sich im Gebet auf eine einzige Eigenschaft konzentriert.

5. Jede Frau im Kreis bringt zwei Perlen, ein Samenkorn, Kräuter zum Räuchern – oder Duftöl für die Aromalampe – und eine Kerze mit. Nach einem gemeinsamen Räucherritual, bei dem alle einen besonderen Wunsch für Mutter, Kind und Geburt äußern und visualisieren können, übergibt jede Teilnehmerin der Mutter ihr Samenkorn mit guten Wünschen für ein gesundes Wachstum ihrer Familie. Die Mutter pflanzt alle Samen in eine Schale, wo die Samen als Symbol für körperliches und spirituelles Wachstum keimen und sich entfalten können. Als Nächstes werden die mitgebrachten Kerzen überreicht, die die Mutter während und nach der Geburt entzünden kann. Ihr Licht soll ihr Kraft und innere Stärke geben und sie an die Verbundenheit mit ihren Freundinnen erinnern. Die Perlen werden zu je einer Kette oder einem Armband für Mutter und Kind aufgefädelt.
6. Wenn Sie Spaß an künstlerischem Tun haben, können Sie im Kreis etwas gemeinsam gestalten: zum Beispiel kleine Objekte basteln, die Sie später zu einem Mobile zusammenfügen können. Oder Sie stellen gemeinsam ein schönes Tuch für Ihr Kind her. Der Blessing Way wird beendet, indem sich im Kreis alle Frauen durch ein schönes Band oder eine Kordel verbinden und gemeinsam meditieren oder singen. Anschließend wickelt jede Teilnehmerin ein Stück von dem Band oder der Kordel um ihr Handgelenk und durchtrennt dann die Verbindung zum Kreis. Alle Frauen tragen das Band bis nach der Geburt des Kindes um ihr Handgelenk, als Erinnerung an den Kreis und ihre Verbundenheit mit Mutter und Kind.

Alle diese Rituale helfen der Mutter und ihrem Kind, die Verbundenheit mit anderen Frauen, die sie lieben und an die sie glauben, zu spüren. Dieses Gefühl verleiht Zuversicht und Selbstvertrauen. Die Frauen im Kreis spiegeln der werdenden Mutter ihre ureigene weibliche Kraft.

Wenn Sie wollen, können Sie in Ihrem Familien- und Bekanntenkreis Ihre eigene Blessing-Way-Tradition schaffen, indem Sie das Ritual an jede werdende Mutter weitergeben oder es sogar für sie leiten oder organisieren.

Ehrung der Mutter und Schöpferkraft

Das folgende Ritual ähnelt einem Blessing Way, verbindet aber mehrere spirituelle Einflüsse. Es kann während der Schwangerschaft, oder sogar noch vor der Empfängnis von allen Frauen durchgeführt werden, die sich entschieden haben, als Mutter zur Verfügung zu stehen. Schmücken Sie einen Altar mit Kerzen und Blumen und dekorieren Sie ihn je nach Ihrer Absicht mit verschiedenen Dingen. Wenn Sie schwanger werden wollen, können Sie zum Beispiel Babyspielsachen, Babykleidung oder andere Gegenstände, die Sie mit einem Kind in Verbindung bringen, verwenden. Nehmen Sie dazu Kerzen in zarten Pastellfarben.

Stellen Sie außerdem eine Schale mit roten Äpfeln als Fruchtbarkeitssymbol auf den Altar. Alternativ können Sie Babyfotos der an dem Kreisritual teilnehmenden Frauen und Fotos Ihrer Ahninnen aufstellen. Besorgen Sie Kerzen in Rot, Weiß und Schwarz als Symbol für den Kreislauf von Geburt, Leben und Wiedergeburt. Kombinieren Sie helle Früchte wie Birnen mit rotem Obst wie Erdbeeren oder auch Granatäpfel.

Wenn Sie wollen, können Sie den Altar zusätzlich mit Heilsteinen und Geschenken für Mutter und Kind schmücken. Als Steine eignen sich zum Beispiel Malachit, der die Wehenzeit verkürzt, Aquamarin oder Smaragd, um Fehlgeburten vorzubeugen, Karneol oder orangerote Korallen für eine baldige Empfängnis oder Achat gegen morgendliche Übelkeit während der Schwangerschaft.

Weitere Dinge, die Sie für das Ritual vorbereiten können, sind: Gebete oder Meditationen (einen Vorschlag finden Sie unten), Räucherwerk und eine Babyrassel für die energetische Reinigung zu Beginn des Rituals und eventuell auch eine Kleinigkeit zu essen, um am Schluss gemeinsam feiern zu können.

Entzünden Sie zunächst die Kerzen auf dem Altar. Reinigen Sie den Raum mit Hilfe von Räucherwerk – zum Beispiel Salbei oder Myrte – und der Babyrassel. Dabei entzünden Sie die Kräuter in einer feuerfesten Schale und weihen den Rauch den Schutzgeistern der vier Himmelsrichtungen, Vater Sonne und Mutter Erde, indem Sie sich in die jeweilige Richtung wenden und das Gefäß darbieten. Gehen Sie anschließend im Uhrzeigersinn um den Kreis der Frauen und verteilen Sie den Rauch – zum Beispiel mit einer Feder –, so dass er jede Frau umgibt. Wer möchte, kann Sie mit einer Rassel begleiten und so negative Energien vertreiben.

Wenn Sie die Reinigung beendet haben, können Sie die Schutzgeister und die vier Elemente Erde, Feuer, Wasser und Luft für Mutter und Kind in den Kreis bitten. Eine Frau aus dem Kreis spricht nun zum Beispiel das folgende Gebet:

„Wir haben uns in diesem Kreis versammelt, um [Name der werdenden Mutter] zu ehren. Sie wird bald Mutter sein und ihr Weg durch Schwangerschaft und Geburt weckt die Kraft der Muttergöttin in ihr und verändert ihr Leben für immer. Reif und verantwortungsvoll übernimmt sie die Sorge für ein anderes Leben, neben ihrem eigenen. Wir sind heute hier, um die Kraft der Muttergöttin anzurufen und [Name der werdenden Mutter] eine gute Geburt, ein gesundes, starkes Kind und eine glückliche, zufriedene Mutterschaft zu wünschen."

Ein schönes Gedicht sandte mir eine Freundin. Es stammt von der amerikanischen Hebamme Monica Sjoo und passt in meinen Augen gut, um die schöpferische Urkraft in den Kreis zu rufen:

„Die Welt entstand aus der heiligsten Quelle des Lebens wie ein Embryo. Der Embryo wächst vom Nabel aus, und so erschuf sie die Welt durch den Nabel, dehnte sich, wuchs und entfaltete sich von dort in alle Richtungen. Sie war Same und Blume, Ursprung und Ende zugleich. Die Welt entfaltet sich bis zu den Grenzen des Universums, gleichzeitig nach außen strebend und sich zusammenziehend. Sie entspringt der Quelle und pulst nach außen, wo sie in einem sphärischen Wirbel verschwindet. Das stille Herzzentrum bildet die Basis aller Schöpfung – das Universum befindet sich in einem ewigen Kreislauf, es entfaltet sich, dehnt sich aus und zieht sich zusammen – ewig um das eigene Zentrum pulsierend."

Meditieren Sie im Anschluss daran im Kreis gemeinsam über Schwangerschaft und Geburt. Wenn Sie möchten, können Sie auch eine geführte Meditation machen. Hier ein Vorschlag:

„Gehe zurück zu deiner eigenen Empfängnis... Beobachte, wie die Zellen sich teilen und ein Fötus entsteht, der in der Gebärmutter langsam heranwächst... Ein Körper entsteht und deine Seele nimmt ihn immer mehr in Besitz – bis du geboren wirst. Fühle, wie die Seele sich immer mehr mit dem Körper verbindet und du zu dem heranwächst, was du heute bist... Sieh, wie der Kreislauf nun mit dem Kind in dir wieder beginnt... Frage das Kind, ob es etwas mitteilen will... Danke ihm für sein Dasein und sende ihm Liebe und gute Wünsche für seinen Weg..."

Nach der Meditation lassen Sie den Malachit im Uhrzeigersinn durch den Kreis wandern. Jede Frau kann ihm drei Segenswünsche mitgeben: einen für eine gute Geburt, einen für die Mutter und einen für das Kind. Bewahren Sie den Stein bis zum Geburtsbeginn auf, er wird Ihnen Kraft und innere Stärke geben und Sie an Ihre Verbundenheit mit der weiblichen Urkraft erinnern.

Wenn Sie wollen, können Sie eine weitere Kreisrunde machen, bei der jede Frau eine Geschichte, einen Ratschlag oder andere hilfreiche und inspirierende Informationen mitteilen kann. Sehr heilsam und segensreich kann es sein, wenn alle Anwesenden ihre Hände auf Ihren Bauch legen und für einige Minuten in Stille verweilen. Wer will, kann dies mit einer Energieübertragungsmethode wie Reiki, Polarity[6] oder Ähnlichem verbinden.

Verteilen Sie danach die Früchte zum Zeichen für Fruchtbarkeit, Geburt, Schöpferkraft und Wiedergeburt. Zum Abschluss können Sie gemeinsam im Kreis mit der Rassel, anderen Instrumenten oder Gesängen die Energie noch einmal anheben und konzentrieren. Wunderschön finde ich den englischen Text *Goddess has Risen* (Die Göttin erhob sich), den Shekinah Mountainwater und Lunea Weatherstone zu dem bekannten Cat-Stevens- Song *Morning has Broken* schrieben. Er ist hier auf Englisch wiedergegeben, denn ich glaube, dass er seine Kraft in der Sprache entfaltet, in der er geschrieben wurde, und auch von nicht Englisch Sprechenden intuitiv erfasst werden kann.

Goddess has risen,
Now is her season,
She gives us reason,
To be and to give.
Praise for the Maidens,
Praise for the Mothers,
Praise for the Lovers,
Loving to live.

Sweet comes the Maiden,
Dancing through flowers
Rejoicing in powers
So free and so bold.
Praise for the sweetness
Of her light laughter,
Returning after
Winter's dark cold.

Mother's love showers
Over the green Earth,
She brings us rebirth
Of fruit and of grain.
Praise Her abundance,
Praise Her creations,
All lands and nations
Shall feast once again.

In Summer the Lovers,
Lips red with berries,
Come singing so merry,
Come laughing so gay.
Give thanks to the Maiden,
And thanks to the Mother,
For blessing each lover
With passion's sweet play.

Goddess has risen,
Now is her season,
She gives us reason,
To be and to give.
Praise for the Maidens,
Praise for the Mothers,
Praise for the Lovers,
Loving to live.[7]

Bitten Sie alle Frauen, mit Ihnen ein schönes, positives Geburtserlebnis, ein gesundes Kind und eine glückliche Mutter zu visualisieren und alle Gedankenenergien darauf zu fokussieren, dass sich diese Dinge manifestieren. Die Kraft der Visualisierung kann sehr stark sein, wenn *Sie* sich die Geburt und alles, was Sie sich wünschen, in kleinsten *Einzelheiten* und mit allen dazugehörigen *Gefühlen* vorstellen und innerlich erleben. So als würden die Dinge gerade *jetzt* im Moment geschehen.[8]

Danken Sie zum Abschluss allen Schutzgeistern und Göttinnen und allen Frauen für ihren Beistand und ihre Anwesenheit. Wenn Sie wollen, können Sie das Ritual mit einem gemeinsamen Essen beschließen, nachdem Sie den Kreis aufgelöst haben.

Die Fußwaschung

Ein sehr alter Brauch ist die rituelle Fußwaschung. Dabei geben alle Anwesenden besondere Kräuter, Öle oder beides in eine Schale mit Wasser. Jeder erklärt die jeweilige Bedeutung und Wirkungsweise der Pflanze und massiert die Füße der Mutter. Zum Abschluss werden ihre Füße als Zeichen für Fruchtbarkeit mit Maismehl getrocknet. Wenn Sie Spaß am Gärtnern haben, können Sie die verschiedenen Kräuter auch selbst anpflanzen und trocknen. Wertvoll und hilfreich für Schwangerschaft und Geburt sind zum Beispiel Frauenmantel, Labkraut, Ringelblume, Kamille, Lavendel und Schafgarbe (weitere Heilkräuter, Düfte, Essenzen und Heilsteine finden Sie auf S. 78).

Das Bauchrelief

Wenn Sie eine schöne „greifbare" Erinnerung an Ihre Schwangerschaft haben möchten, dann können Sie sich ein „Bauchrelief" anfertigen. Mit Gipsbandagen aus dem Bastelgeschäft oder der Apotheke geht dies ganz einfach und schnell.

Cremen Sie Ihren Bauch zum Schutz der Haut zuerst mit einer fetthaltigen Salbe ein. Feuchten Sie die Gipsbänder an und legen Sie sie über Ihren Bauch. Der Gips härtet nach etwa 10 bis 15 Minuten.

Nachdem der Abdruck vollständig getrocknet ist und sie ihn abgenommen haben, können Sie ihn kunstvoll verzieren.

Die vier Ur-Symbole

In vielen Traditionen finden sich vier „Ur-Symbole", die Sie nach Belieben in Ihre Rituale integrieren können:

1. die Blume als Zeichen für Empfängnis und Öffnung für neues Leben;

2. die Muschel als Symbol für die Kraft des Wassers und des Weiblichen allgemein;
3. eine Kalebasse als Zeichen für die Fähigkeit zu empfangen und zu gebären; und
4. ein Weizenhalm als Symbol für Stärke und Kraft.

Rituale nach der Geburt

Neugeborenenweihe

Bei diesem alten Wicca-Ritual wird das Neugeborene den vier Elementen vorgestellt und mit Öl oder Wasser geweiht. Die Paten oder der Familie nahe stehende Personen bitten um Schutz und Führung aus der geistigen Welt für das Baby.

Im Gegensatz zur christlichen Taufe wird dem Kind durch die Weihe kein bestimmter – spiritueller – Weg vorgegeben. Mit diesem Ritual bittet man um göttlichen Schutz für das Kind. Es ist ein rituelles Zeichen für die Liebe und Fürsorge, mit der Familie und Freunde den Neuankömmling umgeben wollen. Häufig stellen sich alle Anwesenden im Kreis auf, um den großen Kreislauf des Lebens zu symbolisieren. Auf diese Weise wird das Kind in den kosmischen Kreis aufgenommen.

Willkommensgebete

Im Folgenden zeige ich Ihnen ein paar Beispiele, die mir persönlich gut gefallen. Natürlich ist es Ihnen – wie bei allen Beispielen in diesem Buch – völlig frei gestellt, sie nach Belieben zu verändern und an individuelle Bedürfnisse und Vorlieben anzupassen. Jeder mag eigene Worte finden, um seine Gefühle und Wünsche für sein Kind auszudrücken.

Gebet der Eltern

Es stammt aus dem indischen Projekt *Manashakti* (siehe auch S. 127):

„Wir beten im Namen der Höchsten Wahrheit. Wir glauben, dass jeder für sein Tun, sein Schicksal und sein Selbst verantwortlich ist. Im Rahmen unseres Schicksals, das uns drei zusammengeführt hat, soll unser Gebet dieses Kind stärken und fördern. Wir wollen den von ihm selbst gewählten Weg unseres Kindes nicht beeinflussen.
Wir wünschen dir Gutes und heißen dich willkommen! Wir wünschen dir ein reiches und erfülltes Leben. Wenn es mit deinem Weg übereinstimmt, wünschen wir uns für dich, dass du [hier folgen bestimmte Eigenschaften, die Sie dem Kind wünschen] bist und [hier folgen bestimmte Fähigkeiten, die Sie dem Kind wünschen] entwickelst. Wir achten auf deine Zeichen und unterstützen dich in deinem Weg. Möge dieses Gebet dazu beitragen. Wir beten für das Gute in dir, in unserer Familie, in unserer Nation, in der ganzen Menschheit und in allem Leben. Möge dieser Schritt uns alle läutern, damit wir unser Potenzial verwirklichen können.
Möge der gute Geist in uns allen beistehen."

Fürbitte

Sie wird gesprochen, während Sie Ihr Kind nach der Geburt mit sauberem, warmem Wasser waschen:

„Eine kleine Welle für deinen Körper,
eine kleine Welle für deine Stimme,
eine kleine Welle für deine Worte,
eine kleine Welle für deine Werte,
eine kleine Welle für deine Freigebigkeit,
eine kleine Welle für deinen Wohlstand,
eine kleine Welle für dein Leben,
eine kleine Welle für deine Gesundheit
und eine kleine Welle Anmut über dich."

Willkommensritual

Das folgende Ritual stammt aus dem Buch *After the Baby's Birth – A Women's Way to Wellness* von Robin Lim:

Die Mutter erhält eine Rose:

„Nimm diese Rose als Zeichen der Erde in ihrer Fülle. Dein Geschenk an dein Kind wird sich in all seinen Erfahrungen auf dieser Ebene manifestieren.
Erfreue dich an ihm wie an dieser Rose – sieh, wie es Knospen treibt und sich entfaltet, und erfreue dich an seinem Erblühen."

Die Patin erhält einen Kristall:

„Nimm diesen Kristall, um deine Aufmerksamkeit auf deine Innenwelt zu konzentrieren, damit du erkennst, wie du diesem Kind am besten helfen kannst, seine individuelle Persönlichkeit zu entfalten und seine Intuition und Wahrnehmungsfähigkeit zu schulen. Lerne von diesem Kind, wie du von dem Kristall lernst. Verwende ihn zu seinen Gunsten. Wenn seine eigene Wahrnehmungsfähigkeit gereift ist, übergib ihm den Kristall, damit es ihn zu seinen eigenen Zwecken nutzen kann."

Während die Eltern das Kind sanft mit Wasser benetzen:

„Wir geben dir Wasser. Möge es dich umhüllen und stärken auf dieser Ebene des Seins. Möge dein Lebensfluss dich auf eine interessante Reise mitnehmen, zurück zum großen Ozean der Einheit, aus dem du kommst."

Gebet der amerikanischen Ureinwohner

Das Gebet habe ich für dieses Buch leicht abgewandelt:

„Mutter Leben ist Schönheit. Sie ist Weisheit und Mut in Vollkommenheit. Sie schenkt uns Menschen Stärke und Gesundheit. Die Rose ist unser Symbol für alles Vollkommene. Sie schenkt uns Jahreszeiten und Leben; dies ist unsere Vollkommenheit. Die Heilige Rose enthüllt und teilt Harmonie mit all ihren Kindern. Die zarten Blütenblätter der Rose des Lebens, ihre filigrane Blüte, ist Mutter Leben. Ihre Blüten bringen uns Heilung.
Die Heilige Rose besitzt auch Dornen. Ihre Dornen sind das Schwert der Kriegerin. Auch die Kriegerin ist Leben.
Die Heilige Rose ist ein Symbol von Schutz und Entschlossenheit. Die Schöpfermutter ist Mutter Leben und Mutter Tod zugleich, denn sie ist vollkommene Balance.
Mögest du auf dem großen Rad des Lebens wandeln und deine Bahn ziehen im Bewusstsein der Großen Schöpferin."

Rituale zur Namengebung und Segnung

Europa

Ein alter europäischer Brauch besagt, dass das Kind während der ersten neun Lebenstage gesegnet werden soll. Häufig findet die Zeremonie in einem Hain statt. Die Eltern wählen einen besonderen Baum aus oder pflanzen einen neuen Baum. Sie legen ihr Kind zwischen den Baumwurzeln auf die Erde und sprechen seinen Namen aus. Der Baum bezeugt so die erste Namensnennung.

Traditionell wird der Name eines Mädchens von der Mutter gesprochen, der eines Jungen vom Vater. Wer möchte, kann zudem einen mystischen oder magischen Namen wählen, und ihn dem Kind ins Ohr flüstern. Dieser Name sollte nicht öffentlich bekannt gemacht werden.

Daraufhin wird das Kind im Kreis der anwesenden Freunde und Verwandten herumgereicht, die ihm ihre guten Wünsche und Segnungen oder Geschenke überbringen. Der Kreis symbolisiert den Lebenskreis. Er verbindet uns mit dem Wissen, dass Menschen seit Urzeiten Kreisrituale durchführten, um mit dem Universum in Einklang zu kommen und um Schutz, Gesundheit und Verbundenheit mit göttlichen Kräften zu bitten.

Zum Abschluss spricht man den Namen des Kindes in alle vier Himmelsrichtungen. Manche binden die Nabelschnur des Kindes an einen Zweig des Baumes und vergraben die Plazenta an seinen Wurzeln, als Zeichen für die Verbundenheit zwischen Baum und Kind.

China

In China bringt die Mutter ihr Neugeborenes drei Tage nach der Geburt zu einem buddhistischen Priester, der es wäscht. Dann wird das Kind schön angezogen und man streicht mit einem geöffneten Schloss über seinen Körper bis zum Boden. Dort wird das Schloss geschlossen. Dadurch soll das Kind mit der Erde und der körperlichen Existenz fest verbunden werden. Wenn das Baby neunundzwanzig Tage alt ist, wird es in einen buddhistischen Tempel gebracht. Dort gedenkt man der Vorfahren der Familie und feiert ein Fest zu Ehren des Neugeborenen.

Zuni

Die Zunis halten einen langen, reich verzierten hohlen Stab an den Mund des Babys und hauchen den Namen hindurch.

Maori

Bei den Maori zählt ein Priester verschiedene Namen von Vorfahren auf und alle warten, bis das Kind niest. Es erhält den Namen, bei dem es niesen muss, und wird in ein Wasserbecken getaucht.

Warten auf den richtigen Namen

Viele Kulturen warten mit der Namengebungszeremonie auf eine günstige astrologische Konstellation oder auf ein Zeichen der Natur. Es kann passieren, dass der richtige Name auf sich warten lässt – und dann sollte man sich auch Zeit lassen. Obwohl in Deutschland der Name innerhalb der ersten acht Tage nach der Geburt gemeldet werden sollte, muss man sich nicht unter Druck setzen. Julies Name „kam" bereits im fünften Schwangerschaftsmonat zu uns, während wir bei Noa drei Wochen nach der Geburt immer noch zwischen verschiedenen Optionen schwankten und einfach keine Klarheit hatten: eine Situation, die bei vielen auf völliges Unverständnis stieß, wodurch wir uns ziemlich unter Druck setzen ließen – was ich im Nachhinein als überflüssig empfinde.

Altar für das Ritual – Anrufung höheren Beistands

Wenn Sie möchten, können Sie für Ihr Namens- und Segnungsritual einen Altar gestalten. Dekorieren Sie ihn zum Beispiel mit frischen Blumen zum Zeichen des Neubeginns, weißen Kerzen als Symbol für Reinheit und stellen Sie Milch, Salz, Räucherwerk und etwas Erde zum Zeichen für die verschiedenen Elemente dazu.

Während Sie das dritte Auge – das ist der Punkt zwischen den Augenbrauen auf der Stirnmitte – Ihres Kindes berühren, können Sie nun um den Schutz und die Führung aller Elemente und aller geistigen Helfer bitten. Je nach Ihrer spirituellen Ausrichtung können Sie auch gezielt hohe Energien und Lichtwesen wie zum Beispiel Jesus oder die keltische Göttin der Geburt Brigid um Beistand und Unterstützung bitten.

Reinigungsritual

In den meisten Kulturen wird die Geburt mit dem Tod assoziiert. Sie gilt als Übergang, der Mutter und Kind häufig in die Nähe des Todes bringt. Wenn man Geburt – ebenso wie Tod – als Wechsel zwischen zwei Seinsebenen ansieht, dann stellt die Geburt den Eintritt aus der seelischen in die körperliche Welt dar und der Tod entsprechend den Austritt. Zwischen beiden einen Bezug herzustellen liegt daher nahe. Der Tod wird dabei meistens negativ gewertet. Deshalb existieren in vielen Kulturen besondere Reinigungsrituale für Mutter und Kind. Da Wasser, als Symbol für Lebendigkeit, von Schmutz befreien kann, geht man davon aus, dass es ebenfalls materielle oder spirituelle Negativität abwaschen kann. Die Maya glaubten beispielsweise, dass durch zeremonielle Waschungen alles Schlechte beseitigt wird. Ein aztekisches Ritual beginnt mit den Worten: „O Kind, empfange das Wasser des Weltenvaters, das unser Leben ist." Auch bei der christlichen Taufe ist Wasser ein

Symbol dafür, dass Jesus die Menschen von ihren Sünden reingewaschen hat. Im Abschnitt „Willkommensgebete" finden Sie einen kleinen Spruch, den Sie bei einer zeremoniellen Waschung oder einem Reinigungsritual einsetzen können.

Weitere Rituale

Süsses für das Leben

Viele Kulturen integrieren Süßes in eine Zeremonie, um dem Kind ein süßes, angenehmes Leben zu schenken. In China reicht man den Anwesenden süße Reisbällchen und Kekse. Hindus reiben die Zunge des Neugeborenen mit einer Mischung aus Ghee (Butterschmalz) und Honig ein. Im Judentum bekommt das Baby süßen Rotwein.

Würdigung von Plazenta und Nabelschnur

Die Plazenta und die Nabelschnur gelten in einigen Traditionen als heilig. Sie haben das Kind neun Monate lang genährt und geschützt. In Hawaii wird die Plazenta in einem besonderen Gefäß aufbewahrt und feierlich unter einem jungen Baum eingegraben. Eine meiner Freundinnen töpferte mit ihren älteren Kindern eine wunderschöne Schale für die Plazenta.

Mich hat die filigrane Schönheit dieses außergewöhnlichen Organs, das neun Monate das Zuhause meiner Kinder war, sehr berührt. Ich habe auch ein Stück Nabelschnur von Noa aufgehoben. In manchen Kulturen ist es Brauch, die Nabelschnur zu trocknen und sie als besonderen Ritualgegenstand aufzubewahren. Man formt die Schnur zum Beispiel zu einer Kette und verwendet sie als schützenden Talisman oder beim Zahnen. Eine Bekannte legte die Nabelschnur ihres Kindes zu einem Herz, trocknete sie und bewahrte sie in dieser Form auf.

In diesem Zusammenhang möchte ich auch die so genannte Lotusgeburt erwähnen (siehe auch „Infoteil"). Dabei wird die Nabelschnur nicht abgetrennt, sondern man wartet, bis sie von selbst abfällt. Dies geschieht in der Regel.

Diese Vorgehensweise erleichtert einen sanften, harmonischen Lösungsprozess von Mutter und Kind. Meines Erachtens hat das abrupte Durchtrennen der Nabelschnur mit der Schere oder dem Messer seinen Ursprung in Ängsten: In der freien Natur beißen Muttertiere aus Angst, dass der Blutgeruch Raubtiere anlockt, die Nabelschnur durch. Zudem ist man in patriarchalisch orientierten Kulturen bestrebt, Mutter und Neugeborenes möglichst schnell zu trennen. Dadurch soll der „Kampfgeist" gefördert und das Kind durch die Überwindung seiner ersten Tapferkeitsprobe gestählt werden. Die Sioux verhindern zum Beispiel jeden intimen Kontakt zwischen Mutter und Neugeborenem und zwischen Neugeborenem und Mutter Erde, um aus dem Kind einen mutigen und aggressiven Krieger zu machen. Daher heben bei der Geburt vier tapfere Krieger die Decke, auf der die Mutter liegt, in die Luft und halten sie in einem gewissen Abstand zum Boden.

Im Rahmen eines Bewusstseinswandels, bei dem wir uns von dem alten Prinzip vom Recht des Stärkeren abwenden und zu einer ökologischeren, altruistischen Lebenseinstellung finden, ist meiner Ansicht nach diese Form von trennenden Geburtsritualen nicht länger sinnvoll. Die Lotusgeburt symbolisiert für mich die Abkehr von Abgeschnittenheit.

II
Sichtweisen auf die Geburt

»Ich sehe zwei verschiedene Arten von Energien in einer gebärenden Frau wirken. Eine ist ein Hingeben; sie gibt sich dem Schmerz, der Intensität, dem Unbekannten hin und erlaubt den kraftvollen Wehen, ihren Körper zu durchfließen. Die andere Form ist die Energie völliger Konzentration; sie arbeitet aktiv mit, presst und führt die Energie gezielt. Geburt ist daher ein rhythmisches Zusammenspiel verschiedener Energien, ein spiritueller Tanz.«

(Carolyn Steiger, *Becoming a Midwife*, S.178)

Unsere Sicht auf Schwangerschaft und Geburt ist stark von der geschichtlichen Entwicklung und der jeweiligen Kultur abhängig. Als ich Geburtsberichte von europäischen Hebammen und Ärzten aus dem 18. Jahrhundert las, erschrak ich, wie sehr schwangere Frauen damals an unterster Stelle einer Hierarchie standen, die ihr Verhalten von oben diktierte. Auch wenn damals auf dem Lande Mütter ihre Kinder weitgehend selbstständig beziehungsweise mit Unterstützung anderer Frauen – meist Nachbarinnen, die der Mann eiligst herbeiholte – zur Welt brachten, kam es zu einer zunehmenden „Medikalisierung" der Geburt. Männliche Geburtshelfer traten auf den Plan und Frauen wurden durch sozialen Druck gezwungen, ins Krankenhaus zu gehen, um ihr Kind dort auf die Welt zu bringen.

Eine Frau, die sich dem äußeren Druck entzieht und ihr Kind zu Hause empfängt, wird bis heute als unverantwortlich bezeichnet oder gar als fahrlässig beschimpft. Treten Komplikationen auf, hält man der Frau ihr *Fehl*verhalten vor – auch wenn rein statistisch gesehen im Krankenhaus nicht weniger, sondern im Gegenteil mehr Unglücksfälle gezählt werden als bei außerklinischen Geburten (siehe auch „Fakten und Forschungsergebnisse").

Als ich mich näher mit der Geschichte der Geburt befasste, erkannte ich plötzlich, wie tiefgreifend Frauen in der Vergangenheit von ihrer weiblichen Urkraft getrennt wurden. Dadurch erscheint es mir verständlicher, warum heute so viele Frauen voll unbewusster Ängste stecken und ihre innere Führung und Kraft, die sie durch Schwangerschaft und Geburt leiten, kaum mehr bewusst wahrnehmen. Und warum so viele Frauen freiwillig nach Anästhesien und Kaiserschnitt verlangen.

Im Westen wie im Osten begegneten mir typische Beispiele für diese kulturgeschichtlich geprägte und medizinisch geförderte Abgeschnittenheit. Im Folgenden stelle ich die unterschiedlichen Perspektiven kurz dar, damit Sie vor diesem Hintergrund besser Ihren eigenen Standpunkt finden oder festigen können.

Der Westen

»Regeln sind dazu da, sie zu hinterfragen, bevor man sie bricht.«

(Terry Pratchett)

Im frühen 18. Jahrhundert war man bestrebt, die erlebte Realität berechenbar und kontrollierbar zu machen. Dieses Ziel betraf sämtliche Lebensbereiche. Die Kirche hatte den Anspruch, selbst über die Realität von Wundern zu entscheiden; die allgemeine Wundergläubigkeit wich der Suche nach wissenschaftlichen Beweisen. Diese Tendenz ist bis heute in unserer Gesellschaft zu beobachten. Vom einen Extrem des Wunderglaubens und der Mystik bewegten wir uns zum Extrem der wissenschaftlichen Erklärbarkeit. Beide Pole haben zweifellos ihre Berechtigung – und doch schließt jeder für sich einen ganzheitlichen Überblick aus. Die weibliche Kraft des Herzens wurde von der männlichen Kraft der Ratio verdrängt. Diese Erkenntnis ist nicht neu. Trotzdem ist es interessant, über die Konsequenzen dieser Entwicklung für die Geburt nachzudenken. Ich frage mich, ob die überall beobachtbaren Probleme – wirtschaftlicher, sozialer und kultureller Art – nicht auch darauf zurückzuführen sind, *wie* wir unsere Kinder auf dieser Welt empfangen.

Ist es nicht an der Zeit, eine Synthese anzustreben, einen harmonischen Zusammenklang zwischen weiblicher, Leben spendender und männlicher, schützender, umrahmender Kraft? Wieviele Energien könnten auf diese Weise frei und im wahrsten Sinne des Wortes er*lebt* werden.

Um diesen Schritt gehen zu können, müssen wir uns zunächst bewusst sein, auf welchem Entwicklungsstand wir uns gerade befinden. Wir halten uns heute im Allgemeinen für sehr fortschrittlich und weit entwickelt. Dass unser Bewusstsein häufig noch von mittelalterlichen Bildern abhängt, ist wenigen klar. Viele von uns bemerken die Blockaden beziehungsweise Filter nicht einmal, die uns verordnet wurden und die unser Leben prägen. Wenn wir sehen, wie stark der Druck, ja Überlebensdruck, war, dem wir Menschen uns ausgesetzt sahen, wird dies verständlich. Ganz besonders Frauen wurden und werden durch ihr soziales Umfeld dazu gebracht, ihre ureigene Kraft zu verleugnen.

Bei Schwangerschaft und Geburt spielen Frauen naturgemäß die zentrale Rolle. Die Mutter trägt die Hauptverantwortung für sich und ihr Kind. Bis lange nach der Geburt ist sie die Beschützerin des Lebens. Sie versorgt das Kind mit ihrer Milch und bewahrt es durch ihre körpereigenen Abwehrstoffe vor Krankheiten. Diese Position verleiht ihnen ein hohes Energiepotenzial, das heißt, durch die Mutterschaft erhalten Frauen eine hoch energetische und dadurch machtvolle Stellung, die viele Männer verunsichert und provoziert. Jahrhunderte lang versuchten die Männer daher, die weibliche Vormachtstellung in den Griff zu bekommen. Schwangerschaft und Geburt wurden mit Hilfe von neuen Technologien – von der Geburtszange bis hin zu neuesten CTG- und anderen medizinischen Überwachungsgeräten – revolutioniert. Im Laufe der Zeit wurde den Frauen somit eine wesentliche Voraussetzung für eine natürliche sanfte Geburt genommen: ihr Selbstbewusstsein und ihr Vertrauen in die weibliche Urkraft. Das uralte innere Wissen jedes weiblichen Wesens „Ich kann Leben spenden" wich immer mehr einer starken Verunsicherung. Wer sich nicht anpasste oder sich gar aktiv widersetzte, wurde verfolgt, angeklagt und aus der Gesellschaft ausgeschlossen.

Anhand gerichtlicher Aufzeichnungen aus dem 18. Jahrhundert wird der übergroße Druck auf schwangere Frauen durch die staatlichen „Accouchieranstalten", in der Männer das Sagen hatten, deutlich. Aus Angst vor diesen Einrichtungen brachten viele Frauen ihre Kinder heimlich irgendwo allein zur Welt, was häufig dazu führte, dass das Kind und manchmal auch die Mutter starben. Die Todesfälle wurden von den Betreibern der Gebäranstalten als Bestätigung für das falsche

Vorgehen der Mutter angeführt. Dass sie meist die Folgen eines verzweifelten Aufbegehrens seitens der Frauen waren, die ihre Eigenständigkeit und ihre Entscheidungsfreiheit in Bezug auf Schwangerschaft und Geburt gefährdet sahen, wurde nicht gesehen.

So etablierte sich die Medizingläubigkeit tief in uns allen. Auch heute noch hört man überall Ratschläge wie: „Gehen Sie doch ins Krankenhaus zur Geburt. Dort sind Sie und Ihr Baby gut versorgt. Oder wollen Sie sich und Ihr Kind einem unnötigen Risiko aussetzen?"

Keiner wird die positive Seite medizinischer, wissenschaftlicher, technologischer Forschung leugnen. Sie bietet einen wertvollen Rahmen und kann in Notfällen wunderbare Hilfe leisten. Wenn wir jedoch den Rahmen über den Inhalt – in diesem Fall die schwangere Frau und ihr Kind – stellen, läuft etwas schief – in diesem Fall die Geburt.

Für die Geburt ist im Westen heute ein enger Rahmen vorgesehen, in den die Mehrzahl der Frauen hineingepresst wird. Jede Prozedur, vom ersten Bluttest bis zur letzten Eintragung im Mutterpass, verstärkt in uns das Bild einer vermeintlichen Gefahr, die auf technische Art und Weise gebannt werden soll. Jede neue „Vorsorgemaßnahme" verunsichert und macht den Vorgang der Geburt immer beängstigender. Dadurch entsteht in vielen Frauen ein Gefühl von Hilflosigkeit: Sie vertrauen nicht mehr auf ihre Natur, auf eine mitfühlende wissende Hebamme, Doula oder eine andere weltliche beziehungsweise geistige Frauenfigur, sondern unterwerfen sich dem zusätzlichen Risiko und Druck des angebotenen Rahmens.

Die normale Geburt in unserer Gesellschaft ist daher technisiert und medikalisiert. Die meisten Geburtshelfer kennen nur diese Form von Geburt beziehungsweise haben nur damit Erfahrungen gesammelt. Studien und Forschungsarbeiten basieren fast ausschließlich auf medikalisierten Geburten. Es scheint, dass Geburt in den Köpfen vieler Menschen in unserer westlichen Gesellschaft wirklich eher als medizinisch zu behandelnde Krankheit angesehen wird denn als freudiges elementares Naturgeschehen.

Sind Schwangerschaft und Geburt angeborene weibliche Risiken, die vorbeugende Maßnahmen erfordern?

Ich denke, es lohnt sich, diese Frage und vor allem die ihr zugrunde liegenden Bilder genau zu betrachten. Wie gehen wir heute im Westen mit dem Thema Schwangerschaft und Geburt um? Welche Wege sehen wir als „normal" an in Bezug auf den Ablauf von Schwangerschaft und Geburt?

Ich spüre in mir eine tiefe Sehnsucht nach einem besonderen Geburtsrahmen, der einer Frau erlaubt, ihr Kind in enger Verbundenheit mit einem höheren Bewusstsein ans Licht der körperlichen Welt zu bringen – einen Rahmen, der ihr einen geschützten Raum bietet, in dem sie ihrer inneren Führung folgen kann, der ihr liebevolle und zurückhaltende Begleitung anbietet. Dann kann Geburt in ihrer ganzen Heiligkeit und Einzigartigkeit erlebt werden. Dann werden die Kinder – und Mütter – Geburt nicht mehr als traumatisches Schockerlebnis erfahren, sondern als etwas Leichtes und Friedvolles.

Von Noa weiß ich, dass der Übergang ins körperliche Sein ein großer Schritt für die ungeborenen Seelen ist. Je näher der Zeitpunkt der Geburt rückte, umso „nervöser" wurde er. Das heißt nicht, dass er unruhig oder körperlich aktiver wurde – er vermittelte mir vielmehr in unseren „Gesprächen", dass die Umstellung von der gewissermaßen grenzenlosen Seelen- zur begrenzten Körperebene nicht nur einfach sei. Vielen Seelen fällt es nicht leicht, sich an die engen körperlichen Grenzen zu gewöhnen. Sie sind noch eng mit ihrem Seelenbewusstsein verknüpft und sich der Aufgaben bewusst, die sie sich für ihr bevorstehendes körperliches Leben vorgenommen haben.

In jedem Fall tut es allen Beteiligten sicherlich gut, den zweifellos einschneidenden Übergang in die körperliche Existenz so angenehm und harmonisch wie möglich zu gestalten.

Im Westen ließen wir uns also in der Vergangenheit stark von konditionierten Ängsten leiten, die wir durch vorbeugende und abwehrende Schutzmaßnahmen in den Griff zu bekommen suchten. Wissenschaftlicher und technologischer Fortschritt gaukelten uns durch ihre Dominanz lange eine Scheinsicherheit vor. Es wird jedoch immer deutlicher, dass wir auf diesem Weg in eine Sackgasse geraten sind.

Statistische Untersuchungen belegen, dass zum Beispiel die elektronische Überwachung der Herztöne zu einem Anstieg der Kaiserschnitt- und Zangengeburten führt. Die Autorin und Statistikerin Marjorie Tew kam während einer Untersuchung über die Veränderung der perinatalen Sterblichkeit für Mütter und Neugeborene zu dem Schluss, dass der Rückgang der Mütter- und Säuglingssterblichkeit entgegen der allgemein akzeptierten Hypothese nicht durch die Hospitalisierung der Geburt verursacht wurde.[9] Perinatalstatistiken und zahlreiche Studien zeigen, dass die Sterblichkeitsrate im Verhältnis zu geburtsmedizinischen Eingriffen steigt (siehe auch „Fakten und Forschungsergebnisse"). Marjorie Tew schreibt: „Niemals, weder in der Vergangenheit noch heute und nirgends auf der Welt haben medizinische Interventionen die Geburt für die überwältigende Mehrzahl von Müttern oder Kindern gefahrloser gemacht."[10] Auch Michel Odent kommt aufgrund seiner Erfahrungen und Studien zu diesem Schluss.

Warum also wird der flächendeckende Einsatz geburtsmedizinischer „Vorsorgemaßnahmen" bei uns nicht stärker hinterfragt? Warum setzt man auf die Einnahme von Pharmaka zur Weheneinleitung – mit der Folge einer drastischen Zunahme von Dammschnitten durch die Wehenbeschleunigung? Warum ist der Kaiserschnitt, ursprünglich als Notfalloperation gedacht, heute ein allgemein üblicher, zeitlich kalkulierbarer Regelfall?

Mir fällt auf, dass alle diese Maßnahmen eine gewisse Bewusstlosigkeit fördern. Sie betäuben uns und lenken uns vom eigentlichen Wesen und Ablauf der Geburt ab. Warum? Woher rührt die zu beobachtende Gleichgültigkeit oder Angst, die uns zu manipulierbaren Objekten macht, die von der wesentlichen Kraft abgeschnitten sind? Wie kann es geschehen, dass der Mensch als einziges Lebewesen seine schutzbedürftigen Neugeborenen von der Mutter trennt und sie in Säuglingszimmern verzweifelt schreien lässt, bis sie aufgeben und wimmernd einschlafen?

Mir erscheint es wichtig, sich diese Bewusstlosigkeit vor Augen zu führen, die sich darin am deutlichsten ausdrückt, dass eine ganze Generation von Frauen das *bewusste* Wissen vom Gebärenkönnen verloren hat und sich weitgehend widerspruchslos der medizinischen Führung ausliefert. Es ist erstaunlich, wie vollständig viele Frauen die Verbindung zu ihrer inneren weiblichen Urkraft verloren haben. Vielleicht erregte – und erregt – die hohe Energie, die Frauen während Schwangerschaft und Geburt zur Verfügung steht, Angst in ihrem Umfeld, weil sie sich der Kontrolle des Verstandes entzieht?

Die meisten Männer – aber auch viele Frauen – sind sehr stark durch die Kontrolle des Verstandes geprägt. Es scheint ihrem Empfinden nach überlebensnotwendig zu sein, alles rational zu erfassen und im Griff zu haben. Das Verhalten einer gebärenden Frau und die hohen Energien, die sie leiten und sie in andere Bewusstseinszustände führen, sind jedoch nicht in dieser Weise analysierbar und greifbar. Im Gegenteil: Wie wir gesehen haben, werden die Energien durch die Rationalität eher verdrängt oder sogar ausgeschaltet.

Es ist daher immens wichtig, dass Frauen und Männer sich ihre jeweilige Position und die Prägung, die ihr Verhalten steuert, bewusst machen und – in einem nächsten Schritt – sich mit gegenseitigem Verständnis und Achtsamkeit begegnen. Frauen können sich auf ihre innere Stärke und Kraft besinnen und dadurch ein gesundes Selbstbewusstsein entwickeln, das es ihnen ermöglicht, selbstbestimmt ihren Gefühlen nachzugehen und die ihnen zur Verfügung stehenden Energien optimal zu nutzen. Männer können sich klar machen, dass ihre Aufgabe im Umfeld von Schwangerschaft und Geburt nicht in der Kontrolle und der rationalen Erklärung der Vorgänge liegt, sondern darin, dass sie einen sicheren äußeren Rahmen bereitstellen. Sie müssen die Abläufe nicht verstehen und wissenschaftlich erforschen, sie sollten zurücktreten und ihren Frauen und deren natürlicher Kraft vertrauen. Dann wird sich die heute zu beobachtende Gefühllosigkeit im Zusammenhang mit

Schwangerschaft und Geburt auflösen und jeder Elternteil kann sein Bestes dazu beitragen, um unsere Kinder liebe- und würdevoll willkommen zu heißen und ihnen den Beginn ihres körperlichen Lebens zu erleichtern.

Ich würde mich freuen, wenn dieses Buch Sie dazu anregt, die Verbindung wieder aufzunehmen und den eigenen Gefühlen Ausdruck zu verleihen – damit Geburt wieder mit Lebensfreude und positiven Energien in Fluss kommt, damit Kinder einen harmonischen Start ins körperliche Sein haben und nicht zuletzt auch damit sich dadurch unsere menschliche Gesellschaft und das gesamte Leben auf unserer Erde entspannt. Vor allem geht es mir jedoch darum, das Vertrauen in die eigene Innenwelt und die Führung der weiblichen Urkraft zu stärken.

Der Osten

*»Wenn wir die Wahrheit verfolgen,
wird sie sich unserem Zugriff entziehen,
aber wenn wir uns dem Augenblick vollkommen hingeben können,
können wir den Weg, das Tao, erfahren.«*

(Hui-neng, 637–713 n. Chr.)

Seit Jahrtausenden beschäftigen sich östliche Weisheitslehren mit der universellen Lebensenergie (Chi) und der Harmonisierung von Yin und Yang, der weiblichen und der männlichen Urkraft. Die Vorstellung von einem heiligen Energiefluss, der sich in allem manifestiert, ist den Menschen im Osten daher vertraut. Körperübungen wie Qi Gong, Yoga und Tai Chi, aber auch Kampfkünste wie Karate und Taekwondo beziehen immer auch die mentale Ebene mit ein. Kontemplation und Meditation spielen bei allen östlichen Kampfsporttechniken eine grundlegende Rolle und es stehen umfassende philosophische Ansätze dahinter. Die Akzeptanz von Energieheilung ist in Asien weit verbreitet, da das Verständnis von einem Fluss der Energien und von der Funktionsweise der Chakren (Energiezentren im Körper) und Meridiane (Energiebahnen, die ähnlich wie die Blutbahnen unseren Körper durchlaufen) sich natürlich in das philosophische und spirituelle Gedankengut einfügt. Auch die Geburt eines Kindes ist nach östlicher Vorstellung in einen weiten spirituellen Rahmen eingebettet.

Eine wesentliche Größe in der östlichen Philosophie ist die Chi-Kraft. Chi wird häufig mit Lebenskraft oder universeller Energie übersetzt. Chi manifestiert sich unter gewissen Bedingungen auf der Körperebene als Form, unter anderen Bedingungen bleibt es Raum. In der modernen Physik sieht man Form und Raum als Teil eines so genannten Quantenfeldes. Chi lässt sich mit der Vorstellung des Quantenfeldes vergleichen, das ständig Formen hervorbringt und wieder zerfallen lässt. Der Begriff fasst gewissermaßen die beiden Prinzipien Yin und Yang zusammen, mit denen die Chinesen versuchen, den Kosmos und die menschliche Natur zu verstehen.

Die Theorie von Yin und Yang beeinflusst alle Bereiche von Philosophie über Politik, Kunst, Medizin, Architektur, persönliche Beziehungen, Sexualität bis hin zu Ethik und Psychologie. Yin, vereinfacht als das weibliche Prinzip zu betrachten, und Yang, vereinfacht das männliche Prinzip, bezeichnen die beiden polaren Kräfte des „Großen Unbedingten" oder *Tao* (auch „der Weg", „der Sinn"). Ihr Zusammenspiel bringt die fünf Elemente hervor – Metall, Holz, Wasser, Feuer und Erde –, die wiederum in zahlreichen Kombinationen die Formen des Kosmos bilden. In einem endlosen Kreislauf von Werden und Vergehen entfalten sich die verschiedensten Formen, wobei sich ständig alles zu seinem Gegenpol umformt.

Diese Vorstellung des Wandels ist im *Buch der Wandlungen*, dem *I Ging*, genauer verdeutlicht. Um in der äußeren Welt konstruktiv und heilsam wirken zu können, müssen wir dem *I Ging* zufolge zunächst unser inneres Bewusstsein entwickeln und verfeinern. Erst wenn wir die Yin- und Yang-Anteile in unserer Psyche harmonisiert haben, können wir klar und zielbewusst handeln.

Nach östlicher Auffassung ist der Mensch ein organischer Bestandteil des Kosmos. Daher ist sein Denken und Handeln nie getrennt vom Universum. Es hinterlässt immer Spuren in der körperlichen Welt, ebenso wie es sich in der Psyche des Einzelnen widerspiegelt. Der große neokonfuzianische Philosoph Chu Hsi versuchte dies durch das Bild vom Mondlicht zu verdeutlichen: „Die Beziehung zwischen dem Großen Unbedingten im Universum und dem Großen Unbedingten in jedem Individuum ist nicht die des Ganzen zu einem Teil, sondern mit dem Mondlicht, das die Dinge bescheint, zu vergleichen. Jedes Objekt hat sein eigenes Mondlicht, aber dieses Mondlicht ist das Mondlicht als Ganzes."[11]

Um ein selbstbewusstes und selbstverantwortliches, das heißt freies, erfülltes Leben zu führen, müssen wir uns aus östlicher Sicht zunächst die Prinzipien des Wandels vor Augen führen. Erst das harmonische Zusammenspiel der beiden Prinzipien Yin und Yang spiegelt das ursprüngliche Tao wider. Wir Menschen und alle anderen Dinge der körperlichen Welt sind noch unharmonisch, das heißt, diebeiden polaren Kräfte sind nicht ausgeglichen. Deshalb war das Streben nach Ausgleich und somit die Wandlung der Dinge in und um uns das Ziel östlicher Weisheitssucher.

Die Taoisten vergleichen die Einswerdung mit dem Tao mit dem Zustand eines neugeborenen Kindes: „Der wirklich Tugendhafte gleicht dem neugeborenen Kind; giftige Schlangen stechen es nicht, reißende Tiere packen es nicht, Raubvögel stoßen nicht nach ihm. Seine Knochen sind schwach, seine Sehnen sind weich und doch ist sein Zugriff fest."[12] Die Kraft des Neugeborenen bestehe darin, dass es vollkommen eins ist mit der Umgebung und sich in Verbindung mit den universellen Kräften sowie mit den körperlichen Erdkräften befindet.

Als Erwachsene müssen wir uns zunächst bewusst werden, wie die Yin- und Yang-Kräfte in uns selbst gewichtet sind. Das männliche Prinzip Yang sorgt für Unterscheidungskraft und bietet durch seine ordnende Aktivität einen friedvollen, geschützten Rahmen für kreative und schöpferische Ideen. Es ermöglicht uns, die Dinge klar zu erkennen und verstandesmäßig zu begreifen.

Als starke aktive Energie übernimmt das männliche Prinzip die Führung und setzt individuelle Bedürfnisse durch. Das weibliche Prinzip Yin steht für Verbundenheit und frohes Empfangen. Es ist das Prinzip der Erde, das den Samen des Yang empfängt und ihn reifen lässt. Während Yang der Individualität Form gibt, sorgt Yin dafür, dass sich die individuelle Kraft entwickeln und entfalten kann. Die Yang-Bewegung ist zielgerichtet, die Bewegung von Yin ist eine Öffnung in den Raum.

Das weibliche Prinzip ist das Prinzip der Hingabe und der Energie, die Menschen nicht trennt, sondern vereint.

Weitere Eigenschaften der weiblichen Kraft und wesentliche Voraussetzungen für die Fähigkeit zu empfangen – auch ein Kind zu empfangen –, sind abwarten, vertrauen, zulassen und nachgeben. Die Taoisten und auch die Zen-Buddhisten stellten die Fähigkeit der „stillen Empfänglichkeit" in den Mittelpunkt ihrer Philosophie. Sie erkannten, dass es nicht möglich ist, Neues aufzunehmen und zu entwickeln, wenn der Verstand sich an vorgegebene bekannte Strukturen klammert und wenn unsere Emotionen uns davon abhalten, das zu fühlen und wahr zu nehmen, was *da ist.*

Die chinesische Legende vom Regenmacher zeigt sehr schön das Wesen des weiblichen Prinzips. Nach einer langen Dürreperiode rufen die Dorfbewohner eines abgelegenen chinesischen Dorfs in großer Verzweiflung einen Regenmacher. Die Ernte ist in Gefahr und alle befürchten eine Hungersnot. Trotz Opfergaben und Gebeten bleibt der Regen aus. „Was brauchst du für deine Regenzeremonie?", fragen die Dorfbewohner den Regenmacher. „Einen ruhigen Ort, an dem ich allein sein kann, sonst nichts", antwortet er. Dort bleibt er zwei Tage in stiller Meditation – und am dritten Tage regnet es.

Die Zauberkraft des Regenmachers liegt hauptsächlich in seiner Fähigkeit, in *Hingabe* und *Vertrauen* abzuwarten und die Dinge *geschehen* zu *lassen.* Im Gegensatz zu den Dorfbewohnern, die alles Mögliche versucht hatten, um Regen zu erzwingen, tat er nichts aktiv. Er schuf einfach Raum für den Regen. Er wollte nichts, er forderte nichts. Er versenkte sich in tiefer Meditation in sich selbst und nahm Kontakt auf zu den kosmischen Kräften. Durch diese Verbundenheit hatte er einen ganz anderen Einfluss als die willentlich organisierte Anstrengung männlicher Art, die im Handeln der Dorfbewohner zum Ausdruck kam. Durch sein Beispiel zeigte er, dass manche Dinge nicht erzwungen oder kontrolliert werden können.

Taoisten und Zen-Buddhisten streben nach der Weiterentwicklung der Fähigkeit, die Dinge zuzulassen und sich dem Fluss des Lebens hinzugeben, ohne ihn steuern zu wollen. Dieses Bestreben drückt auch der taoistische Begriff des *wu wei* aus, was so viel bedeutet wie"nicht eingreifen", „nicht gegen den Fluss der Natur schwimmen".

Die Geschichte des Regenmachers gefällt mir besonders wegen der Symbolkraft, die sie für die Geburt hat. Während der Schwangerschaft und der Geburt brauchen Mütter - und Väter - genau die Eigenschaften des Regenmachers: Sie müssen den hohen kosmischen Bewusstseinsenergien Raum geben, ihnen erlauben, zu wirken und sich auf ihre Weise zu entwickeln, anstatt sie - medizinisch - zu manipulieren und zu organisieren oder gar zu betäuben.

Zurück zur Lehre von Yin und Yang: Nach östlicher Auffassung steht jedes Prinzip in ständiger Beziehung zu seinem Gegenpol. Um ein höheres Bewusstsein zu entwickeln und unser volles Potenzial zu entfalten, müssen wir beide Prinzipien leben. Dominiert zum Beispiel das männliche Prinzip, dann mangelt es an der Kraft der Vision und Kreativität, die dem Leben Sinn gibt. Als Folge schwankt man zwischen Überheblichkeit und Depression und fühlt eine zunehmende Entfremdung von sich selbst und seiner Umgebung. Durch die Trennung und Abgeschnittenheit, die aus dem Drang zu Differenzierung entsteht, fällt der Zugang zu anderen Lebewesen und zur Natur schwer. Neue Ideen und Visionen können durch den abtrennenden Einfluss des männlichen Prinzips nicht ins Bewusstsein dringen. Hier wirken die Eigenschaften der Yin-Kraft heilend ein und erwecken die Seele sozusagen zum Leben, indem die notwendigen Verbindungen zur Innen- beziehungsweise Außenwelt geschaffen werden.

Umgekehrt wird jemand, dessen weibliche Energie überwiegt, leicht überrollt und ganz vom Äußeren eingenommen. Es fehlt die Fähigkeit zur Selbstbehauptung und die ordnende Struktur, die der kreativen Schöpferkraft einen schützenden Rahmen geben. Die Entwicklung des männlichen Prinzips schenkt die nötige Unterscheidungs- und Durchsetzungskraft, um die Bedürfnisse des eigenen Selbst zu erkennen und zu äußern. Um der weiblichen Yin-Kraft Ausdruck zu verleihen, brauchen wir das Männliche.

Wir sollten uns also zunächst klar machen, inwieweit wir die beiden Prinzipien in uns entwickelt haben. Denn für die Entwicklung eines höheren Bewusstseins sind, wie gesagt, beide wichtig. Bei der Bestimmung unseres Yin-Yang-Verhältnisses müssen wir uns die wahren inneren Motive bewusst machen, die unserem Handeln zugrunde liegen. So ist zum Beispiel die Entscheidung, wegen der hohen Antibiotika-Belastung *aus Gesundheitsgründen* kein Fleisch mehr aus Massentierhaltung zu essen, sehr verschieden von der Entscheidung, aus *Empathie* und einem Gefühl tiefer *Verbundenheit* mit der Natur und allen Lebewesen keine Tiere mehr töten zu wollen, auch wenn das daraus resultierende Verhalten – weniger oder gar kein Fleisch zu essen – ähnlich aussieht.

Die Buddhisten betrachten die Welt als eine Einheit, die sich ständig wandelt und entwickelt und in der alles mit allem verbunden ist. Ihrer Auffassung zufolge entsteht Leiden dann, wenn wir die kosmischen Gesetze missachten und versuchen, durch unser Eingreifen und Festhalten etwas zu kontrollieren. Geburt wird als Höhepunkt des Zusammentreffens von Yin und Yang gesehen, als Ausdruck einer vollkommenen Verschmelzung beziehungsweise Harmonisierung der beiden Kräfte. Das Kind ist somit ein äußeres Zeichen für einen Moment des Einklangs und höchster kosmischer Harmonie.

Nach östlicher Auffassung ist die Geburt ein fließender Übergang zwischen verschiedenen Ebenen und wie der Tod ein kurzer Abschnitt auf dem Rad des Lebens. Der ewige Kreislauf von Geburt, Tod und Wiedergeburt (Reinkarnation) wird erst unterbrochen, wenn wir auf der Körperebene alle Lektionen gemeistert haben. Hohe spirituelle Meister wie Buddha, Krischna, Babaji, Yogananda und viele andere konnten ihren Körper und die körperliche Welt willentlich verlassen.

Eine Geschichte des berühmten Zen-Meisters Chuang-tzu (auch Dschuang Dsi) zeigt, in welchem Bewusstsein er die Dinge des Lebens sah. Als seine Frau starb, stieß Chuang-tzu in seiner Umgebung auf Unverständnis, da er sang und tanzte, anstatt sich zurückzuziehen und zu trauern. Auf die Frage, warum er den Tod seiner Frau nicht beklagte, antwortete er:

„Zuerst übermannte mich der Schmerz. Doch dann erkannte ich, dass ihr Ursprung weit über die Geburt und ihre körperliche Existenz hinausreicht. Er liegt jenseits der Kraft, die alles Leben zur Form bringt. Ich fühlte etwas Unfassbares, Unsichtbares. Es wandelte sich und besaß schöpferische Lebenskraft, die sich zu einem Körper entwickelte, der geboren wurde. Dann kam die nächste Verwandlung, die wiederum zum Tod führte. Diese Prozesse folgen aufeinander wie die Jahreszeiten, sie bilden einen ewigen Kreislauf. Warum sollte ich also weinen? Dann würde ich den Lauf des Schicksals nicht verstehen."[13]

Chuang-tzu hatte erkannt, dass es auf die Perspektive ankommt, aus der man eine Situation betrachtet. Erscheint etwas tragisch, unlösbar oder kompliziert, kann man die Perspektive wechseln, das heißt sein Bewusstsein erweitern – und die Dinge erscheinen in einem vollkommen anderen Licht. Wer seine individuelle beengte Sicht loslassen und transzendieren kann, der wird durch einen Blick auf das größere Ganze, in das wir eingebunden sind, belohnt werden.

Auch die chinesische Medizin, deren Hauptprinzipien bereits im *Klassischen Buch der inneren Medizin*[14] (dem *Huang Ti Nei Ching Su Wen*) zu finden sind, geht von der gegenseitigen Abhängigkeit von Individuum und Kosmos sowie von Geist und Seele aus. Der Arzt hat die Aufgabe, die Prinzipien von Yang und Yin, von Himmel und Erde, zu verstehen, damit er den Hilfesuchenden helfen kann, die gegensätzlichen Energien in Einklang zu bringen. Mit anderen Worten: Er muss dafür sorgen, dass die Muster des menschlichen Lebens den Mustern der Natur entsprechen. Im Gegensatz zum westlichen Medizinverständnis sieht er seine Pflicht darin, Gesundheit und Natürlichkeit zu *erhalten*. Medizinische Eingriffe in Form von Medikamenten, Operationen und anderen Therapiemethoden spielten im Osten eine untergeordnete Rolle.

Im Westen hat man der Erforschung des Wechselspiels zwischen Geist und Körper weniger Beachtung geschenkt. Auch wenn sich dies allmählich ändert, werden in Europa und den USA Medizinstudenten immer noch überwiegend zu Spezialisten für einzelne Fachbereiche ausgebildet: zum Beispiel für geistige Erkrankungen (Psychiatrie) *oder* körperliche Erkrankungen (Chirurgie, Orthopädie usw.). Wir wählen entweder Körpertherapien *oder* Psychotherapien, machen spirituelle *oder* körperliche Übungen. Bei dieser Vorgehensweise wird nicht berücksichtigt, dass Körper und Geist nur zwei verschiedene Ausdrucksformen einer *Einheit* sind, die in uns allen ist.

Die östlichen Philosophien beziehungsweise die östlichen Religionen wussten von Anfang an um die Wechselbeziehung zwischen Körper und Geist. Die Taoisten verstanden den Körper als einen einzigen Organismus, als Ausdruck des Tao im Mikrokosmos, der durch das Zusammenspiel von Yin und Yang Form, Leben und Bewusstsein erhält. Der östliche Weg zur Verwirklichung des Tao führt deshalb über die Harmonisierung von Yin und Yang, von Geist und Körper. Während der Konfuzianismus den analytischen Yang-Weg in den Mittelpunkt stellte, folgten die Taoisten und Zen-Buddhisten dem Yin-Weg und konzentrierten sich auf Qualitäten wie Hingabe, Kontemplation und Stille.

Die Synthese dieser beiden großen östlichen Philosophien versuchte eine dritte Gruppe: die chinesischen Alchimisten. Auch sie waren davon überzeugt, dass das Tao Yang und Yin umfasst. Sie dachten jedoch weiter und folgerten, dass *jeder* Mensch göttliches Bewusstsein, Ganzheit, Freiheit und Unsterblichkeit erlangen kann, wenn er die beiden Prinzipien in sich selbst entdeckt und ins Gleichgewicht bringt. Indem wir „den Spiegel unseres Herzens" reinigen, können wir das Ungleichgewicht von Yin und Yang ausgleichen und das Tao letztlich vollkommen widerspiegeln. Dann entfalten wir unser ganzes Potenzial und überwinden die Polarität von Yin und Yang.

Meiner Ansicht nach machen Frauen während der Schwangerschaft eine Art alchimistische Wandlung durch. Über ihr ungeborenes Kind sind sie direkt mit den kosmischen Kräften, mit dem Tao, verbunden und haben die Chance, sich einer neunmonatigen „Herzensreinigung" hinzugeben. Dadurch können sie ein reiner Spiegel der ewigen Schöpferkraft werden und einen Akt höchster Kreativität vollbringen, indem sie ihrem Kind in die körperliche Existenz verhelfen. Wenn Schwangerschaft so verstanden und genutzt wird, erleben Mutter und Kind die Geburt als positiven und natürlichen Übergang, der vollendet, was bereits Monate vorher ins Bewusstsein beziehungsweise im wahrsten Sinne des Wortes ins Leben drängte.

Die chinesischen Alchimisten glaubten an eine körperliche und geistige Entwicklung, die es ermöglicht, dass der Einzelne sich durch die Entdeckung des inneren Tao, dem höchsten Schöpfungsprinzip, letztlich von den Raum-Zeit-Grenzen, von Leben und Tod auf der Körperebene befreien kann. Indem wir Yin und Yang ausgleichen, kann unsere Psyche ein höheres Selbst „gebären", das beide Prinzipien in sich verwirklicht und alle Gegensätze überwunden hat. Hier wird die Parallele zur Geburt eines Kindes noch deutlicher: Während es sich im ersten Fall – der inneren Alchemie – um eine Geburt auf der psychischen Ebene handelt, findet die transformierende Geburt im zweiten Fall – bei dem das Kind zur Welt kommt – auch auf der physischen Ebene statt. In beiden Fällen ist der Augenblick der Geburt ein „perfekter" und heiliger Moment, dem ein mehr oder weniger langer Entwicklungsprozess zur Harmonisierung der gegensätzlichen Energien vorausging.

Nach Vorstellung der chinesischen Psychologie gibt es zwei Seelen: eine aktive spirituelle Seele, die *hun*-Seele, und eine passive irdische Seele, die *po*-Seele. Aus ihrer Vereinigung entsteht der menschliche Embryo. Ihr Wechselspiel beeinflusst sein Wachsen und seine individuelle Entwicklung. Da aber, wie bereits erwähnt, die beiden gegensätzlichen Energien selten in Balance sind, entfernen sie sich im Laufe des Lebens voneinander, bis zu ihrer Trennung, das heißt zum körperlichen Tod des Individuums. Dann gehen *hun*- und *po*-Seele wiederum ins kosmische Yin und Yang ein. Yin und Yang sind also zu Beginn unseres Lebens vereint und in Harmonie. Wenn es gelänge, diesen Zustand der Einheit und Ausgeglichenheit aufrechtzuerhalten, könnte sozusagen eine zweite Geburt stattfinden: eine Wiedergeburt des Tao im Individuum, was ein Leben in Frieden und innerer Ruhe ermöglicht.

Nach Ansicht der Taoisten und einiger chinesischer Philosophen ahmen Mann und Frau bei ihrer körperlichen Vereinigung die kosmische Vereinigung von Yin und Yang, von Himmel und Erde, nach, um dabei das Tao zu erfahren. Das heißt, sie streben danach, den „fehlenden" beziehungsweise unterentwickelten Teil in ihnen zu reintegrieren. Vor diesem Hintergrund entstanden verschiedene Schulen sexueller Weisheitslehren. Ihre Praktiken und Lehren hatten alle zum Ziel, Mann und Frau zu helfen, innerlich vollständig zu werden, also ihre individuelle Göttlichkeit zu erfahren. Diese Form sexueller Alchimie suchte nach der Einheit von Yin und Yang auf der physischen *und* psychischen Ebene. Sie wurde mit einem Partner, aber auch allein praktiziert. Durch die Vereinigung auf horizontaler Ebene (Mann und Frau) und vertikaler Ebene (Himmel und Erde, Geist und Seele) entsteht im Schnittpunkt der beiden Achsen ein Punkt, in dem die gegensätzlichen Polaritäten sich in vollkommener Harmonie befinden. Diesen Punkt höchster Einheit und Ekstase zu erreichen ist das Ziel philosophischer Lehren, die die Sexualität mit einbeziehen, wie zum Beispiel das Tantra. Um dorthin zu gelangen, muss man einen Prozess innerer Reinigung durchlaufen, der zu größerer Bewusstheit und zur Öffnung des Herzens führt.

Die Zeit der Schwangerschaft ist eine privilegierte Zeit, um diesen inneren alchimistischen Wandel zu beschleunigen und zu vollziehen. Wir können sie bewusst nutzen, um uns auf den Weg zu mehr Selbstverständnis und Harmonie in unserem Leben zu machen. Wer sich – zum Beispiel durch tantrische Übungen, grundsätzlich jedoch durch jede Form spiritueller Praxis – in dieser Hinsicht vorbereitet, wird die Geburt auch körperlich als ekstatisches, lustvolles Ereignis erleben. Viele Frauen vergleichen die starken Empfindungen bei einer Geburt mit einem Orgasmus.

Ich habe hier einen groben Überblick über östliche Philosophien und Sichtweisen gegeben. Vielleicht fragen sich einige Leser und Leserinnen, warum ich dem Osten mehr Raum gegeben habe als dem Westen und ausführlicher auf die philosophischen Hintergründe eingegangen bin. Dies liegt vor allem daran, dass ich – aus dem Westen kommend – von den Ideen und Erkenntnissen östlicher Weisheitslehren fasziniert bin, da sie sozusagen ein Gegenstück zu unserer westlichen Tradition darstellen. Sie bilden ein Yin-Gegengewicht zu unserer Yang-orientierten naturwissenschaftlichen Vergangenheit und Weltsicht. Da wir im Westen die daraus resultierenden Bilder verinnerlicht haben und durch sie geprägt sind, möchte ich zur Anregung Ihre Aufmerksamkeit stärker auf diese andere Sichtweise des Lebens lenken.

Im nächsten Abschnitt werde ich anhand einiger Beispiele das Potenzial einer Synthese von Yin und Yang, von Geist und Körper, von Ost und West im Hinblick auf eine harmonische Geburt aufzeigen.

Geburt – Gleichklang der Gegensätze

»Es gibt keinen Anfang, sondern nur den perfekten Moment.«

(Terry Pratchett)

Durch die Verschmelzung und Harmonisierung der gegensätzlichen männlichen und weiblichen Energien wird eine schöpferische Kraft freigesetzt. Sie erschafft große, heilige Werke, die eine faszinierende Magie und Anziehungskraft besitzen. Auch die Geburt ist ein schöpferischer Akt in diesem Sinne.

Im Westen haben wir lange gelernt, dass unser Denken und Handeln zielgerichtet und analytisch sein und immer die Kontrolle behalten muss. Daher haben viele Angst, die Kontrolle und die damit verbundene Vorstellung von Sicherheit loszulassen und sich der nachgebenden, empfangenden Kraft des weiblichen Wegs hinzugeben. Es fällt ihnen nicht leicht, darauf zu vertrauen, dass die richtigen Dinge im richtigen Moment *geschehen*.

Wer diese Angst jedoch überwindet – wenn auch zunächst nur zeitweise –, wird unweigerlich die befreiende Erfahrung machen, dass es eine Ebene gibt, auf der das Leben uns lebt, eine Ebene, auf der es uns trägt und leitet. Auch hier existiert eine Polarität und eine intensive Wechselbeziehung zwischen den Polen: Einerseits sind wir die Schöpfer unseres individuellen Lebens, andererseits gibt es Bereiche, in denen das universelle Leben uns – über unser Bewusstsein hinaus – bestimmt und führt. Um uns innerlich ganz zu fühlen und somit glücklich zu sein, müssen wir beide Bereiche erkennen und annehmen.

Jahrtausendelang haben wir uns im Westen auf die Entwicklung des männlichen Bewusstseins konzentriert, auf dem auch heute noch die meisten unserer Systeme (Erziehung, Wirtschaft, Wissenschaft usw.) basieren. Wir haben unsere Unterscheidungskraft geschult, die Dinge in ihre Bestandteile zerlegt und sie analysiert. Dabei haben wir eine andere Form des Bewusstseins aus den Augen verloren, die für unsere kreative Entfaltung und gerade auch für ein erfülltes und bereicherndes Schwangerschafts- und Geburtserlebnis wesentlich ist. Um es noch einmal zu betonen: Wir brauchen die verbindende Wirkung des femininen Bewusstseins, das uns mit unserer Innenwelt, unserem tiefsten inneren Wesen und den Kräften der Natur verbindet und Unbewusstes in Bewusstsein und Selbstbewusstsein wandelt. Erst dadurch erlangen wir die Fähigkeit, Neues entstehen zu lassen, zu wachsen, unsere Visionen und Ideen und nicht zuletzt unsere Kinder auf beglückende und befreiende Art in die – körperliche – Welt zu bringen.

Unsere westliche Kultur belohnt jedoch eher das logische Denken. Die Gefühlsebene wird vergleichsweise vernachlässigt. Aber die Logik bringt uns nicht sehr weit. Während wir in unserer Gesellschaft viele Möglichkeiten haben, die Yang-Kräfte zu entwickeln, fehlen die entsprechenden Möglichkeiten für das Weibliche, Intuitive. Wir müssen lernen, zu fühlen und auf unsere Gefühle zu hören, ihnen zu vertrauen und danach zu handeln. Dabei können uns die Erkenntnisse östlicher Weisheitslehren helfen. Vielleicht erfreuen sich spirituelle Gedanken und Praktiken, von Yoga über Reiki bis hin zu Feng Shui, im Westen deshalb so großer Beliebtheit und faszinieren zunehmend mehr Menschen, da das weibliche Prinzip der Hingabe und Empfänglichkeit dort viel stärker ausgeprägt ist.

Es gilt, einen Ausgleich zwischen den Polen zu schaffen und das jeweils fehlende beziehungsweise weniger ausgeprägte Prinzip zu integrieren oder zu stärken, um die Entwicklung einer gesunden Schöpferkraft zu fördern und den Weg in eine – körperliche – Welt zu ebnen, in der alle Lebewesen ihr ganzes Potenzial entfalten und einbringen können. Dann können wir die Vorteile beider Prinzipien nutzen, die uns zu einer größeren Einheit führen, zu einem Zustand von Harmonie, Ausgeglichenheit und Erfüllung. Das Entweder-Oder wird zu einem Sowohl-als-auch, bei dem die gegensätzlichen Kräfte zum Wohl des Ganzen und des Individuums beitragen, da beides sich gegenseitig bedingt. Aus östlicher Sicht ist in allem, was die Erde hervorbringt, das Universum als schöpferische Kraft enthalten, während gleichzeitig die Erde den universellen Gesetzen Form und Körper verleiht. Ordnet man der Mutter die Erde und dem ungeborenen Kind die himmlischen Kräfte des Universums zu, wird deutlich, wie beides im wahrsten Sinne des Wortes ineinander greift. Materie und Geist implizieren einander und sind – im Idealfall – untrennbar miteinander verbunden. Die Materie, also die Körperebene, ist ein Aspekt des Göttlichen, Universellen. Sie ist nicht vom Geist beziehungsweise der Seelenebene getrennt, sondern bildet eine Ergänzung. Sie ist ein Spiegel der Seele.

Auf der körperlichen Ebene stellt die Mutter für das ungeborene Kind sozusagen das Universum dar, während das Kind auf der Seelenebene für die Mutter ein Tor zum universellen Bewusstsein ist. Beides bedingt sich und beinhaltet die Chance zu göttlicher Einheit. Mutter und Kind erhalten so auf verschiedenen Ebenen Zugang zu einer höheren Bewusstheit. Durch die Kombination der Bewusstseinsebenen – hier der körperlichen und dort der seelischen Ebene – erreichen wir eine höhere Bewusstseinsstufe, die uns den Weg weist, um unser inneres individuelles *und* universelles Potenzial voll zu entfalten. Während der Schwangerschaft haben wir die einmalige Chance, die Identität von Individuum und Universum zu erfahren.

Das indische Forschungsprojekt Manashakti[15], das vor knapp 40 Jahren von Swami Vijnananand gegründet wurde, zeigt einen interessanten Versuch, Schwangerschaft, Geburt und Elternschaft einen spirituellen Rahmen zu geben. Es basiert auf dem vedischen Konzept pränataler Erziehung. Mit wissenschaftlichen Methoden und mit Hilfe moderner Technologien führt Gajanan Kelkar diese einzigartige Studie im Sinne seines spirituellen Lehrers und Mentors fort.

Ich stelle dieses Projekt hier als Anregung ausführlicher dar, auch wenn ich nicht uneingeschränkt hinter den angewandten Methoden und Zielen stehe. So gibt das Projekt zum Beispiel einen starren Rahmen vor, Eltern und Kinder werden in einheitliche Tests und Abläufe eingebunden, um das höchstmögliche Potenzial der Kinder zu fördern, sie allerdings auch gezielt zu *beeinflussen*. Persönliche Entscheidungsfreiheit und Spielraum werden dadurch begrenzt. Ich vertraue jedoch auf Ihre individuelle Wahrnehmung, die Sie leitet und Ihnen sagen wird, was Sie davon eventuell für sich adaptieren können und was nicht.

Der indische Philosoph und Freidenker Swami Vijnananand[16], der Berichten zufolge 1993 im Alter von 75 Jahren willentlich seinen Körper verließ, gründete das indische „Manashakti REST (*Research Education Sanatorium Trust*, dt. „Forschungs- und Erziehungs-Sanatoriumsgesellschaft") Neue Wege", mit dem Ziel, „Forschungs- und Lehrprogramme zur Erlangung geistigen Friedens" zu fördern. Die Programme beschäftigen sich mit Fragen und Themen von vor der Geburt bis nach dem Tod. Sie streben einen spannungsfreien Seinszustand in jedem Lebensabschnitt an.

Für werdende Eltern bietet dieses indische Forschungs- und Bildungszentrum einen speziellen Kurs an, in dem moralische Werte und eine geistige Grundhaltung vermittelt werden, mit denen das ungeborene Kind optimal unterstützt und die Zeit vor der Geburt zu spiritueller und körperlicher Klärung genutzt werden soll. Die Pränatalstudie „Sanskar" möchte den Kindern einen angenehmen Weg in ihr körperliches Sein ermöglichen und sie durch positive Gedanken willkommen heißen. Dieses Ziel soll durch ein Sechs-Schritte-Programm erreicht werden. Damit das Kind sich optimal entfalten kann, sollten die Eltern auf geistiger Ebene zusammenpassen. Daher unterziehen werdende Eltern sich in einem ersten Schritt einem psychologischen Test und erhalten gegebenenfalls Vorschläge, was sie an sich und ihrer Beziehung verändern und entwickeln können.

In der zweiten Phase, nach der Heirat, findet ein Kontrolltest statt, der mögliche Unstimmigkeiten oder Problemfelder einer Beziehung aufdecken und Maßnahmen für ein glückliches und harmonisches Zusammenleben aufzeigen soll, *bevor* sich unüberbrückbare Gräben auftun oder trennende Gewohnheiten etablieren.

In einem dreitägigen Seminar lernen die Eltern als dritten Schritt, mit der Seele ihres ungeborenen Kindes zu kommunizieren und sich ihre eigenen Denk- und Verhaltensweisen bewusst zu machen. In der nächsten Phase wird die Konzentrations- und Kontemplationsfähigkeit der Eltern mit Hilfe eines Stroboskops gesteigert – ähnlich der Biofeedback-Methode. Der Test findet normalerweise in der Gruppe statt. Das Stroboskop sendet flackerndes weißes Licht aus, auf das die Teilnehmer sich mit einem gemeinsamen Ziel konzentrieren sollen. Die willentliche Konzentration auf eine Lichtquelle kann das Energiepotenzial eines Menschen beträchtlich anheben. Erstaunlich ist, dass jeder Teilnehmer und jede Teilnehmerin eine andere Farbe wahrnimmt – abhängig von seiner beziehungsweise ihrer Intention und inneren Persönlichkeit. Das Flackern des Lichts scheint nicht nur den Sehbereich, sondern die Aktivität der Gehirnwellen im gesamten Kortex zu beeinflussen. Das Gehirn reagiert unmittelbar auf die Frequenz des ausgestrahlten Lichts. Dadurch sollen physiologische Grenzen zwischen verschiedenen Hirnregionen überwunden werden, was zu einer besseren Synchronisation der Gehirnhälften und zu mentaler und intellektueller Klarheit führt.

Die Farbe, die jeder Teilnehmer individuell wahrnimmt, wird zur Entwicklung der Konzentrationsfähigkeit genutzt. Sie entspringt dem Unbewussten und koordiniert Logik und Emotionen. Farbe und Emotionen sind eng miteinander verknüpft. In den nachfolgenden Monaten sollen die Teilnehmer sich auf die jeweilige Farbe konzentrieren. Dadurch wird ihre geistige Energie optimiert und fokussiert sowie ihr Bewusstsein erhöht.

Im fünften Schritt, der etwa im sechsten Schwangerschaftsmonat erfolgt, wenn die Entwicklung der Organe nahezu abgeschlossen ist und die Herztöne gut messbar sind, wird ein so genannter Fötusskop-Test durchgeführt. Dem ungeborenen Kind werden die philosophischen Gedanken von Swami Vijnananand und anderen Weisheitslehrern vorgespielt beziehungsweise vorgelesen, um es mit positiven geistigen Werten zu umgeben. Außerdem wird bei diesem Test der Emotionalzustand der Eltern und des ungeborenen Kindes gemessen. Anhand der Herzschlagrate kann man die Persönlichkeit des Kindes abschätzen, indem man zum Beispiel seine Reaktionen auf Schreck oder in Stresssituationen misst. Kinder, die im Bauch der Mutter beispielsweise relativ geräuschunempfindlich reagierten, waren auch 15 Jahre später kaum aus der Ruhe zu bringen. Den Beobachtungen zufolge behielten sie die Kontrolle über ihre Gefühle und ihr Verhalten. Im Gegensatz dazu waren geräuschempfindliche Babys auch als Teenager sehr sensibel und emotional veranlagt.

Neben der Messung des Herzschlags bei Eltern und Kind beinhaltet der Fötusskop-Test verschiedene Formen von Ritualen und Gebeten, die die Eltern täglich ausführen, um den Kontakt zu ihrem Kind zu stärken und die wechselseitige Kommunikation zu fördern. Außerdem erhalten die werdenden Eltern, wenn nötig, psychologische Beratung, Anregungen für eine spirituelle Geburtsvorbereitung und für den Gedankenaustausch mit dem Kind beim Stillen.

Das Hauptanliegen des Tests besteht jedoch darin, die Kommunikation mit dem ungeborenen Kind zu unterstützen. Studien haben gezeigt, dass die Gedanken und Gefühle der Eltern das Kind im Mutterleib beeinflussen. Deshalb ist es für jeden Elternteil wichtig, seine eigene Gedanken- und Gefühlswelt zu kennen und positiv auszurichten. Bereits *bevor* wir bewusst an etwas denken, existiert der Gedanke als Energieform in uns. Zu diesem Zeitpunkt ist seine Schwingungsfrequenz und somit sein Energiepotenzial am höchsten. Aufrichtige, positive Gedankenbilder tun sowohl uns als auch unserem Kind gut. Zudem zeigen sie dem Kind, dass es in seiner Familie und der körperlichen Welt willkommen ist, dass es die Freiheit hat, seinen eigenen Weg zu gehen und dass seine Eltern beziehungsweise seine Umgebung es nicht beeinflussen wollen.

Die Eltern beten in dieser Phase des Programms täglich für ihr ungeborenes Kind und singen das Gayatri Mantra[17]. Außerdem lesen sie Schriften und Bücher, die Werte wie Selbstverantwortung, Mut und Frieden stärken, und meditieren über das spezielle, ihrem inneren Wesen entsprechende Farbsymbol.

Im sechsten und letzten Schritt wird erneut die Persönlichkeit der Eltern getestet. In der Zeit nach der Geburt spielt das Temperament und die Persönlichkeit beider Elternteile eine wichtige Rolle für die Entwicklung des Neugeborenen. Beobachtungen zufolge übernimmt das Kind zuerst die Schwächen der Eltern. Daher werden etwa drei Monate nach der Geburt und bis das Kind zwei Jahre alt ist, mehrere Persönlichkeitstests der Eltern durchgeführt.

In den letzten 35 Jahren nahmen über 6000 Eltern an dieser Pränatalstudie teil. Die Wissenschaftler kamen zu dem vorläufigen Ergebnis, dass die beobachteten Neugeborenen im Vergleich zu Altersgenossen wacher, aufmerksamer, aufnahmefähiger und ihre kognitiven wie motorischen Fähigkeiten deutlich höher entwickelt sind. Meiner Ansicht nach ist dies weniger auf das positive Einwirken der Eltern zurückzuführen als vielmehr darauf, dass diese Kinder in einem bewussteren und spirituell ausgerichteten Umfeld ihr Wesen und ihr Seelenpotenzial freier entfalten konnten als andere. Durch ein relativ hohes Bewusstsein der Eltern bekamen sie mehr Achtung entgegengebracht.

Wie auch immer man diese Informationen einordnen mag: *Alle* Eltern erhalten durch die Hoch-Energie-Zeit, die der Geburt ihres Kindes ins körperliche Sein vorangeht, die einmalige Gelegenheit zu innerer Klärung und Transformation. Wer sie nutzt, trägt damit zu seinem eigenen inneren Wandlungsprozess bei, der sich allmählich auch im Äußeren – in unserer Gesellschaft – spiegelt, und sorgt dadurch nicht zuletzt dafür, dass unsere Kinder ihr Leben auf einer positiven Basis beginnen und führen können.

Die Sicht der Kinder

»Lasst uns unsere Kinder als Meister erkennen und lasst uns auf sie hören!«

(Shizuko Ouwehand)

Als ich anfing, dieses Buch zu schreiben, begegneten mir immer mehr Mütter, die mir über die Botschaften ihrer Kinder – die sie zum Teil lange vor deren Geburt empfangen hatten – berichteten. Meine eigene Erfahrung, die Erzählungen, die so zu mir kamen, und nicht zuletzt die Bitten von Julie und Noa drängten mich, diesen Abschnitt über die Sicht der Kinder einzufügen. Er liegt mir im wahrsten Sinne des Wortes am Herzen. Daher möchte ich die Stimmen meiner Kinder als Anregung in den Raum stellen. Ich bin sicher, dass sie in einigen Menschen Saiten zum Klingen bringen, Erinnerungen, Sehnsüchte, Gefühle wecken und Verbindungen schaffen, die wichtig und wertvoll sind.

Lange vor Julies Geburt, zu einer Zeit, als ich noch gar nicht daran dachte, Kinder zu bekommen, träumte ich von mir als Mutter eines etwa sechsjährigen blonden Mädchens. Der Vater war ein Musiker, den ich vom Sehen her kannte... Ich schrieb den Traum in mein Tagebuch, das ich von Zeit zu Zeit führte, da er mir so skurril erschien. In diese Welt wollte ich keine eigenen Kinder setzen; wenn überhaupt, dann würde ich Kinder adoptieren – so waren meine bewussten Gedankengänge. Wie sehr ich mich über mich und meinen Weg täuschte, erkannte ich erst viel später, als Julie die Dinge in ihrer klaren und unverrückbar weisen Art „in die Hand nahm" und ich schwanger wurde. So wurde der Traum Wirklichkeit.

Julie hatte sich also lange im Voraus angekündigt, nur war ich damals noch nicht fähig gewesen, die Zeichen wahrzunehmen.

Auch Noa kündigte sich an. Ich *wusste* auf einer bestimmten Ebene, dass er kommen würde, doch ein Teil meines Bewusstseins verdrängte alle entsprechenden Empfindungen. In Träumen und durch kleine Begebenheiten im Alltag versuchte Noa, mich zu erreichen. Der Wunsch, ihn zu empfangen, war da, sozusagen unter der Oberfläche. Für eine bewusste Entscheidung war ich jedoch noch nicht reif. So erkannte ich in beiden Fällen erst im Nachhinein die zahlreichen Hinweise und Zeichen, die mir Julie und Noa gesandt hatten.

Wie bereits erwähnt, führte ich mit Noa während der Schwangerschaft regelmäßige Gespräche. Zu Anfang war ich unsicher, ob die Botschaften, die ich empfing, nicht vielleicht meinem Unbewussten oder meiner Fantasie entsprangen. Mit der Zeit wurde mir jedoch eindeutig klar, dass dies nicht der Fall war. Auch Julie tauschte sich mit Noa aus, bevor er geboren wurde. Da sich ihr Verstand nicht störend dazwischenschaltete, funktionierte die Kommunikation der beiden häufig viel schneller und direkter als bei mir.

Noa gab mir Antworten auf alle möglichen Fragen, die mir ein Tor zu einem höheren Bewusstsein öffneten. Er nannte es „Sternenbewusstsein". Wir sprachen über unsere Familie, unsere Wege auf der Körperebene, philosophierten über alle möglichen Themen und natürlich auch über die Geburt. Ich konnte ihn auch auf ganz konkrete Probleme ansprechen. Er antwortete immer in seiner leichten, unkomplizierten, fröhlichen Art – und er antwortete nicht nur auf meine Fragen, sondern auch wenn ich Fragen von anderen weitergab.

Ich gebe hier einen kurzen Ausschnitt aus unserem gemeinsamen Tagebuch aus der Zeit vor der Geburt wieder:

Wir meditieren zusammen, schwimmen im Mondlicht in einer Bucht mit Delphinen. Um uns silberne Mondlichtkugeln. Ein Gefühl von Glückseligkeit, vollkommener Freude, Angekommensein...

NOA: Fühle, dass du diese Reinheit und Seligkeit in dir trägst, Mami. Dein Herz ist rein, glückselig. Dieses Gefühl ist nicht abhän-

gig von außen! Wo du auch bist: die »reine Umgebung« ist in dir. Dies ist wichtig für alle Dinge des Lebens – auch für die Geburt.

B.: *Und wo willst du geboren werden? Ich bin manchmal unsicher, wo es gut für uns alle ist...*

NOA: *Du denkst zu viel mit dem Kopf. Bleib in diesem Gefühl. Wenn Peter und du dieses Gefühl in euch etabliert habt, dann wird die Geburt wundervoll, unabhängig vom äußeren Wo und Wie. Eure inneren Visionen und Träume manifestieren sich dann automatisch im Außen!*

Je näher der Zeitpunkt der Geburt rückte, umso häufiger spürte ich, dass Noa sich „zurückzog". Er war sehr mit sich beschäftigt. Es fiel ihm anscheinend schwer, immer enger an seinen Körper gebunden zu sein. Am Anfang der Schwangerschaft konnte ich häufig eine Trennung zwischen seinem Körper in meinem Bauch und seinem Seelenwesen wahrnehmen. Er schien seinen Körper nach Belieben zu verlassen; die Verbindung zwischen Körper und Seele war sehr locker. Vor der Geburt bereitete er sich darauf vor, immer längere Phasen in seinem Körper zu bleiben. Er erklärte mir, dass der Wechsel von der Seelenebene ins körperliche Sein mit seiner hohen Dichte sehr anstrengend ist und viel Energie erfordert. Der Schritt aus der Unbegrenztheit in die körperliche Begrenztheit ist nicht leicht – in seiner heiteren Art gab Noa mir ein anschauliches Beispiel:

„Stell dir vor, du entscheidest dich, auszuprobieren, wie es ist, sich den ganzen Körper eingipsen zu lassen. Die Gipsbandagen wickeln sich immer enger um deinen Körper und je fester die Masse um dich herum wird, umso schwerer fällt es dir vielleicht, zu deiner Entscheidung zu stehen. Es kann sein, dass deine widersprüchlichen Gefühle und inneren Zweifel dich sogar dazu bewegen, das ganze ‚Projekt' abzubrechen..."

Auch Noa fiel es nicht immer leicht – und häufig äußerte er Unwohlsein, Angst und Beklemmung. Seine Worte ließen mich darüber nachdenken, ob Komplikationen während Schwangerschaft und Geburt bis hin zu Fehl- oder Totgeburten und dem Tod von Neugeborenen nicht auch mit den komplexen inneren Prozessen im Kind zu tun haben, die mit dem Übergang ins körperliche Leben einhergehen. Vielleicht fällt es uns manchmal so schwer, dass wir unser Vorhaben, geboren zu werden, lieber abbrechen oder zumindest aufschieben?

Es half Noa offensichtlich, wenn ich mich in meiner Mitte befand und mich wohl fühlte und ihm dadurch einen sicheren Halt bot. Er erklärte:

„Mütter können viel dazu beitragen, unsere [gemeint sind die Seelenwesen beziehungsweise Ungeborenen] inneren Stürme und Zweifel vor der Geburt aufzulösen oder zu mildern, indem sie mit uns sprechen und uns zum Beispiel daran erinnern, dass die Erfahrung der Körperlichkeit auch mit Freude und Genuss verbunden ist."

Ich glaube, dass wir unsere Kinder auf ihrem Weg ins Leben wirklich unterstützen können, indem wir ihnen unsere Lebensfreude und Zuversicht übermitteln.

Da ich mich im Wasser und in der Natur, vor allem in der Nähe von Bäumen, am besten entspannen kann und leichter den Kontakt zu meiner inneren Führung und den kosmischen Energien finde, bat er mich oft, mehr hinauszugehen und zu schwimmen. Außerdem wollte er immer wieder, dass ich regelmäßig meditierte, mir Zeit nahm für unsere Gespräche und musizierte. Es gefiel ihm, wenn ich Flöte spielte oder sang. Wenn ich mich dabei ganz öffnete und mich völlig auf ihn einließ, kamen Töne aus mir und meinem Instrument, die im wahrsten Sinne des Wortes überirdisch waren. Ich war jedes Mal vollkommen fasziniert und gleichzeitig überrascht: Diese Melodien schienen nicht von mir zu kommen.

Noa sprach nicht in Worten mit mir. Ich empfing eher Bilder, wie in einem Film oder in einem Traum. Daher hatte ich manchmal Schwierigkeiten, seine Bilder in Worten auszudrücken. Häufig kam ich mit dem Schreiben fast nicht nach oder hatte das Gefühl, dem Gesehenen nicht gerecht werden zu können – als versuche man, einen komplexen

Traum aufzuschreiben. Trotz dieser Unzulänglichkeiten sind mir unsere Aufzeichnungen bis heute ein unschätzbar wertvoller Ratgeber.

Ich habe viel über die Art unserer Kommunikation nachgedacht. Mir fiel ein, dass ich als Kind in ähnlicher Form mit Tieren kommuniziert habe. Heute noch empfange ich bestimmte Bilder, wenn ich zum Beispiel beim Spazierengehen einem Hund begegne. Auch beim Reiten tauchen „Gefühlsbilder" in mir auf, die mir spontan die Erlebniswelt des anderen Lebewesens vermitteln. Ich bin mir ziemlich sicher, dass diese Sichtweise mir wirklich die Perspektive meines Gegenübers zeigt, weil sie meistens außerhalb meines bewussten Wahrnehmungsrahmens liegt.

Ich habe den Eindruck, dass unsere Kinder sich einer ganz natürlichen holografischen Sprache bedienen: einer universellen Sprache, die alle Lebewesen verstehen und die alles Lebendige verbindet. Die allermeisten erwachsenen Menschen haben sie vergessen und verlernt, vor allem weil sie ihr keine Bedeutung schenkten und sie in unserem heutigen westlichen Lebensstil keine Anwendung findet. Vielleicht müssen unsere Kinder nur uns zuliebe die Wortsprache lernen, weil wir unfähig geworden sind, auf diese universelle Weise zu kommunizieren?

Wenn meine Vermutung stimmt, könnten wir Menschen unsere bewusste Wahrnehmung in ungeahnter Weise ausdehnen, indem wir lernen – oder uns rückerinnern –, wie man durch innere Bilder kommuniziert. Einige Wissenschaftler arbeiten bereits an der Erforschung dieser universellen „Sprache". Der englische Biologe Rupert Sheldrake spricht diesbezüglich von morphischer Resonanz. Er geht davon aus, dass es eine Art telepathische Verbindung, ein morphisches Resonanzfeld zwischen Lebewesen verschiedener Spezies gibt, über das wir alle miteinander verbunden sind. Aus vielfältigen empirischen Studien schloss er, dass unser Bewusstsein nicht in unserem Gehirn verankert ist, sondern dass wir mit anderen Menschen, mit anderen Lebewesen, mit unserer gesamten Umwelt über morphische Resonanz in engem Kontakt sind.[18] Auch Grenzwissenschaften wie zum Beispiel die Parapsychologie beschäftigen sich mit Formen so genannter außersensorischer Kommunikation.

Wir können diese Form der Kommunikation nutzen, um uns mit unserem Kind vor und auch nach der Geburt auszutauschen. Linda Acredolo und Susan Goodwyn, Autorinnen der Bücher *Baby Signs* und *Baby Brain*, propagieren die Kommunikation mit Neugeborenen und Kindern, die noch nicht sprechen können, mit Hilfe von Zeichensprache. Auch mit Tieren können wir uns in Zeichensprache unterhalten, eine Methode, die häufig in der Dressur angewandt wird. Ich halte diese Art der Verständigung für ziemlich begrenzt im Vergleich zu dem, was mit Hilfe einer holografischen Bildersprache möglich wäre. Gefühle, Gedanken und das aktuelle Befinden könnten dann unmittelbar übermittelt werden (so wie Noa mir bereits lange vor der Geburt vieles mitteilte). Wir müssten nicht mehr unsere Energie darauf verwenden, andere unsere jeweilige Wortsprache zu lehren, sondern könnten uns ohne Energie- und Zeitverluste austauschen. Wie viel könnten wir auf diesem Wege erfahren: über das Wesen und das Wissen unserer Kinder, anderer Lebensformen und nicht zuletzt auch über uns selbst.

Ich merke, wie Noa, der mittlerweile sechs Jahre alt ist, immer noch dankbar ist und ruhig wird, wenn ich mich „einklinke" und versuche, seine gesendeten Bilder zu empfangen. Nicht immer gelingt es mir, doch sehr oft gibt er mir auf diesem Weg wertvolle Hinweise, Anregungen und nicht zuletzt ganz pragmatische Anweisungen, was er sich von mir wünscht.

Diese Form nonverbaler Kommunikation erfordert, dass wir

- innerlich zur Ruhe kommen,
- unsere eigene Wahrheit und Innenwelt kennen,
- uns um Reinheit und Klarheit bemühen,
- Vertrauen in uns selbst und das Leben haben,
- rezeptiv sein können, das heißt, uns anderen Vorstellungen öffnen können, ohne den Kontakt zu uns selbst zu verlieren und ohne dem anderen Wesen unsere Erwartungen überzustülpen,
- uns in uns selbst versenken können.

Unsere Kinder und die Lebewesen um uns herum, allen voran die Delphine, sind wundervolle Lehrer. Mit ihrer Hilfe können wir – gerade durch das hohe Bewusstsein, das uns während der Schwangerschaft zuteil wird – die Chance nutzen und diese universelle Sprache üben. „Sprechen" Sie mit Ihrem Kind vor, während und nach der Geburt. Es wird Ihnen neue Bewusstseinswelten öffnen und zudem praktische Hinweise geben, die die Geburt und auch den weiteren Umgang mit ihm wesentlich erleichtern.

Nachdem der Gehirn- und Delphinforscher John Lilly jahrelang versucht hatte, den Delphinen die menschliche Sprache beizubringen, kam er zu dem Schluss, „dass die Grenzen nicht bei ihnen liegen, sondern in uns". Wenn wir uns den Bildern unserer Kinder bereits lange vor der Geburt öffnen, entwickeln wir in meinen Augen eine Fähigkeit, mit unserer Umgebung in Kontakt zu treten, die alles Bisherige übersteigt. Unsere Kinder und auch viele andere Lebensformen um uns herum versuchen sehnlichst, uns zu erreichen.

Vielleicht werden wir alle eines Tages auf diese Weise miteinander kommunizieren können – direkt und ohne Umwege über die Sprache. Dann gibt es keine Verständigungsschwierigkeiten, keine Sprachbarrieren, keine unüberbrückbar erscheinende Trennung, Missverständnisse und Misshandlungen, sondern nur noch ein tiefes Gefühl von Verbundenheit, Empathie, gegenseitiges Verständnis und dadurch mehr Respekt und Achtung anderen und uns selbst gegenüber.

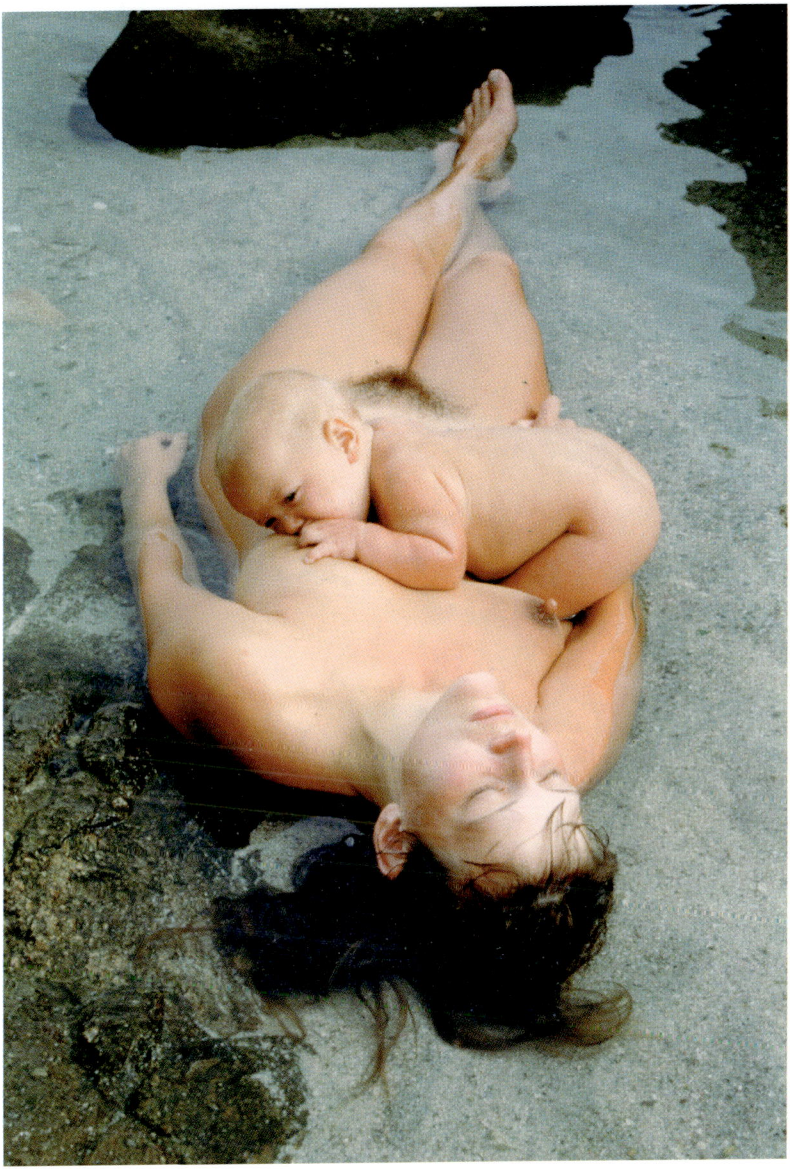

Abb. 9 – Mama, Sonne und Wasser
Foto: Vladimir Bagrianski

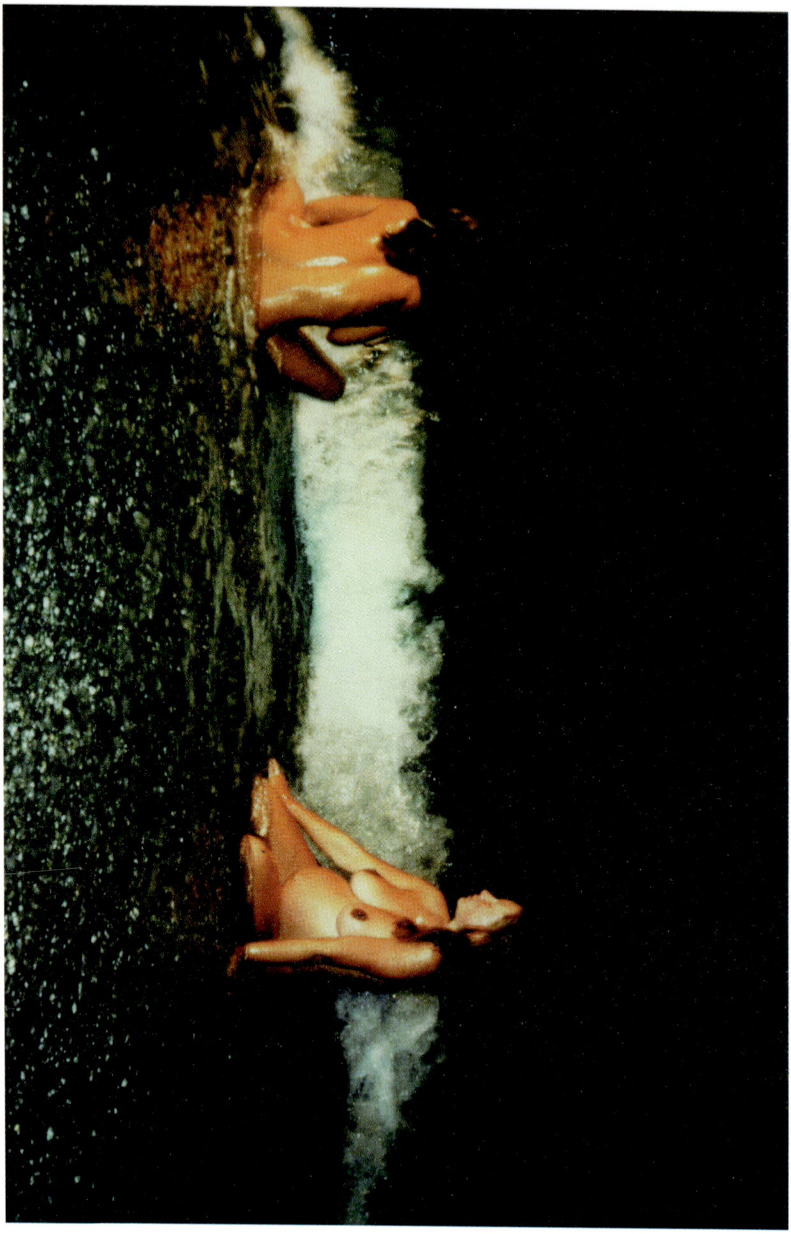

Abb. 10 – Die Frauen und das Meer
Foto: Vladimir Bagrianski

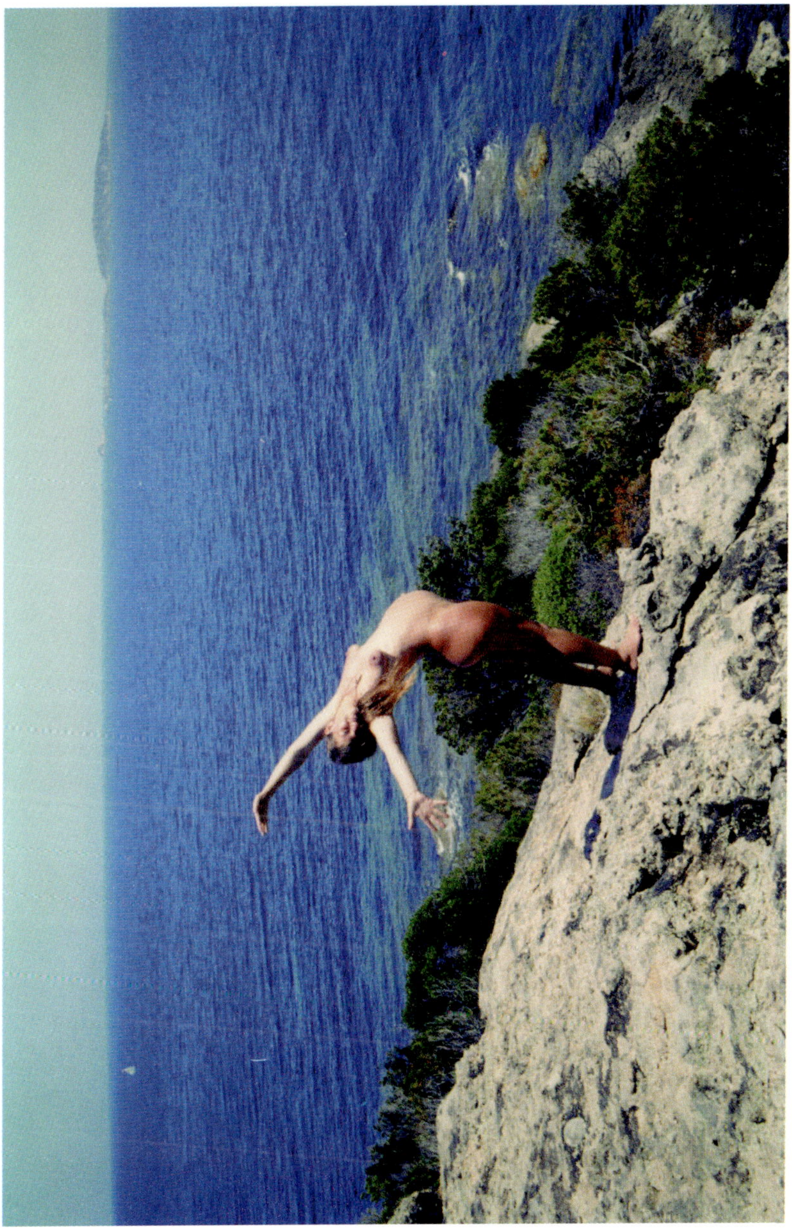

Abb. 11 – Mutterschaft – die Offenheit der Welt
Foto: Vladimir Bagrianski

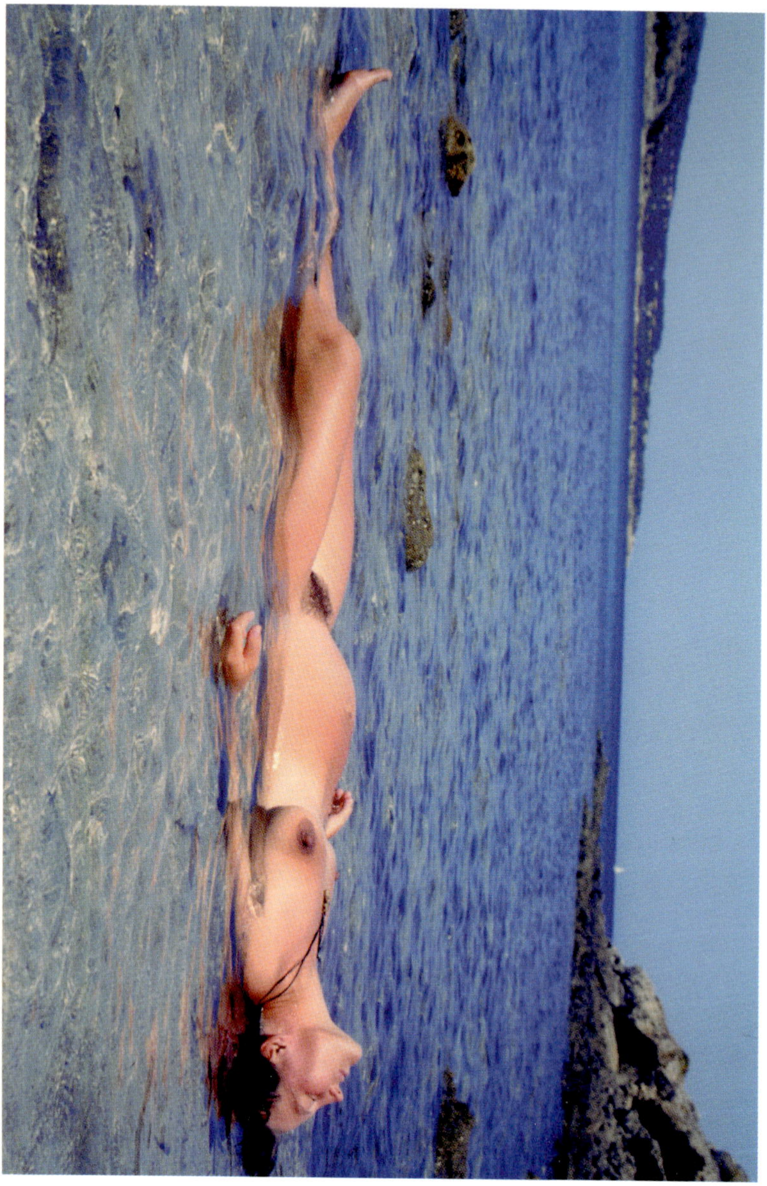

Abb. 12 – Die Mutter und das Meer
Foto: Vladimir Bagrianski

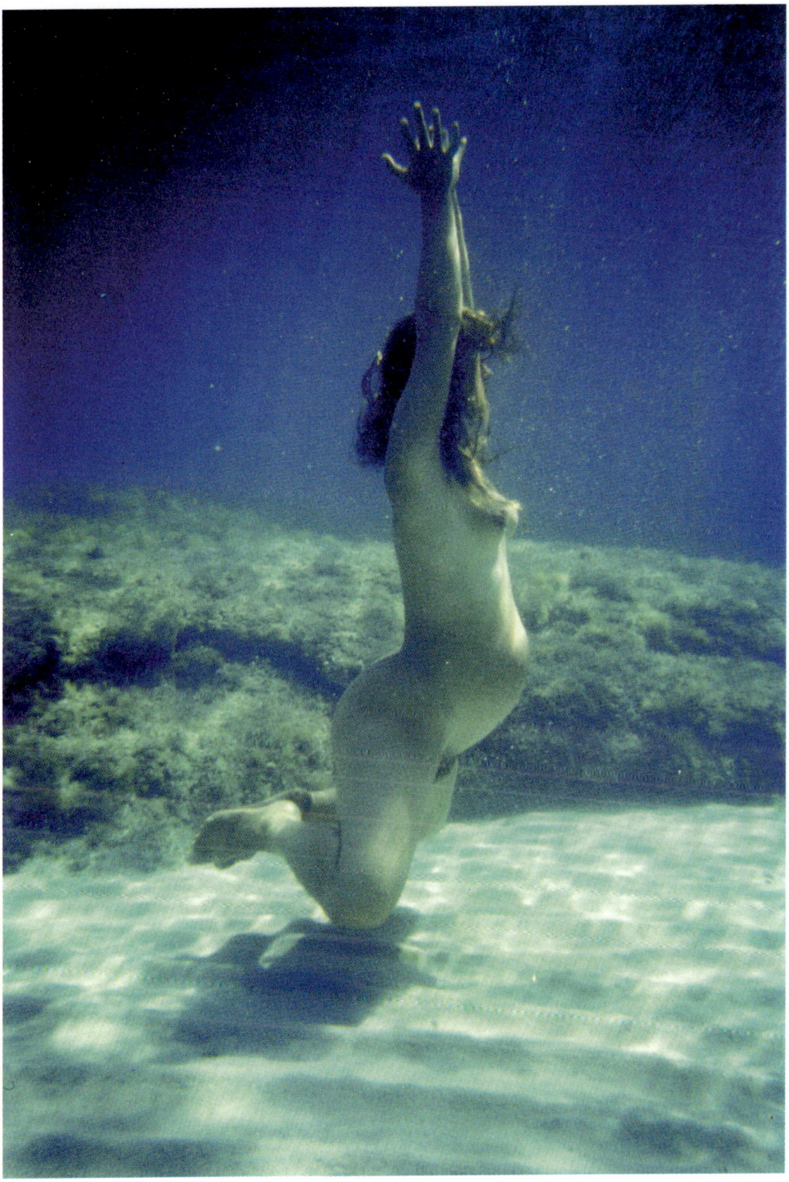

Abb. 13 – Ort der Kraft – Geborgenheit im Leib des Meeres
Foto: Vladimir Bagrianski

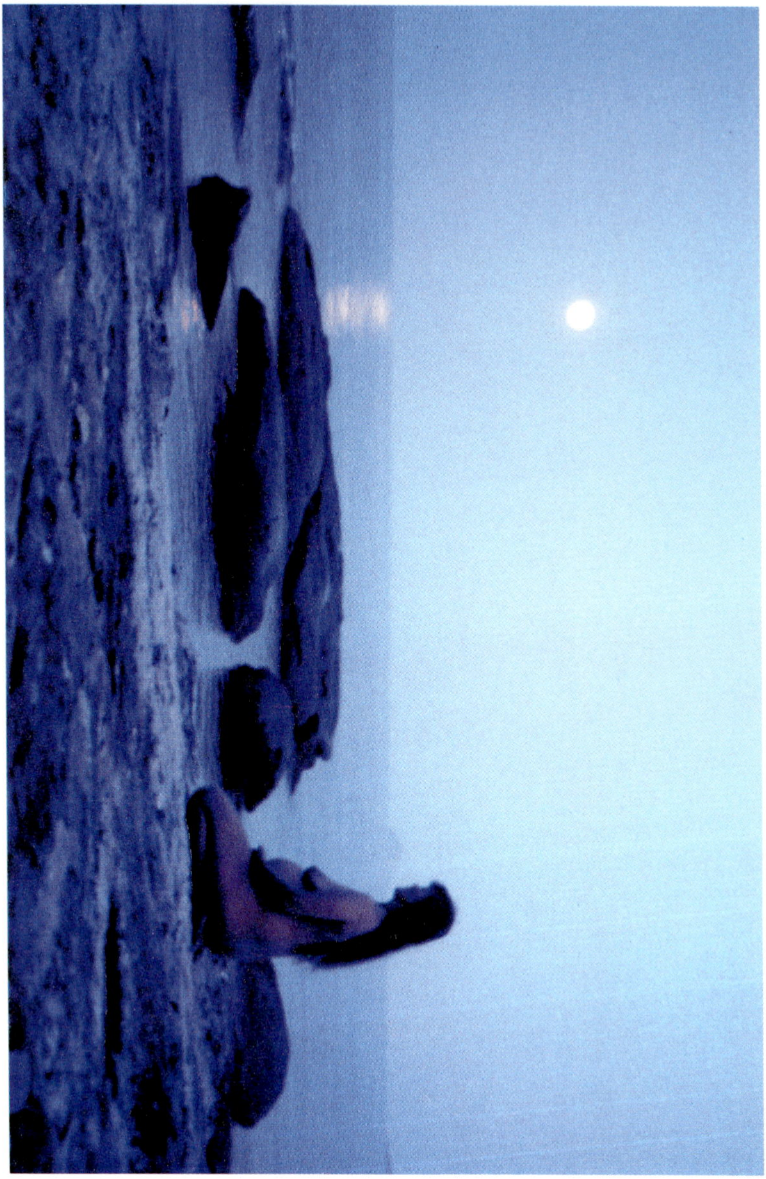

Abb. 14 – Mutter und Mond – Meditation bei Vollmond
Foto: Vladimir Bagrianski

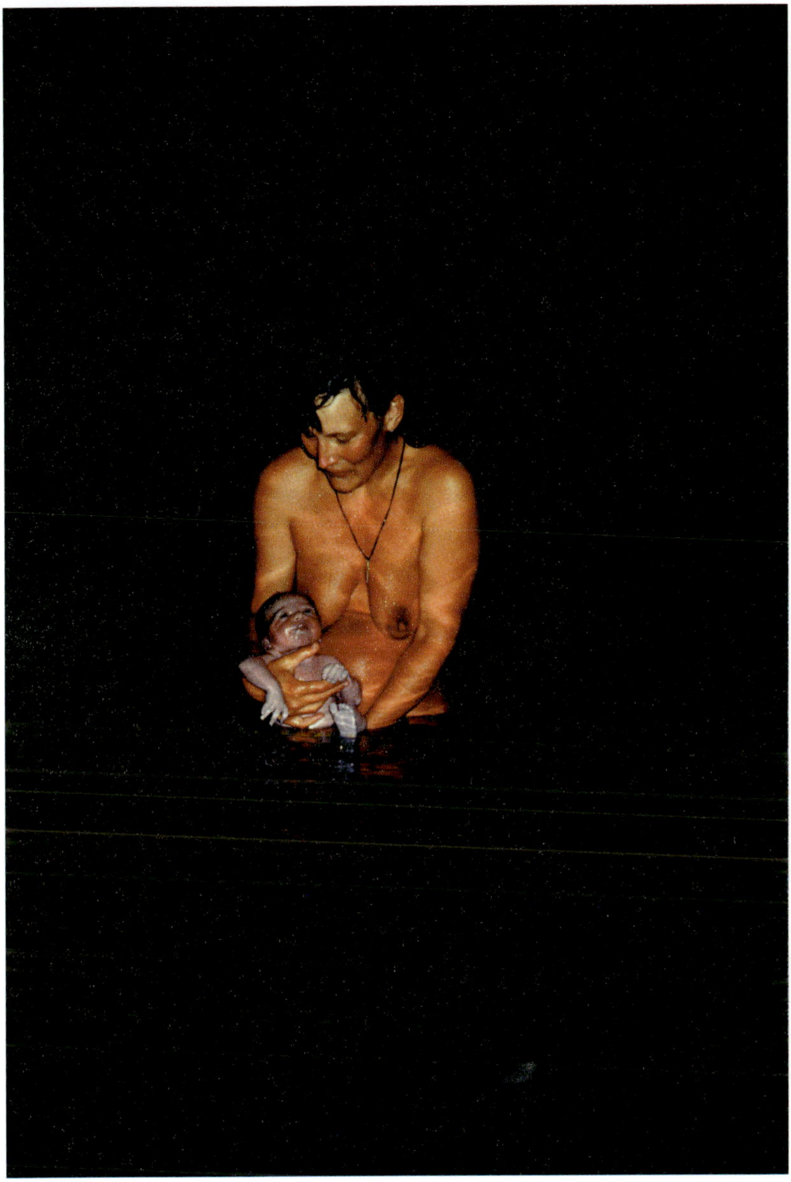

Abb. 15 – Adrians Geburt

Foto: Vladimir Bagrianski

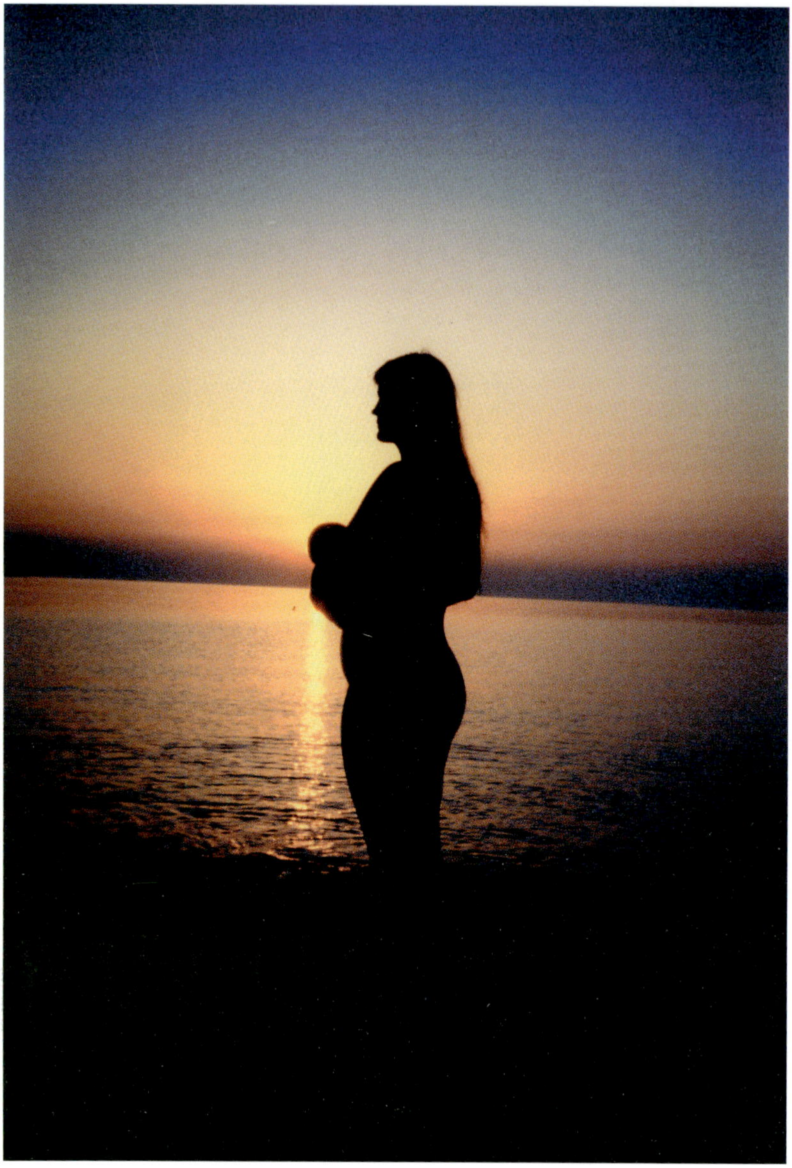

Abb. 16 – Beginn des neuen Lebens
Foto: Vladimir Bagrianski

Die Väter

So wie es keinen festgelegten optimalen Geburtsweg, keine einzig wahre Methode der Geburtsvorbereitung und keine ideale Gebärhaltung gibt, ist die Frage nicht allgemein verbindlich zu beantworten, ob Väter bei der Geburt anwesend sein sollen oder nicht. Sie muss von jedem für sich selbst beantwortet werden. Die Begleitumstände der Geburt – innere wie äußere – variieren ebenso stark wie die Unterschiede zwischen den einzelnen Menschen. Die Frauen der mexikanischen Mixteca-Indianer bringen ihre Kinder auf besonderen Strohmatten im Knien zur Welt; ihre Männer sitzen hinter ihnen, umfassen ihre Taille und massieren sie. Auf den Tongainseln im Südpazifik sitzen die Frauen auf dem Schoß ihrer Mütter und gebären ihr Kind auf am Boden liegende, weiche Matten. Auf den Osterinseln stehen die Frauen mit geöffneten Beinen, den Rücken an einen oft männlichen Geburtshelfer gelehnt, der das Kind in Empfang nimmt.

Während es vor einigen Jahrzehnten in Europa und den USA noch völlig unüblich war, dass die Väter bei der Geburt ihres Kindes dabei sind, so ist ihre Anwesenheit heute absolut normal. In Tibet hingegen glaubt man, dass die Anwesenheit des Vaters die Geburt verlängert. Auch die Ureinwohner Amerikas und viele afrikanische Stämme verbannen die Väter vor die Frauenhütte. Dagegen soll der Vater bei den thailändischen Bang Chan das Kind als Erster berühren; er bringt Blumen, Weihrauch und eine Kerze mit und betet um die Unterstützung der „Geburtswinde", die die Ankunft des Kindes beschleunigen.

Michel Odent beobachtete, dass sich die Geburt in Anwesenheit von Männern tatsächlich häufig verzögert. Er führt dies darauf zurück, dass die besondere Dynamik der Geburt – die hohen Energien und der veränderte Bewusstseinszustand der Frauen – viele Väter überfordert. Sie geraten innerlich in Panik, versuchen aber, ihre Angst zu verbergen und die Kontrolle zu behalten. Ihre Anspannung überträgt sich auf die Gebärende. Dadurch kann sie nicht völlig loslassen und sich hingeben. Außerdem fühlen sich seinen Beobachtungen zufolge viele Frauen in Anwesenheit von Männern gehemmt.

Meines Erachtens gibt es auch hier keine allgemein gültige Form. Es sollten allerdings bestimmte Voraussetzungen erfüllt sein. Die Väter und alle bei der Geburt anwesenden Männer sollten sich meiner Ansicht nach gezielt auf die Geburt vorbereiten. Sie sollten umfassend informiert sein, was mit einer Frau vor, während und nach der Geburt sowohl auf körperlicher wie auf seelischer Ebene geschieht. Ihre Anwesenheit bei der Geburt erfordert von ihnen viel Vertrauen, Rezeptivität und Zurückhaltung. Auch sollten sie sich mit der Frage beschäftigen, ob sie die Intensität der Gefühle – ihrer eigenen und die ihrer Frauen – aushalten können. Das heißt, sie sollten ihre weibliche Seite erkennen und entwickeln.

Wenn man bedenkt, dass bereits das Einschalten des Lichts bei der gebärenden Frau den logischen Teil ihres Gehirns stimuliert und dass dadurch der Geburtsprozess unter Umständen behindert wird, wird ersichtlich, welch hohe Verantwortung alle Anwesenden tragen. Den Vätern und männlichen Geburtshelfern kommt daher die große Aufgabe zu, sich mit der weiblichen Urkraft und allem, was damit zusammenhängt, auseinander zu setzen, um in sich Fähigkeiten zu entwickeln, die ihnen das nötige Vertrauen und die nötige Hingabe schenken. Dann werden sie sich nicht überfordert oder verunsichert fühlen. Dann spüren sie, dass sie nicht aktiv werden, nicht steuern, nicht führen müssen – und auch nicht dürfen. Dies stellt jedoch für viele Männer eine große Herausforderung dar, weil es in verschiedenen Kulturkreisen dem Klischeebild von Männlichkeit widerspricht. Bei der Geburt wird jedoch das in unserer Gesellschaft weit verbreitete Rollenbild von Mann und Frau neu definiert. Die hohen Energien, die während der Geburt durch die Frau fließen, verleihen ihr unvergleichliche Kraft und innere Stärke.

Um als Kanal wirken und sich dem Fluss der Energien hingeben zu können, muss der Mann seine aktive Seite zurücknehmen. Wenn wir stattdessen an alten, eingefahrenen Rollenbildern festhalten, gefährden und verkomplizieren wir den Geburtsprozess. Alle bei der Geburt anwesenden Männer bieten im Idealfall einen Vernunftsrahmen, damit die Mutter frei ist und sich dem Geburtsgeschehen hingeben kann.

Wer sich auf das Wesen der Weiblichkeit einlässt, der hat die einmalige Chance, durch das unmittelbare Erlebnis der Geburt und durch den Empfang seines Kindes auf wunderbare Weise Ganzheit zu erfahren.

Die Entwicklung und Integration weiblicher Eigenschaften wird unserer Gesellschaft und dem gesamten Leben auf unserer Mutter Erde gut tun. Sie öffnet uns die Türen zu einem höheren, ganzheitlicheren Bewusstsein und damit zu mehr Frieden und Ausgeglichenheit.

Ich bin Peter, der mich in beiden Schwangerschaften und bei den Geburten begleitet hat, sehr dankbar für seine Bereitschaft, sich einzulassen und sich dem Fluss der Dinge anzuvertrauen. Er ließ geschehen, ergriff aber zum Beispiel nach Julies Geburt auch die Initiative und trat dafür ein, dass sie nicht ohne vertraute Hände zur Erstuntersuchung musste.

Noa machte mir schon während der Schwangerschaft seine enge Verbundenheit mit Peter deutlich. Im fünften und sechsten Schwangerschaftsmonat merkte ich, dass er häufig „abwesend" war. Ich fragte ihn, ob etwas nicht in Ordnung sei. „Peter braucht mich", erhielt ich zur Antwort. „Er muss mich spüren lernen. Es fällt ihm manchmal nicht leicht, mich zu spüren, deswegen gehe ich oft zu ihm." Peter war zu dieser Zeit häufig für Musikproduktionen unterwegs. Einige Tage nach diesem Gespräch mit Noa, erzählte er mir am Telefon, dass er unser Baby in letzter Zeit erstmals „intensiv wahrnehmen" konnte.

Als Peter danach wieder zu uns kam, meditierte er häufig mit Noa. Seine Begegnungen mit ihm waren immer tief und innig. Ich denke, es ist für Väter eine ganz wesentliche und erfüllende Erfahrung, regelmäßig Kontakt zu ihrem ungeborenen Kind aufzunehmen. Da die enge körperliche Verbundenheit nicht wie bei der Mutter automatisch vorhanden ist, ist der Kontakt auf der geistigen und seelischen Ebene umso wichtiger, damit der Vater sein Kind kennen und spüren lernt. Noas Bilder öffneten Peter Wege in sein Innerstes *und* in Noas Welt.

Um die Beziehung zwischen Vater und Kind zu stärken, ist auch die heilige Zeit unmittelbar nach der Geburt unschätzbar wertvoll. Peter hielt Noa, spürte ihn auf seinem Körper oder er legte sich neben ihn, wenn er schlief. Während er so sein Herz und seine Wahrnehmung ganz seinem Kind öffnete, entstanden Bilder, die beide teilten. In den Stunden und Tagen nach der Geburt ist das Kind noch sehr stark mit der Seelenebene verbunden. Die meisten Neugeborenen brauchen eine gewisse Zeit, bis sie ganz in ihrem Körper sind. Die Anthroposophen lassen der Seele drei Monate Zeit, in der die Familie – vor allem natürlich Mutter und Kind – nicht aus dem Haus geht, Mutter und Kind sich in einem abgedunkelten Raum aufhalten und das Kind ständig ein Mützchen trägt, damit das „Scheitelchakra" (die Fontanelle) und somit das Tor zur Seelenwelt geschützt ist.

Wie auch immer Sie die erste Zeit nach der Geburt verbringen: Seien Sie sich ihrer Heiligkeit und Einmaligkeit bewusst. Sie birgt für die ganze Familie die unwiederbringliche Möglichkeit, sich mit dem neuen Mitglied zu verbinden, ihm auf einer Stufe erhöhten Bewusstseins zu begegnen und es in seinem tiefsten Wesen kennen zu lernen.

III
Wassergeburt

Wasser – Quelle des Lebens

»Wasser steht niemals still, weder bei Tag noch bei Nacht,
Von oben fällt es als Regen und Tau,
unten fließt es in Flüssen und Bächen.
Es gibt nichts, was so viel Gutes bewirkt wie das Wasser.
Errichtet man einen Damm, hält es an.
Baut man ihm ein Bett, fließt es darin entlang.
Man könnte also sagen, Wasser kämpft nicht,
und trotzdem kann es starke und harte Dinge zerstören
wie nichts anderes.«

(Lao Tse, *Tao te king*)

Wasser ist die Grundlage allen Lebens. Wasser nährt, reinigt, übermittelt, verbindet, bewegt, erfrischt, löst. Wasser ist unser wertvollster Rohstoff und unsere Lebensqualität steht in direkter Abhängigkeit zur Qualität des Wassers.

Wasser wird weltweit immer knapper. Bereits heute haben 1,2 Milliarden Menschen keinen gesicherten Zugang zu sauberem Trinkwasser. Das hat dramatische Auswirkungen auf die Gesundheit der Bevölkerung und die wirtschaftliche Entwicklung der betreffenden Regionen. Schlechte Wasserqualität ist Jahr für Jahr die Todesursache für fünf Millionen Menschen. Die Qualität des Wassers ist für uns Menschen – wie für alle Lebewesen – noch wichtiger als die Qualität der Lebensmittel. Qualität drückt sich jedoch nicht nur in der Abwesenheit von Schadstoffen aus, sondern vor allem im Vorhandensein von Vitalität. Durch rein chemisch-analytische Verfahren ist es bisher nicht möglich, belebtes von unbelebtem Wasser zu unterscheiden. So kann chemisch reines Wasser im Hinblick auf Vitalität völlig „tot" sein.

Wir Menschen sind Wasserwesen. Wir bestehen zu zwei Dritteln aus Flüssigkeit – Neugeborene sogar zu mehr als vier Fünfteln –, Tiere und Pflanzen zu 90 Prozent und mehr, die Erdoberfläche selbst zu über 70 Prozent. Ein Samenkorn kann jahrzehntelang lagern, ohne dass etwas passiert; sobald Wasser hinzukommt, treibt es aus und fängt an zu wachsen. Erst die Information im Wasser aktiviert die Ur-Information im Samenkorn beziehungsweise in der Zelle.

Zahlreiche Studien von Ethnologen und Archäologen belegen, dass werdende Mütter sich überall auf der Welt und zu allen Zeiten zum Wasser hingezogen fühlten. Wasser gilt als Inbegriff weiblicher Urkraft, als Mutter aller Dinge, als Symbol für ewiges Leben und für Fruchtbarkeit. Der ewige sich verändernde Fluss des Wassers deutet in Träumen auf das kollektive und persönliche Unbewusste hin und wird häufig mit der weiblichen Seite der Psyche in Verbindung gebracht. Die astrologischen Wasserzeichen Krebs, Skorpion und Fische repräsentieren die intuitiven, sensitiven und gefühlsbetonten Eigenschaften der Persönlichkeit.

Wasser spricht direkt unsere Intuition, unsere tiefen inneren Instinkte an. Es vermittelt uns die Botschaft vom Fließen, Loslassen, Entspannen. Es trägt uns, nimmt unserem Körper die Schwere und lässt uns schweben. Jeder hat schon einmal die wohltuende, beruhigende und Frieden spendende Wirkung erlebt, wenn man von einem See- oder Bachufer aus in das gleichmäßig dahinfließende Wasser schaut. Das zeitlose Fließen des Wassers symbolisiert stetige Veränderung und Bewegung. Das „Überschreiten des Flusses" ist häufig Sinnbild für einen Übergang von einer Bewusstseinsstufe zu einer anderen beziehungsweise von einer Realität in eine andere.

Aus taoistischer Sicht zeigt uns das Wasser die Kraft der Gewaltlosigkeit und Weichheit. Es repräsentiert die Fähigkeit, sich anzupassen, das heißt, stetig im Fluss zu bleiben und den gegebenen Raum auszufüllen. Wasser umfließt einen Felsen, statt gegen ihn „anzukämpfen". Es repräsentiert Einheit und Verbundenheit. Mit seiner fließenden Leichtigkeit und Lebendigkeit bildet es einen Gegensatz zur Bewegungslosigkeit und dem Abgetrenntsein des Todes. Für die Taoisten drückt Wasser die Lehre des *Wu wei* aus, die „Hingabe am Punkt des Widerstandes", da es die Widerstände im Fließen umhüllt und sie überspült – und auf diese Weise letztendlich selbst den größten und härtesten Felsen auflöst.

Mit all diesen Eigenschaften steht Wasser unmittelbar in Verbindung zu Schwangerschaft und Geburt – sowohl im Hinblick auf die werdende Mutter als auch auf das Kind. Wir alle kommen aus dem Wasser: Neun Monate reift unser Körper im Fruchtwasser der Gebärmutter. Es ist also kein Wunder, dass Wassergeburten und Geburtsvorbereitung im Wasser sich immer größerer Beliebtheit erfreuen.

Da die Geburt eines Kindes ein heiliger Moment im Leben einer Familie und für alle Beteiligten ein spiritueller Höhepunkt ist, liegt es nahe, die reinigenden und Segen bringenden Eigenschaften des Wassers auch im Zusammenhang mit der Geburt zu nutzen. Während der mütterliche Körper sich öffnet, um das Kind zur Welt zu bringen, muss eine Frau sich völlig hingeben und die starken Energien durch sich hindurchfließen lassen. In ruhigem warmem Wasser wird ihr dies wesentlich erleichtert – sowohl auf der körperlichen als auch auf der geistigen Ebene. Wasser unterstützt Mütter dabei, in ihre weibliche Kraft zu kommen, körperlich und geistig frei und offen zu werden und die innere Einheit und den Frieden zu finden, die für eine sanfte Geburt im Einklang mit den Naturkräften wesentlich sind.

Die Taoisten glauben, dass es nichts gibt, das stärker und kraftvoller ist als die mystische weibliche Kraft des Wassers. Von daher kann eine Wassergeburt dazu beitragen, die Geburt wieder in die Hände des Weiblichen zu legen.

Geschichte der Wassergeburt

Schon seit Urzeiten nutzten Frauen die Wirkung des Wassers als effektive Methode zur Schmerzlinderung vor und während der Geburt. Ägyptische Hieroglyphen aus dem 3. Jahrhundert v. Chr. bezeugen, dass Wasser bereits damals zu Heilzwecken eingesetzt wurde. Die alten Römer und Griechen begeisterten sich für die Wirkung der Wassertherapie und auch in den Kulturkreisen der Kelten und Germanen im Norden nutzte man Wasserbehandlungen zur Kräftigung von Kreislauf und Immunsystem. Legenden der Maori, der amerikanischen Ureinwohner und der Pygmäen schildern die wohltuende Wirkung des Wassers. In Italien gingen die Frauen auf dem Land früher in Bäche, um dort im seichten Wasser zu gebären. Ethnologen entdecken immer wieder Zeugnisse von Wassergeburten und einige indigene Völker entbinden heute noch im Wasser. Selbst unter einfachsten Lebensbedingungen scheint die Wassergeburt eine optimale Form des Gebärens zu sein und den Kindern die besten Chancen zum Überleben zu bieten.[19]

Der erste medizinisch dokumentierte Bericht einer Wassergeburt stammt vom Anfang des 19. Jahrhunderts aus Frankreich: Nach einer 48 Stunden dauernden Wehenphase waren die Geburtshelfer am Ende ihrer Weisheit. Eine Hebamme schlug ein warmes Bad vor – und sobald die werdende Mutter im warmen Wasser saß, entspannte sie sich und empfing ihr Kind.

In den sechziger Jahren des 20. Jahrhunderts revolutionierten Frédérick Leboyer und Michel Odent die westliche Vorstellung von Geburt und prägten den Begriff der sanften Geburt. Etwa zur selben Zeit entwickelte der Russe Igor Charkovsky ein spezielles Trainingsprogramm für Schwangere und Neugeborene, um sowohl die körperliche als auch die geistige Entwicklung der Kinder zu fördern. Seine Tochter Veta war zu früh geboren und von den Ärzten als nicht lebensfähig erklärt worden. Er hatte ihr Leben gerettet, indem er sie in ein Becken mit warmem Wasser legte. Begeistert von ihrer positiven Entwicklung verfolgt er seitdem seine Vision, die heilende Wirkung des Wassers für Frühgeborene, für behinderte Kinder und auch allgemein zur Entwicklungsförderung bei Kindern zu nutzen.

Igor Charkovskys – umstrittener – These zufolge entwickelt sich der Bewegungsapparat eines Kindes, das sich vornehmlich oder zumindest häufig im und unter Wasser aufhält, schneller als auf dem Land, weil es sich weitgehend dem Einfluss der Schwerkraft entzieht. Außerdem maximieren sich seine physischen, psychischen und intellektuellen Fähigkeiten. Er ist überzeugt, dass Babys, die unter Wasser essen und schlafen können, mit Delphinen und Walen kommunizieren und dadurch zu „Wächtern der Meere" werden können. Seine bahnbrechenden Ideen sind ausführlich in dem Buch *Wasserbabys* von Eric Sidenbladh beschrieben (siehe auch das Kapitel „Delphingeburt").

Während Igor Charkovsky sich hauptsächlich für das Kind und seine Entwicklung interessiert, konzentriert sich Michel Odent auch auf die werdende Mutter. Er war Leiter einer Geburtsklinik in Pithiviers in Frankreich und erforscht seit Jahrzehnten Merkmale einer unkomplizierten Geburt und die Einflüsse, unter denen sie erfolgt. In seinem Buch *Geburt und Stillen* schildert er eindrücklich, wie wichtig es seinen Beobachtungen zufolge ist, dass Mütter sich zurückziehen und ihr eigenes individuelles Umfeld wählen können.

In den siebziger Jahren war Michel Odent einer der Ersten, die die Wassergeburt standardmäßig in einem Krankenhaus ermöglichten. Mittlerweile unterstützt er die vielfältigen Möglichkeiten der Hausgeburt und vertritt die Ansicht, dass der Arzt oder andere Geburtshelfer nur im Notfall die Sphäre (bei ihm *privacy*) von Mutter und Kind stören sollten. Er vertraut auf die Fähigkeit aller weiblichen Wesen, Kinder auf eine jeweils individuelle Art selbstständig und unkompliziert zur Welt zu bringen, wenn sie in Kontakt mit ihrer instinktiven Führung sind. Mittlerweile haben viele seinen Ansatz, die instinktive Führung der Mutter in den Mittelpunkt zu rücken und zu respektieren, übernommen. *Wo* das Baby letztlich zur Welt kommt, spielt dabei eine sekundäre Rolle. Wichtig ist, dass die Bedürfnisse der Mutter gehört und respektiert werden.

Eine Reihe weiterer Fürsprecher der Wassergeburt sorgte dafür, dass heute in fast allen fortschrittlichen Krankenhäusern zumindest die Möglichkeit besteht, eine entsprechende Wanne zu nutzen. Zu ihnen zählen Herman Ponette, der im Serruys-Krankenhaus in Ost-ende in Holland seit 1983 Wassergeburten anbietet. Oder José Muscat, der ein Geburtszentrum auf Malta leitet. Immer wieder waren es eindeutig mehr Männer als Frauen, die sich in den vergangenen Jahren zum Thema „Wassergeburt und sanfte Geburt" in der Öffentlichkeit äußerten. Ob auch diese Tatsache mit einem mangelnden Selbstbewusstsein der Frauen begründet werden kann?

Heute zweifelt niemand mehr ernsthaft an der positiven Wirkung des Wassers auf Mutter und Kind. Trotzdem sorgt die tief sitzende Angst der meisten an Land lebenden Säuger vor dem Wasser dafür, dass viele eine Geburt im und unter Wasser für risikoreich halten. Im Abschnitt „Wassergeburt in Zahlen" wird noch ausführlicher auf dieses Thema eingegangen und es werden Informationen geliefert, damit sich jeder seine eigene Meinung über die so genannten Risiken einer Wassergeburt bilden kann.

Überall auf der Welt gibt es jedoch auch zunehmend Menschen, die das Element Wasser als nächsten Schritt in unserer Evolution sehen. Yves und Isabelle de Smedt gründeten vor ein paar Jahren die Organisation „Aquanatal", mit dem Ziel, den Einfluss von Wasser auf die Entfaltung unseres menschlichen Potenzials zu untersuchen. Sie planen ein Geburtszentrum, in dem Frauen ihre Kinder in warmem Wasser, wenn möglich in Anwesenheit wilder Delphine gebären können. Ähnlich wie die Arbeit der Hebammen Heather Dye auf Hawaii und Roma Spring auf Teneriffa stoßen derartige Pläne jedoch immer noch auf Widerstände seitens der örtlichen Behörden. Wassergeburt in der freien Natur gilt in vielen Ländern als unverantwortlich und wird zum Teil sogar bestraft.

Auf meiner Suche nach einem geeigneten Geburtsplatz am Meer wurde ich immer wieder darauf hingewiesen, dass ich in Spanien, Italien und Frankreich möglicherweise polizeilich in ein Krankenhaus überführt werden würde, wenn man mich erwischte. Keine sehr ermutigende Aussicht... Unser Bewusstsein für Eigenverantwortlichkeit ist in den westlichen Ländern, was Schwangerschaft und Geburt und auch was die anderen Lebensbereiche anbelangt, nicht sehr weit entwickelt. Dass Frauen ohne medizinischen Rahmen gebären können, scheint den Menschen noch nicht – oder nicht mehr – bewusst zu sein.

Seit den achtziger Jahren setzt sich die Hebamme Cornelia Enning dafür ein, Wassergeburt in Deutschland populär zu machen. In ihrem Geburtszentrum in Mühlacker bereitet sie Eltern auf verschiedene Möglichkeiten der Wassergeburt vor (siehe auch S. 149). Anfang der achtziger Jahre begann auch die Filmemacherin Karil Daniels ihre Recherchen zum Thema Wassergeburt, die einige Jahre danach zu der vielfach ausgezeichneten Dokumentation „Water Baby" führten. Ihr Film vermittelt einen umfassenden Überblick über die Arbeit und Erfahrungen weltweit führender Wassergeburt-Pioniere und animierte Tausende von werdenden Müttern dazu, ihr Kind im Wasser zu bekommen. Ich persönlich hätte mir bei den im Film gezeigten Geburten mehr „Individualität" erhofft, zum Beispiel durch eine Meergeburt. Dessen ungeachtet bietet der Film wertvolle Hintergrundinformationen und eindrucksvolle Bilder von Wassergeburten in der Gebärwanne im Krankenhaus.

Im Februar 1982 fand in Neuseeland die erste „Homo Delphinus Konferenz" statt. Estelle Myers, engagierte Vertreterin der Wassergeburt und Delphinschützerin, organisierte das internationale Treffen, auf dem die Möglichkeiten, Zukunftsaussichten und Visionen der Wassergeburt diskutiert wurden. Der Begriff „Homo Delphinus" war von dem Tiefseetaucher Jacques Mayol (Film *Der Rausch der Tiefe*) erschaffen worden, um die enge Verbundenheit zwischen Mensch und Delphin auszudrücken. Im Januar 1986 veranstaltete Estelle Myers die zweite Konferenz. Bekannte Delphinforscher wie John Lilly und Horace Dobbs, Ärzte, Heiler, Wissenschaftler, Hebammen sowie wasser- und delphinbegeisterte Menschen trafen sich, um gemeinsam neue Wege zu einem harmonischen, erfüllten Leben zu erörtern.

Anfang 1989 startete Barbara Harper in den USA ein internationales Wassergeburtsprojekt („Waterbirth International Project/Global Maternal and Child Health Association") und baute ein breit gefächertes Wassergeburtsnetzwerk auf. Sie setzt sich heute international für den Vertrieb und die Vermietung von Wassergeburtsbecken, für die Verbreitung von themenbezogenen Büchern und Videos ein und veranstaltet Seminare zum Thema „Wassergeburt".

Geburt im Fluss

Die Geschichte der Wassergeburt reicht also weit zurück. Dass sich diese Geburtsform so lange erhalten hat und heute in unserer westlichen Welt wieder vermehrt angewendet und gefördert wird, liegt meiner Meinung nach an der offensichtlichen positiven Wirkung auf Mutter und Kind. Wer selbst eine Wassergeburt erlebt hat oder miterleben durfte, *weiß*, wovon ich spreche. Eileen Herzberg erwähnt in ihrem Buch *The Waterbirth Handbook* ein englisches Elternpaar, das seinen Sohn in einem Fischteich zur Welt brachte. Begeistert von der Sanftheit und Einfachheit der Geburt machten sie sich daran, spezielle Gebärbecken zu entwerfen, um möglichst vielen Mütter eine Wassergeburt zu ermöglichen.

Auch wenn viele Krankenhäuser Wasser immer noch hauptsächlich auf seine Funktion als Entspannungsmittel während der ersten Phase der Geburt reduzieren, zieht es buchstäblich immer mehr Mütter auch während und nach der Geburt ins Wasser. Vielleicht liefert Alister Hardys Theorie über die Ursprünge des Menschen hierfür eine Erklärung? Im März 1960 äußerte er zum ersten Mal öffentlich seine Vermutung über ein so genanntes Wasserzeitalter. Seiner Theorie zufolge lebten unsere Vorfahren einige Millionen Jahre am und im Meer. Sie ernährten sich vom Fischen und perfektionierten ihre Fähigkeiten im Schwimmen und Tauchen. Auch wenn Hardys Ansichten umstritten sind, könnten sie unter Umständen eine Antwort darauf geben, warum wir Menschen uns in vielem von anderen Land-Affen unterscheiden: Wir werden zum Beispiel nahezu ohne Behaarung geboren, wir besitzen eine Fett-Schutzschicht unter der Haut und wir können tauchen.

Neugeborene sind durch ihren Atemschutzreflex an ein Leben unter Wasser angepasst. Wenn man sie von Geburt an mit Wasser in Kontakt hält, bewegen sie sich vollkommen natürlich und frei über und unter Wasser und genießen die relative Schwerelosigkeit ihres Körpers. Dies stelle ich bei Noa immer wieder mit Staunen fest: Mit weit geöffneten Augen paddelte er als Säugling unter Wasser, was ihm augenscheinlich größte Freude bereitete. Im Wasser können Babys sich unbeschwert und frei bewegen, an Land müssen sie erst lernen, ihren Körper in den Griff zu bekommen.

Durch die im Vergleich zu anderen landlebenden Säugern relativ spärliche Behaarung des Menschen verringert sich beim Schwimmen der Wasserwiderstand. Im Wasser lebende Säuger wie Wale und Nilpferde besitzen ebenfalls keine Behaarung. Bemerkenswert ist auch, dass die Fettschicht unserer Haut, die bei vielen Tierarten so nicht vorkommt, erstaunliche Ähnlichkeit mit dem Blubber von Walen und Robben – der Schutzschicht unter ihrer Haut – aufweist. Manche Forscher erklären sogar einige weit verbreitete Volkskrankheiten mit einer möglichen Abstammung des Menschen von einem Wasseraffen. So ziehen sich beispielsweise bei Asthma die feinen Bronchialmuskeln immer wieder krampfartig zusammen: ein Mechanismus, der auffallend dem Tauchmechanismus einiger Meeressäuger ähnelt.

Derartige Theorien bieten interessante Anregungen, sich mit der eigenen Einstellung zum Wasser auseinander zu setzen. Manche fühlen sich instinktiv zum Wasser hingezogen – wie ich –, andere erleben eher eine tief sitzende Urangst vor dem Wasser. Es ist jedoch beobachtbar, dass die Wassergeburt eine der sanftesten Geburtsmethoden für Mutter und Kind ist, insofern die Mutter nicht durch frühere Erfahrungen negativ geprägt wurde. Doch selbst wenn dies der Fall sein sollte, sind wir Menschen fähig, alte blockierende Bilder aufzulösen oder zu transformieren, indem wir uns die Gefühle und Gedanken, die unserem Handeln zugrunde liegen, bewusst machen. Wenn Sie Angst vor dem Wasser haben und deshalb die entspannende Wirkung eines warmen Bades nicht genießen können, kann es für Sie bereichernd sein, herauszufinden, wodurch Ihre negative Einstellung zum Wasser geformt wurde.

Niemand sollte sich zu irgendetwas zwingen.

Dieser Satz ist gerade für die Geburt von grundlegender Bedeutung. Trotzdem ist es wertvoll, sich über seine eigene Einstellung, seine inneren Bilder im Klaren zu sein – nicht zuletzt, damit Sie Ihre eigenen Bedürfnisse und die Ihres Kindes vor, während und nach der Geburt wahrnehmen und bewahren können.

Mythen und Anekdoten

Seit Urzeiten leben und lebten die Menschen nahe oder direkt am Wasser. Meere, Seen, Flüsse und Bäche wurden verehrt und als heilig angesehen. Die Hindus sehen den Ganges als den heiligen Mutter-Fluss an. Wer dort die letzte Ruhe findet oder sein Kind zur Welt bringt, findet Vereinigung mit Gott. In den Veden, der heiligen Schrift der Hindus, wird das Wasser *Matritamah* genannt, was so viel heißt wie „das rein Mütterliche". In der keltischen Mythologie übernimmt Morgain, die Hüterin des Wassers, die Rolle der gebenden Mutter.

In allen menschlichen Kulturen symbolisiert Wasser die Heilige Mutter und überall wird es mit Geburt, dem Prinzip des Weiblichen, der universellen Schöpferkraft und dem Ursprung allen körperlichen Seins in Verbindung gebracht. Die alten Ägypter nannten das Wasser *Nu*. Auserwählte Kinder, die später Priester und Priesterinnen werden sollten, wurden unter Wasser geboren. Wie die Mesopotamier sahen die Ägypter im Wasser die Kraft einer unermesslichen kosmischen Weisheit.

Auf Kreta soll es einen heiligen Tempel geben, in dem Kinder im Wasser geboren wurden. Fresken und andere archäologische Fundstücke belegen die enge Verbundenheit zwischen Mensch und Delphin – und somit auch die enge Verbindung der Menschen mit dem Wasser.

In Legenden der Chumash-Indianer im heutigen Kalifornien ist von Schwangeren die Rede, die ihre Kinder in Wassermulden oder seichten Ufergewässern zur Welt brachten, während die Männer des Stammes trommelten und sangen. Manchmal kamen Delphine und blieben in der Nähe der Mutter, bis das Kind geboren war. Auch andere Indianerstämme in Nord-, Mittel- und Südamerika, die Maori in Neuseeland und die Samoaner im Pazifik bekamen ihre Kinder im seichten Meerwasser oder in Flüssen. Hawaiische Kahuna berichten über Generationen von Kindern, die unter Wasser geboren wurden.

Auch in griechischen und römischen Mythen bringt das Wasser Leben beziehungsweise Schönheit hervor, zum Beispiel in den Sagen von Aphrodite oder Venus. Die Chinesen betrachten das Wasser als Wohnsitz des Drachens, aus dem alles Leben entsteht. Die Hebräer sehen „die Wasser der Thora" als die Leben spendenden Gewässer des Heiligen Gesetzes an, und im Koran heißt es: „Aus Wasser schufen wir alles Lebendige."

In vielen Mythen, Legenden und Ritualen fließt in Quellen und Flüssen heiliges Wasser mit besonderen Kräften, die zum Beispiel die Fruchtbarkeit fördern. Die alten Ägypter verehrten den Nil, ähnlich wie die Inder den Ganges, als Symbol der Fruchtbarkeit und der Geburt. Auch viele religiöse Rituale nutzen die reinigende und heilende Kraft des Wassers. Bei der christlichen Taufe dient das Wasser zum Beispiel der Segnung des Neugeborenen und als Zeichen für seine Aufnahme in die Glaubensgemeinschaft. Wasser soll be*leben* und wird in Ritualen häufig als Symbol für die spirituelle Wiedergeburt benutzt. Es verhilft uns dazu, den Zustand ursprünglicher „unbefleckter" Reinheit wieder zu erlangen, uns zu regenerieren und zu erneuern.

Die reinigende, transformierende Wirkung des Wassers wird in vielen Mythen durch Flutkatastrophen oder Überschwemmungen zum Ausdruck gebracht. Die „Verfehlungen" ganzer Völker werden auf diese Weise „bereinigt", so dass Neues entstehen kann. Ein berühmtes Beispiel aus der Bibel ist die Geschichte von Noah und seiner Arche.

Viele spirituelle Lehren sprechen von „der Überquerung des Flusses" oder des „großen Wassers" beziehungsweise des „Ozeans". Im Buddhismus ist damit zum Beispiel der Weg durch die körperliche Welt der Illusion hin zur Erleuchtung gemeint. In der griechischen Mythologie symbolisiert das Überschreiten des Flusses den Übergang von der körperlichen Realität in die Unterwelt. Alte indianische Legenden berichten von Delphinen, die die Seelen übers Wasser zu ihrer überirdischen Ruhestätte geleiten.[20]

Jesus ging über das Wasser, ein Zeichen, dass er die Gesetze der materiellen Welt überwinden konnte. Das Hinabtauchen in tiefes Wasser hingegen versinnbildlicht in vielen Kulturen die Erforschung des Unbewussten. Man taucht hinab in die tiefsten Tiefen der eigenen Innenwelt, um sich selbst zu begegnen.

Seit Urzeiten dient Wasser auch als Instrument für Orakel und Seher. Anhand der vielfältigen Reflexionen und Bewegungen des Wassers sagte man die Zukunft voraus oder enthüllte Vergangenes. Die neuere Form der Weissagung mit Hilfe von Kristallkugeln stammt ursprünglich von dieser alten Tradition ab. Die Strukturen eines Bergkristalls erinnern an klares, sprudelndes Quellwasser.

Die neuseeländischen Maori glauben, das Paradies liege an einem Ort unter Wasser, im Meer verborgen.

Um das Element Wasser ranken sich, wie man sieht, zahlreiche mystische und spirituelle Geschichten und Bedeutungen und seine Kraft und Symbolik ist buchstäblich sagenumwoben.

Wassergeburt in Zahlen

Es gibt vergleichsweise wenig Datenmaterial und kaum wissenschaftliche Untersuchungen über die Vorteile der Wassergeburt. Ich lege in diesem Buch den Schwerpunkt nicht auf wissenschaftliche „Beweise", sondern möchte Frauen ermutigen und bestärken, ihrer inneren Führung und Intuition zu vertrauen, damit die weiblichen Energien in unserer Welt wieder mehr in Fluss kommen. Daher gehe ich hier nur kurz auf einige wissenschaftliche Untersuchungen ein, die belegen, dass die von manchen befürchteten Komplikationen wie erhöhte Infektionsgefahr, Atemnot – bis zum Ertrinken beim Neugeborenen – sowie vermehrte Dammrisse und verstärkte Blutungen nach der Geburt bei der Mutter nicht eintreten. Die folgenden Daten und Erfahrungen mögen als Gedankenanregung dienen und Ihnen die Entscheidung für *Ihren* Weg erleichtern.

Umfragen belegen, dass Frauen, die im Wasser entbunden haben, sich an die Geburt positiver erinnern als Frauen, die nicht im Wasser entbunden haben. Zu dieser Einschatzung führen sicherlich einige Faktoren der Wassergeburt wie weniger Schmerzen – Noas Kopf glitt vollkommen ohne Schmerzen ins Wasser –, keine oder signifikant geringere medizinische Interventionen und ganz allgemein ein sanfteres Geburtserlebnis für Mutter und Kind. Michel Odent beobachtete in seiner Geburtsklinik in Pithiviers in Frankreich, dass der Muttermund sich im Wasser auch bei Erstgebärenden viel schneller und vor allem schmerzloser öffnete als „an Land".

Das Eintauchen in körperwarmes Wasser senkt den Adrenalinspiegel. Ein Ereignis, das den Adrenalinspiegel hebt – zum Beispiel Furcht, Kälte und Ärger –, verlangsamt die Eröffnungsphase. Daher sind die

Wehenkontraktionen durch die geringere Adrenalinausschüttung im Wasser wirkungsvoller.[21]

Der Gynäkologe und Leiter der Geburtshilfeabteilung des Krankenhauses Sterzing in Südtirol Albin Thöni ist, ähnlich wie Michel Odent, überzeugt, dass die Wassergeburt eine „auf möglichst wenige Interventionen ausgerichtete, frauenfreundliche Geburtshilfe"[22] ist. Seiner Meinung nach sollte sich ein Geburtshelfer bei einer Geburt, so weit es geht, im Hintergrund halten, um den Fluss der Energien nicht zu stören und Mutter und Kind durch sein Eingreifen unnötig zu gefährden.

Im Dezember 2003 schloss er eine sechsjährige Studie über die Risiken der Wassergeburt ab.[23] Er und seine Kollegen kamen zu dem Ergebnis, dass „kindliche Infektionen, insbesondere Aspirationspneumomien, nicht, wie befürchtet, nach Wassergeburten häufiger auftreten als nach Landgeburten. Aufgrund der bisherigen Erfahrungen ist bei der Geburt im Wasser die Sicherheit des Kindes gewährleistet."[24] Zwischen Februar 1997 und Dezember 2003 wurden im Kreiskrankenhaus Sterzing 1355 Babys im Wasser geboren. Von zunächst 20 Prozent (1997) stieg der Anteil der Wassergeburten auf 55 Prozent im Jahr 2003. Obwohl nach der Geburt im Wasser der Gebärwanne eine zum Teil sehr hohe Bakterienanzahl festgestellt wurde, wiesen die Wasserbabys keine erhöhte Infektionsrate auf. Die durchschnittliche Geburtsdauer war insbesondere bei den Erstgebärenden, die ihr Kind im Wasser empfingen, eindeutig verkürzt. Die Verkürzung betraf hauptsächlich die Eröffnungsphase (durchschnittlich 381 Minuten in der Wanne beziehungsweise 473 Minuten auf dem Gebärbett). Bei den Wassergeburten waren im Vergleich zu den Geburten auf dem Bett (17,2%) oder auf dem Hocker (7,6%) signifikant weniger Dammschnitte (0,52%) erforderlich gewesen, ohne dass dies jedoch zu vermehrten Dammrissen geführt hätte. Mittlerweile ist sogar wissenschaftlich erwiesen, dass auf den Dammschnitt völlig verzichtet werden kann.

Aufgrund der schmerzlindernden, da entspannenden Wirkung des Wassers sind, wie sich in Sterzing herausstellte, keine Schmerzmittel und beachtlich weniger Anästhesien notwendig. Der arterielle Nabelschnur-Ph-Wert, der Base-Excess, das Gewicht und der am ersten Tag nach der Geburt ermittelte Hb-Wert ergaben keinen nennenswerten Unterschied zur „Landgeburt".

Weitere Vorteile der Wassergeburt sieht Albin Thöni in der großen Bewegungsfreiheit während der Geburt und dem Schutz der Intimsphäre, da die Schwangere und das Kind im Wasser von vielen unnötigen Untersuchungen verschont bleiben. Seine Studien kommen zu dem Ergebnis, dass die Sicherheit des Kindes auch bei der Geburt im Wasser gewährleistet ist und dass die Wassergeburt insgesamt für ein positiveres Geburtserlebnis bei Mutter und Kind sorgt.[25]

Bemerkenswert ist, dass die Wassergeburt insbesondere bei Frauen, die laut ärztlicher Einstufung zu einer Risikogruppe gehören - wobei anzumerken ist, dass heute die meisten Frauen aus *medizinischer* Sicht von vornherein einen oder mehrere „Risikofaktoren" aufweisen -, besonders geeignet ist, Komplikationen zu vermeiden. Gerade Erstgebärende und Mütter, die bereits eine Kaiserschnittgeburt hinter sich haben, profitieren von den Vorteilen einer Wassergeburt. Wasser ist ausgleichend und harmonisierend und bewirkt Entspannung auf allen Ebenen - es sorgt auf der Körperebene zum Beispiel für eine größere Elastizität des Beckenbodens und des Dammgewebes. Dabei können sich unter anderem auch Ängste lösen, die in meinen Augen oft erst durch das Stigma „Risikoschwangerschaft" ausgelöst werden.

In Europa, aber auch zunehmend in den USA wählen immer mehr Frauen den sanften Weg ins Wasser. Im April 1995 fand in London die erste internationale Konferenz zur Wassergeburt statt. Über 1500 Teilnehmer aus 36 Ländern nahmen daran teil und diskutierten die Vorzüge und Hintergründe der Wassergeburt.[26] Michael Rosenthal, Gynäkologe am Family Birthing Center in Upland, Südkalifornien, führte 1985 die Wassergeburt an verschiedenen Kliniken in den USA ein. In den letzten Jahren begleitete er über 1000 Wassergeburten. Gegenüber einer „normalen" medikalisierten Krankenhausgeburt stellte auch er einen verschwindend geringen Anteil an Schmerz- und Wehenmitteln bei Wassergeburten fest. Knapp 90 Prozent der Mütter, die bereits eine

Kaiserschnittgeburt hinter sich hatten, konnten seinen Beobachtungen zufolge ihr Kind im Wasser vaginal zur Welt bringen.[27]

Wasser wirkt während der Wehen und bei der Geburt blutdrucksenkend und reduziert Ödeme und Atembeschwerden beziehungsweise asthmatische Reaktionen. Außerdem betont auch Michael Rosenthal den großen Vorteil, dass die Mutter sich im Wasser frei bewegen und dadurch die für sie und ihr Kind angenehmste Geburtshaltung einnehmen kann.

Abschließend werde ich noch auf die Angst mancher Eltern eingehen, ihr Kind könnte Wasser schlucken oder gar ertrinken. Der Arzt Paul Johnson spezialisierte sich auf die Untersuchung der Neugeborenenatmung vor und unmittelbar nach der Geburt. Während der Schwangerschaft sind die Lungen des Kindes mit Flüssigkeit gefüllt. Etwa 48 Stunden bevor die Wehen einsetzen, erhöht sich der Prostaglandinspiegel und das Kind hört auf zu „atmen". Die Sauerstoffzufuhr wird durch die Plazenta aufrechterhalten, bis die Luft außerhalb des mütterlichen Körpers bestimmte biochemische Veränderungen in Gang setzt und das Neugeborene zur Lungenatmung anregt. Bei einer Wassergeburt dringt Wasser in die Kehle des Neugeborenen. Dadurch wird der so genannte Tauchreflex ausgelöst, der die Lungenatmung blockiert, den Herzschlag verlangsamt und somit den Sauerstoffbedarf verringert. Das Kind wird weiterhin wie im Mutterleib über die Plazenta mit Sauerstoff versorgt. Es versucht nicht, unter Wasser zu atmen. Daher kann es sich weder verschlucken noch leidet es an Atemnot. Erst wenn das Neugeborene aus dem Wasser gehoben wird – wobei es so lange unter Wasser bleiben kann, bis die Plazenta geboren wird –, löst der Wechsel vom Wasser an die Luft die Lungenatmung aus. Während der Umstellung erhält das Neugeborene weiterhin Sauerstoff über die mit der Plazenta verbundene Nabelschnur, so dass kein Grund zur Sorge besteht.

Sie können sich und Ihrem Kind also bei einer Wassergeburt genügend Zeit lassen. Beobachten Sie die Zeichen Ihres Kindes: Es wird Ihnen signalisieren, *wann* es auftauchen möchte. Manche Kinder sind von der Geburt erschöpft und genießen es, sich noch eine Weile im warmen Wasser zu erholen und frische Kraft für den nächsten Schritt ins körperliche Sein, für die Atmung, zu sammeln. Im Wasser lösen sich etwaige Verspannungen durch die Geburt und die relative Schwerelosigkeit erleichtert dem Kind den Übergang in die neue Dimension.

Noa und ich blieben noch lange im Wasser, sangen bei Kerzenlicht und genossen beide das langsame „Auftauchen" und Ankommen in der physischen Welt. Es war ein tief befriedigendes, intensives Glücksgefühl – zeitlos und leicht. Wir freuten uns beide über die gelungene Geburt und waren dankbar, dass alles so gut verlaufen war. Für mich – und ich denke auch für Noa – war diese „unbegrenzte" Zeit im entspannenden Wasser nach der Geburt unschätzbar wichtig, ein Geschenk, das ich nicht missen möchte.

Die Wassergeburt ist meines Erachtens nicht einfach eine weitere Geburtsmethode. Wasser bietet eindeutige Vorteile und Erleichterungen, und zwar vor, während und nach der Geburt, die mittlerweile auch wissenschaftlich nachgewiesen sind. Ich bin überzeugt, dass unsere Kinder es uns danken, wenn wir ihnen den Übergang ins körperliche Sein so leicht und sanft wie möglich gestalten. Dann müssen sie später nicht, wie ganze Generationen vor ihnen, ihr Leben lang den Schock einer un sanften Geburt „verarbeiten".

IV
Individuelle Geburtswege

Hebammen

»Ihr Geburtshelfer, erleichtert das, was geschieht, und nicht das, was nach eurer Ansicht geschehen soll. Wenn ihr eingreifen müsst, dann so, dass der Mutter geholfen wird, ohne ihr die Freiheit und Führung wegzunehmen. Und wenn das Kind geboren ist, wird die Mutter mit Recht sagen: ›Wir haben es selbst geschafft!‹«

(Laotse, *Tao te king*)

Soziale Kontakte, ein Gefühl von Gemeinschaft, das Geborgensein in der Gruppe – all dies sind Grundbedürfnisse des Menschen. Ein Umfeld, in dem die Bedürfnisse des Einzelnen gesehen und respektiert werden, in dem gegenseitiges Verständnis, Vertrauen und liebevolle Verbundenheit herrschen, bietet uns Halt, Wärme und Schutz. Gerade während Schwangerschaft und Geburt ist es wohltuend und tröstend, Menschen um sich zu wissen, die einen mit Verständnis und Einfühlungsvermögen begleiten. Menschen, die bei Unsicherheiten, Zweifeln und aufkommenden Ängsten einfühlsam Halt und Rat bieten. Menschen, die sich durch Stimmungsschwankungen nicht aus der Ruhe bringen lassen, sondern durch ihre Erfahrung und ihr Wissen wie ein Fels in der Brandung Zuversicht und Vertrauen in die eigenen Fähigkeiten vermitteln. Wer solche Menschen in seiner Umgebung hat, braucht sich nicht zurückziehen – aus der Herde ausbrechen, wie es viele Tiere vor der Geburt tun – um seine Privatsphäre zu schützen. Sein Umfeld fühlt, wann es Distanz halten muss und wann es stützend wirken darf.

Wer könnte sich besser einfühlen in eine werdende Mutter als eine andere Frau und Mutter? Seit Urzeiten versammeln sich Frauen, um junge werdende Mütter auf ihrem Weg zu begleiten, ihnen mit ihrem

Rat beizustehen und sie zu bestärken. In unserer heutigen Gesellschaft ist viel von dieser ursprünglichen sozialen Verbundenheit verloren gegangen. Unser Leben verläuft abgeschnitten von anderen Menschen, häufig sogar von der eigenen Familie. Wer lebt noch im Verbund der Großfamilie? Schwangere Frauen stützen sich daher auf das Wissen, das sie in Geburtsvorbereitungskursen, beim Frauenarzt und durch ihr nahes Umfeld (ihre Mütter, Großmütter, Tanten, Freundinnen usw.) vermittelt bekommen. Aufgrund fehlender Informationen und eines mangelnden Bewusstseins ist dies allerdings nicht immer förderlich. Manchmal kann es deshalb ratsam sein, sich Menschen zu suchen, die Offenheit, Bewusstheit und Liebe mitbringen und ihre Berufung darin sehen, andere auf ihrem heiligen Weg durch Schwangerschaft und Geburt zu begleiten. Eine Hebamme, die ihren Beruf in diesem Sinne auffasst und ausübt, kann wertvolle Hilfe bieten.

Im Folgenden stelle ich einige Frauen vor, die mir auf meinem Weg begegneten und die ihr Leben auf unterschiedliche Weise in den Dienst von Müttern und Kindern stellen.

Hanna Ojus

Hanna Ojus ist eine freiberufliche Hausgeburtshebamme und setzt sich engagiert für außerklinische Geburtshilfe und eine ganzheitliche Schwangerschafts- und Geburtsbegleitung ein. Sie hat selbst drei Kinder und ist Leiterin des Geburtshauses in Quedlinburg. Hanna sieht ihre Aufgabe vor allem darin, Frauen sowohl vor als auch während und nach der Geburt kompetent und individuell zu begleiten. Ihr Angebot reicht von medizinischer Betreuung über psychologische Hilfe bis hin zu Ernährungs- und Stillberatung. Auch wer eine Lotusgeburt (siehe Infoteil) machen oder im Wasser gebären möchte, ist bei ihr gut aufgehoben.

Geburtshaus Quedlinburg
Konvent 7, D – 06484 Quedlinburg
Email: hanna.ojus@geburtshaus-quedlinburg.de
Tel. 0049 / (0)3946–9019424
Internet: www.geburtshaus-quedlinburg.de

Ina Rieder

Gemeinsam mit der Hebamme Martina Effinger und zwei weiteren Hebammen bietet Ina Rieder im Geburtshaus Nannhofen seit 1995 eine „frauenorientierte Geburtshilfe" an. Wichtig ist ihr dabei vor allem, dass die werdenden Mütter frei und selbstbestimmt wählen können, was für sie und ihr Kind am besten ist. Mit ihrer Arbeit möchte sie Impulse zu „mehr Selbstbestimmung, Menschlichkeit, Wärme und Achtung vor diesem so wichtigen Moment in unserem Leben" unterstützen, denn „so wie wir mit Geburt umgehen, gehen wir auch mit unserem Leben um"[28]. Die Schwerpunkte in der Geburtsvorbereitung setzt sie bei Atmung, Körperwahrnehmung und Entspannung. Die Geburt selbst kann zu Hause oder in den Räumen des Geburtshauses stattfinden, das Freiraum für persönliche Bedürfnisse und Wünsche lässt.

Geburtshaus Nannhofen
Parkstr. 2, D – 82291 Nannhofen
Email: info@geburtshausnannhofen.de
Internet: www.geburtshaus-nannhofen.de

Roma Spring

Roma lebt und arbeitet seit einigen Jahren zusammen mit ihrem Partner Volker Todt von November bis Mai auf der Kanareninsel Teneriffa. Nach langjähriger Erfahrung als Landhebamme und als Pionierin der Wassergeburt in England entwickelte sie ein ganzheitliches Konzept, das werdenden Müttern und Vätern bereits lange vor der Geburt Wege zur Heilung und Bewusstwerdung eröffnet. Sie setzt sich für die Heilung von Geburtstraumen und ihren Folgen ein, vermittelt Wege der Kommunikation mit dem ungeborenen Kind und gibt praktische Hinweise zu einer ganzheitlichen Geburtsvorbereitung und zur Geburt selbst, speziell Wassergeburt. Roma bietet außerdem Seminare für Geburtshelfer und -helferinnen an, in denen sie ihre eigenen Geburtserfahrungen aufarbeiten und ihr Bewusstsein für die komplexen körperlichen und seelischen Vorgänge im Zusammenhang mit Empfängnis, Schwangerschaft und Geburt erweitern und vervollständigen können.

Seit Mitte der neunziger Jahre haben Roma und Volker Kontakt zu Walen und Delphinen vor der Südwestküste Teneriffas. Im Rahmen ihres wissenschaftlichen Forschungsprojekts „Human-Dolphin-Relationship" (HDR) suchen sie nach Möglichkeiten für einen Austausch mit den intelligenten und sensiblen Meeressäugern, basierend auf Empathie und Freiwilligkeit. Wer sich für weitere Einzelheiten, Forschungsergebnisse und Seminare interessiert kann sich direkt an das Human-Dolphin-Relationship Projekt wenden.

Roma Spring
Mielkendorfer Weg 19
D – 24113 Kiel-Molfsee
Tel. 0049/(0)4329-913061
Email: info@human-dolphin-research.com
Internet: www.human-dolphin-research.com

Cornelia Enning

Cornelia Enning ist eine der ersten Hebammen, die sich in Deutschland für die Wassergeburt eingesetzt haben, und Anhängerin von Igor Charkovsky (siehe S. 153ff.). Sie hat mehrere informative und umfassende Ratgeber zum Thema Wassergeburt (siehe auch Infoteil) und leitet ein eigenes Geburtszentrum in Mühlacker bei Karlsruhe. Dort bietet sie verschiedene Möglichkeiten der Geburtsbegleitung an. Werdende Mütter und Väter können sich in individuell eingerichteten Appartements auf einem Bauernhof einmieten und dort ihr Kind im Wasser oder auf andere Weise zur Welt bringen. Wer möchte, kann alternativ auch bei Eltern logieren, die bereits eine Wassergeburt bei Cornelia erlebt haben. Natürlich besteht auch die Möglichkeit, eine „ambulante" Geburt in Mühlacker zu gestalten.

Durch ihre reiche Erfahrung und ihr umfassendes Wissen ist Cornelia Enning eine kompetente Begleiterin durch Schwangerschaft und Geburt, vor allem für Wassergeburtsbegeisterte. Ihre energische, resolute

Art mag manchen vielleicht dogmatisch erscheinen. Wer allerdings einen starken Rahmen sucht und trotzdem seine individuellen Bedürfnisse verwirklichen möchte, findet hier eine gute Anlaufstelle.

Cornelia Enning
Keplerstr. 16, D – 75417 Mühlacker
Internet: www.hebinfo.de

Katya Bagrianski

Katya und Vladimir Bagrianski leben mit ihren vier Kindern in der Nähe von Paris. Sie haben ihre Kinder im Wasser und in der Natur empfangen: im Meer, am Strand, zu Hause in der Wanne – auf der Krim und auf Korsika. Ihre erste Tochter Eya wurde 1983 in einer einsamen Bucht auf der Krim geboren.

Seit über zwanzig Jahren forschen Katya und Vladimir nach neuen ökologischen Geburts- und Erziehungsmethoden, basierend auf der Vision einer schmerzlosen, gewaltfreien und natürlichen Geburt. Ihre lange Praxis als Geburtshelfer, Yogaübende und Eltern, aber auch ihre spirituelle Ausrichtung, geprägt durch den russischen Weisheitslehrer Nikolai Berdiaev und durch die Philosophie des Tantra, bestimmen Katyas und Vladimirs Weg. Katya weiß aus eigener Erfahrung, dass die Geburt ein orgastisches Erlebnis für Mutter und Kind sein kann. Deshalb setzt sie sich mit ihrem Mann dafür ein, vielen Menschen die ursprüngliche Ekstase der Geburt ins Bewusstsein zu rufen. Die beiden gründeten 1987/88 gemeinsam mit anderen Geburtsvisionären wie Michael Odent, Frédérick Leboyer, Ilya Velvowsky, Igor Charkovsky die erste internationale Vereinigung in Russland WATER (World Aqua-Culture for Therapy, Ecology & Research), die später aufgrund ethischer Unstimmigkeiten aufgelöst wurde. Mittlerweile haben sie ihren eigenen Weg entwickelt, um Kindern die Vorzüge des Wassers zugute kommen zu lassen. Vladimir hat die Geburten seiner Kinder und die gemeinsamen Unterwasserausflüge filmisch und fotografisch dokumentiert. Seine Fotos in diesem Buch veranschaulichen eindrucksvoll ihre gelebte Vision.

Die spirituelle Wärme Katyas und Vladimirs und ihre bedingungslose Hingabe an Werte wie Gewaltfreiheit, Freiwilligkeit, Lebensfreude und Achtung vor dem Leben haben mich tief berührt. Wer sich eingehend und umfassend über Wassergeburt in freier Natur, Wassertraining für Schwangere und Neugeborene und eine bewusstseinsfördernde Geburtsvorbereitung interessiert, der findet bei Katya und Vladimir einen reichen Schatz an Erfahrungen und tiefem Wissen.

Katya und Vladimir Bagrianski
38 rue Madeleine chartier, F – 78300 Poissy
Email: vladimirbagrianski@yahoo.fr
Tel. 0033 / 130747019

Elena Tonetti

Die Wassergeburt einer Freundin hatte die russische Schauspielerin Elena Tonetti so nachhaltig beeindruckt, dass sie ihr ganzes Leben veränderte. Seither widmet sie sich der „Göttlichkeit der Geburt" und begleitet Eltern bereits vor der Empfängnis bis nach der Geburt. Sie hilft werdenden Eltern, mit sich und ihrer Innenwelt in Kontakt zu kommen und mit der Seele ihres Kindes zu kommunizieren.

Elena schrieb mir: "Wie wir geboren werden, definiert, wie wir das Leben erfahren. Unsere Kreativität und wie wir sie einsetzen, wird maßgeblich von den emotionalen Erfahrungen vom Zeitpunkt der Empfängnis bis hin zu den ersten Lebensjahren beeinflusst." In ihren Seminaren, die sie auf der ganzen Welt anbietet, hilft sie den Teilnehmern, ihre eigene Geburtserfahrung zu heilen und alte, möglicherweise negative Muster aufzulösen." Der Schmerz, den viele in sich tragen und der in dieser ersten formativen Periode verursacht wurde, ist wie ein eingewachsener Holzsplitter. Er steckt wie eine Nadel in unserem Herzen und hält uns davon ab, unser wahres Potenzial zu leben. Dabei dauert es nur wenige Minuten, ihn zu entfernen." Wie, das zeigt Elena in ihren Seminaren und Fortbildungen. Ihr Film *Birth as We Know It* ist als

DVD mittlerweile in sieben Sprachen erhältlich und zeigt elf verschiedene beeindruckende Geburtserlebnisse. Er belegt in berührenden Bildern, was es bedeutet, sein Kind bewusst zu empfangen.

Elena Tonetti
Sentient Circle
702 Mangrove Ave #116
Chico, CA 95926 USA
Email: info@birthintobeing.com
Tel. 001/530-566-0199
Internet: www.birthasweknowit.com/www.birthintobeing.com

Marina Alzugaray

Seit den frühen siebziger Jahren beschäftigt sich Marina Alzugaray mit Wassergeburt und einem ganzheitlichen Zugang zu Schwangerschaft und Geburt. Sie entwickelte in Amerika das AquaNatal-Programm, ein vorgeburtliches Wassertraining, und ist Gründerin des Comadres Institute, das sich für Geburtshilfe und ganzheitliche Frauenheilkunde einsetzt. In Amerika organisiert sie Retreats und spirituelle Geburtsvorbereitungskurse (siehe auch unter „Wassertraining und Delphine"), in die sie neben der „Wasserarbeit" auch tänzerische und rhythmische Elemente einfließen lässt.

Marina gibt ihre jahrelange Erfahrung in Vorträgen und Seminaren weiter. Sie ist offen für Fragen und setzt sich unermüdlich für ihre Vision einer freien, spirituellen Geburt ein.

Marina Alzugaray
Email: Midwife@aol.com
Tel. 001/305–744–3370c/o Comadres Institute
Internet: www.comadresinstitute.com/www.AquaNatal.com

Heather Dye

Heather Dye lebt auf Hawaii. Dort bietet sie Frauen aus der ganzen Welt die Möglichkeit, im Meer oder am Strand ihr Kind zu empfangen.

Vor und nach der Geburt umsorgt Heather Mutter und Kind liebevoll und einfühlsam. Sie besitzt ein umfangreiches naturheilkundliches Wissen und sorgt für ein wohltuendes Ambiente: Sie massiert, kocht vollwertige Gerichte mit frischen Zutaten aus ihrem Garten und kümmert sich um die Bedürfnisse von Mutter und Kind. Den Geburtsort wählt sie mit den Eltern beziehungsweise der Mutter je nach Wetterlage und individuellen Vorlieben aus. Für diejenigen, die im oder am Meer gebären möchten, bereitet sie ein gemütliches Zeltlager mit allen notwendigen Dingen vor. Falls gewünscht, kommen befreundete Frauen und Nachbarinnen, singen und tanzen und unterstützen die Mutter, wie sie es braucht.

Heather hält Kontakt zu aufgeschlossenen Gynäkologen vor Ort, die auf Wunsch bei der Geburt anwesend sind. Wer einen spirituellen, naturverbundenen Rahmen sucht und die weite Reise nicht scheut, den wird das einzigartige Ambiente auf Hawaii sicher begeistern.

Für Noas Geburt flog Heather extra nach Europa. Sie kochte für uns, massierte mich und brachte den Aloha-Spirit zu uns. Heather arbeitet mit Cornelia Enning zusammen, und wer sich für eine *ocean birth* („Meergeburt") bei ihr interessiert, kann die Vorbereitung auch bei Cornelia machen.

Heather Dye
Email: oceanbirthmidwife@hotmail.com,
Tel. 001/808–651-7546 oder 001/808-828-6851

Delphingeburt

»Die menschliche Entwicklung ist seit vielen Jahrtausenden zum Stillstand gekommen. Ein Leben im Wasser eröffnet neue Möglichkeiten der Entwicklung.«

(Igor Charkovsky)

Wer sich für die Vorzüge des Wassers im Bezug auf Schwangerschaft, Geburt und vor allem die Entwicklung des Neugeborenen interessiert, begegnet mit großer Wahrscheinlichkeit dem Namen von Igor Charkovsky. Er war einer der Ersten, die die Wirkung von Wasser auf Neugeborene erforschten. Seit mehreren Jahrzehnten entwickelt er Wege, das Potenzial der Säugetiere dadurch zu erweitern, dass sie die Angst vor dem Wasser verlieren. Seiner Vision zufolge können sie in einem „schwerelosen" Zustand im Wasser ungeahnte Möglichkeiten auf körperlicher wie geistiger Ebene entfalten.

Igor kam auf die Idee, mit Delphinen zusammenzuarbeiten und sie sozusagen als Unterwassergeburtshelfer einzusetzen. Er vertritt die Ansicht, dass wir unser menschliches Potenzial und unser Bewusstsein durch den Austausch mit ihnen in bisher ungeahnter Weise erweitern können. Den Grundgedanken, dass wir uns anderen Spezies öffnen und von ihrem Wissen profitieren, finde ich sehr schön und inspirierend.

Als ich zum ersten Mal im Internet von Igor Charkovskys Vision las, war ich begeistert. Eine Geburt im Meer, in der freien Natur, mit Delphinen als Geburtshelfer: Dies erschien mir eine geradezu paradiesische Vorstellung. Ich wollte mehr wissen und forschte nach. So bekam ich Kontakt zu Elizabeth Battenberg vom AquaLife Institut (siehe auch Seite 265). Zusammen mit ihrem Mann fördert sie Igors Arbeit in

Deutschland und veranstaltet Wassertrainingskurse für Schwangere und Babys.

Igor Charkovsky erforscht seit Anfang der sechziger Jahre die Möglichkeiten des „Unterwasserlebens". Seine Beobachtungen bei Menschen und anderen Tierarten führten ihn zu folgenden Thesen:

- Alle Tiere können sich an ein Leben im Wasser anpassen.
- Alle Tiere können im Wasser gebären.
- Alle Tiere können ihre Jungen im Wasser aufziehen.[29]

Die Vorteile dieser Fähigkeiten sieht Igor in der besseren Entwicklungsmöglichkeit, da im Wasser der Einfluss der Schwerkraft geringer ist als an Land. Die Fähigkeit des Neugeborenen, im Wasser ohne zu atmen zu überleben, soll durch ein spezielles Wassertraining aufrechterhalten werden. Igor Charkovsky zufolge entwickelt sich dadurch der Körper, vor allem was die Funktionen des Gehirns anbelangt, nach der Geburt viel schneller und komplexer als „an Land". Mit seiner Methode möchte er die hohe Aufnahme- und Lernfähigkeit der Neugeborenen optimal nutzen und fördern. Eine Entbindung im Wasser schützt seiner Meinung nach das Gehirn des Kindes am besten vor möglichen Schädigungen durch den Wechsel an die Luft und in den Einflussbereich der Schwerkraft. Anstatt mit der Schwerkraft zu kämpfen, ist es in der Lage, die so frei gewordene Energie zur Entwicklung seines Körpers und seines Gehirns einzusetzen.

Im Wasser kann sich das Kind viel freier und leichter in alle Richtungen bewegen als an der Luft. Daher erzielte Igor Charkovsky insbesondere bei frühgeborenen oder behinderten Kindern im Wasser beeindruckende Erfolge. Kinder mit verkümmerten Muskeln konnten sich im Wasser umherbewegen und wie gesunde Kinder ihres Alters agieren.[30]

Igor Charkovskys Hingabe und Begeisterung, mit der er ohne Unterstützung von außen und oft gegen starke Widerstände und Angriffe seinen kühnen Vorstellungen und Träumen folgte, faszinierten mich. Doch je mehr ich über ihn und seine Arbeit erfuhr, umso stärker regte sich tief in mir ein Widerstand. Zunächst war mir gar nicht bewusst, was beziehungsweise dass mir etwas widerstrebte. Immer wieder war von schreienden Babys die Rede, die trotz ihres Protests zu ihrem Glück gezwungen wurden. Da mir Igors Vision so gefiel, stellte ich seinen Weg zunächst nicht in Frage. Doch bald spürte ich, dass sich gewisse Vorbehalte nicht unterdrücken ließen. Wie die meisten Pioniere hatte Igor zur Umsetzung seiner Vision eine Methode, einen festgelegten Rahmen entwickelt. Generell besteht dabei die Gefahr, die Methode über das individuelle Erleben des Einzelnen zu stellen.

In meinen Augen ist es sehr wichtig, die individuelle Wahrnehmung nicht aus den Augen zu verlieren. Selbst wenn das Endziel wünschenswert und positiv ist, sollte der Weg dahin nicht vereinheitlichend sein, sondern die unterschiedlichen Gefühle und Bedürfnisse des Individuums berücksichtigen. Ein Baby äußert seinen Unmut durch Schreien. Darüber hinwegzugehen ist eine Handlung, die jeder für sich entscheiden und verantworten muss.

Ich kann die Begeisterung und Überzeugung Igors und seiner Anhänger verstehen, denn auch ich teile ihre ursprüngliche Vision. Es geht jedoch gegen mein Gefühl, ein Wesen, das gegen etwas Widerstand leistet, zu seinem Glück zu zwingen. Bestehende Gefühle (Ängste, Unmut, Unwohlsein) sollten beachtet werden. Ich glaube, kein Weg, kein Ziel muss erzwungen werden. Daher suche ich Wege, die ohne Druck, Zwang und Spannung, auf der Basis von Freiwilligkeit begangen werden können.

Vielleicht gibt es Kinder, die Igor Charkovskys Wassertraining ohne Protest mitmachen. An ihrer Reaktion wird erkennbar sein, dass es ihnen nichts ausmacht, ja dass sie sich unter Wasser von Anfang an wie zu Hause fühlen. Sie müssen nicht erst an diesen Punkt gebracht werden. Wenn ein Kind sich jedoch zunächst einmal wehrt – aus welchen Gründen auch immer –, schreit, hustet, strampelt, dann möchte ich darauf eingehen. Indem man es immer wieder untertaucht, kann man natürlich erreichen, dass es irgendwann lernt, „mir passiert nichts".

Meinem Gefühl nach ist es jedoch schöner, wenn ich mein Ziel im Einklang mit dem Kind erreiche. Für mich ist es erfreulicher, wenn ich den anderen sanft und unter Berücksichtigung seiner Gefühle von etwas überzeuge – oder auch nicht. Wie soll ich sicher wissen, was für ihn oder sie gut ist?

Die Methode, die mich zu einem Ziel führt, hinterlässt bleibende Eindrücke. Daher ist es in meinen Augen wichtig, einen Weg zu wählen, der dem Kind nichts aufzwingt, da es sonst – selbst wenn es das Wasser später genießt – negative Eindrücke speichert. Vor allem lernt es dann auch, dass über seine Ängste, seine Einwände – und seien sie noch so gering – nicht hinweggegangen wird.

Es gibt noch einen weiteren grundsätzlichen Punkt, der in meinen Augen bedacht werden sollte: Öffnen wir uns der Welt unserer Kinder oder versuchen wir, sie in unsere Welt zu ziehen? Ich denke, viele Methoden wie Wassertraining entspringen der Intention, unsere Kinder stark machen zu wollen und Fähigkeiten zu fördern, die ihnen helfen, in der körperlichen Welt zurechtzukommen. Wir wollen sie abhärten, damit sie nicht untergehen. Dies bedeutet, dass wir den Fokus auf Härte, Stärke und ähnliche Faktoren des männlichen Prinzips legen. Qualitäten wie Rezeptivität, Empathie und Sensibilität – Faktoren des weiblichen Prinzips – werden dabei zurückgedrängt. Kinder bringen diese Eigenschaften meines Erachtens mit, doch im Allgemeinen stärken wir sie nicht, sondern wir lehren sie stattdessen, sich davon abzuschneiden. Es erscheint mir zweifelhaft, Stärkung und Förderung im Sinne von Abhärtung und Abschneiden zu praktizieren. Wir sollten uns diese Zusammenhänge bewusst machen, bevor wir entscheiden, welche äußeren Maßnahmen oder Methoden wir anwenden, um unser Kind zu „stärken" – und überprüfen, inwieweit wir auch hier wirklich in Kontakt mit unserer Innenwelt und vor allem mit der unseres Kind handeln.

Mit Noa habe ich erlebt, wie wichtig es ist, Rücksicht zu nehmen, sich einzufühlen und in Kontakt mit den Bedürfnissen des anderen zu bleiben. Noa liebt das Wasser. Das Untertauchen musste jedoch die ersten Male sehr langsam und behutsam geschehen. Hätte ich sein Tempo nicht beachtet und wäre zu schnell vorgegangen – ich bin sicher, er hätte „gestreikt". So hat er sehr schnell Spaß am Tauchen gefunden und paddelt heute mehr unter als über Wasser herum.

Julie mochte anfangs weder tauchen noch überhaupt Wasser auf dem Kopf und vor allem nicht im Gesicht. Erst viel später, etwa im Alter von drei Jahren, konnte ich sie ohne Widerstand duschen. Heute verbringt sie die meiste Zeit *unter* Wasser. Sie liebt es zu tauchen und sich im Wasser aufzuhalten.

Freiwilligkeit ist eines der wichtigsten Prinzipien, nach dem ich mich richten möchte. Es gilt für alle Lebensbereiche, und ganz besonders für Schwangerschaft und Geburt. Gerade hier ist es wichtig, dass ich mich und mein Kind wahrnehme, seine individuellen Bedürfnisse spüre und ernst nehme. Wann fühle ich mich wohl – oder nicht wohl? Wann fühlt mein Kind sich wohl – oder eben nicht? Dadurch erkennen wir immer schneller, was uns entspricht, wo es uns wirklich hinzieht, unabhängig von sozialer Konditionierung und Erziehung. Diese Fähigkeit ist entscheidend für den Verlauf von Schwangerschaft und Geburt.

Wir sollten uns bewusst machen, dass wir für unsere Kinder den Zugang zur körperlichen Welt bedeuten. Daher müssen wir in unseren Handlungen sehr vorsichtig und achtsam sein. Meiner Meinung nach sollten wir unseren Kindern nur Angebote zur Verfügung stellen – und dann auf ihre Signale achten, inwieweit diese ihren Bedürfnissen entsprechen. Unsere Kinder kommen auf die Welt und wissen, was gut für sie ist. Sie vertrauen darauf und sind darauf angewiesen, dass ihre Umgebung ihre Impulse und Zeichen wahrnimmt. Wir können uns also entspannen, unser Bild loslassen, dass wir sie erziehen oder zu etwas bringen müssen, und können uns stattdessen einfach ihren Botschaften öffnen und sie dort abholen, wo sie sind.

Jeder muss sich selbst einschätzen und beurteilen, welche Methoden und Wege für ihn – und sein Kind – richtig sind. Mittlerweile weiß ich, wie schwer es mir zum Beispiel im Umgang mit anderen manchmal fällt, mit meiner inneren Führung in Kontakt zu bleiben und auf sie zu vertrauen. Wäre bei Julies Geburt der Arzt anwesend gewesen, hätte ich mich unter Umständen seiner Führung untergeordnet und nicht gewagt, meine Bedürfnisse zu vertreten.

Bei Noas Geburt waren wir als Familie allein. Dadurch hatte ich den für mich wichtigen Schutzraum und konnte meinen eigenen Gefühlen ohne Ablenkung folgen. So erlebten wir das große Glück, die Geburt nach unseren eigenen Gefühlen und Bedürfnissen zu gestalten. Wären wir auf die Krim zu Igor Charkovsky geflogen, hätte ich uns dieses einmalige Erlebnis vielleicht genommen. Wahrscheinlich hätte ich versucht, mich dem vorgegebenen Rahmen anzupassen und mich in seine Trainingsmethoden einzufügen.

Nichtsdestoweniger ist Igor Charkovskys Vision faszinierend und öffnet uns allen gedankliche Türen, um bisherige Grenzen zu überwinden. Seine Ideen bieten in jedem Fall interessante Anregungen und können uns auf unserem eigenen Weg zur Entfaltung unseres *ganzen* Potenzials helfen und inspirieren.

Als Pionier hat Igor Charkovsky viele zu einer Übernahme und Weiterentwicklung und Adaption seiner Methoden angeregt. Wer einen sanfteren Weg sucht, um der Vision eines wasserverbundenen Lebens nachzugehen, kann sich in Deutschland zum Beispiel an Roma Spring (siehe Kapitel „Hebammen") oder Deva Doege von „DelphisArt" (siehe Abschnitt „AquaYoga" im Infoteil) wenden. Beide vertreten eine eher weibliche Form des Wassertrainings, bei dem weniger die Struktur und der äußere Übungsrahmen als vielmehr die Individualität des Kindes – und seiner Eltern – im Vordergrund steht. Auch hier gilt: Wenn Sie den Wunsch verspüren, es Ihren delphinischen Verwandten im Meer gleichzutun, geben Sie sich dem Fluss der Dinge hin und vertrauen Sie darauf, dass sich Ihnen die entsprechenden Möglichkeiten und Kontakte offenbaren. Und vertrauen Sie Ihren innersten Gefühlen und vor allem Ihrem Kind: Wenn Sie es wahrnehmen und beobachten, zeigt es Ihnen, was gut für es ist.

Hausgeburt – Wassergeburt zu Hause

Es gibt nur wenige Ausnahmen, in denen wir unsere Kinder nicht zu Hause, in vertrauter Umgebung, empfangen können. Die Vorteile einer Hausgeburt sind mittlerweile nicht nur wissenschaftlich erwiesen (siehe „Fakten und Forschungsergebnisse"), sondern müssten jedem fühlenden und denkenden Menschen einleuchten:

- In vertrauter Umgebung können Mutter und Kind leichter entspannen und leichter miteinander kommunizieren.
- Störungen und Ablenkungen von außen sind geringer.
- Die Geburtsatmosphäre und -umgebung kann nach eigenen Wünschen und Bedürfnissen liebevoll gestaltet werden.
- Vor und während der Geburt kann die Mutter frei und selbstbestimmt wählen, was ihr gut tut (zum Beispiel essen, trinken, umherlaufen).
- Der Geburtsverlauf wird nicht in einen äußeren Rahmen gepresst, an den die Mutter sich anpassen muss. Sie behält während des gesamten Geburtsverlaufs die volle Entscheidungsfreiheit.
- Die wichtige und heilige Zeit unmittelbar nach der Geburt kann in vertrauter Umgebung intimer und intensiver erlebt werden. Niemand unterbricht die heilige Stimmung des Augenblicks, zum Beispiel durch medizinische Untersuchungen und standardisierte Abläufe, wie sie in Krankenhäusern üblich sind.

Durch diese Faktoren wird die Geburtsdauer in der Regel verkürzt und die Geburt selbst leichter und sanfter für Mutter und Kind. Die Folgen sind größeres körperliches und seelisches Wohlbefinden, was sich auf unser gesamtes Leben auswirkt. Warum sollten wir es uns also nicht leicht machen?

Wenn Sie Ihr Kind zu Hause begrüßen möchten, überlegen Sie sich, ob Sie die Begleitung einer Hebamme oder einer Doula in Anspruch nehmen wollen oder ob Sie Ihr Kind lieber allein beziehungsweise gemeinsam mit Ihrer Familie in Empfang nehmen möchten. Wer eine Wassergeburt plant oder sich zumindest die Möglichkeit offen halten möchte, im Wasser zu gebären, muss sich entscheiden, ob die Badewanne seinen Bedürfnissen gerecht wird oder ob gegebenenfalls ein Becken aufgestellt werden soll.

Besorgen Sie sich bereits einige Zeit vor der Geburt eine Grundausstattung an Hilfsmitteln. Viel brauchen Sie nicht: Decken und eventuell Molton-Unterlagen (aus der Apotheke) zum Unterlegen, mehrere Handtücher, Wegwerf-Slips und Binden beziehungsweise Windeleinlagen für die Blutungen, weiche Stoffwindeln und eventuell auch ein Seidentuch, um das Baby einzuhüllen, Lavendel- und Teebaumöl zur Desinfektion, Kamillen-, Fenchel- und Salbeitee zum Trinken und bei eventuellen Augeninfektionen Ihres Kindes. Natürliche Säfte und Ihre Lieblingstees sind während der Geburt und in der Zeit danach für Sie und Ihr Kind ein wertvolles Lebenselixier. Überlegen Sie sich auch, wer sich in der ersten Zeit nach der Geburt um den Haushalt kümmern und Sie mit nahrhaften Mahlzeiten verwöhnen kann.

Peter und unsere Nachbarinnen umsorgten uns liebevoll. Ich habe es jeweils sehr genossen, Zeit für Julie und Noa zu haben. So konnten wir uns vollkommen auf das Wunder der Geburt einlassen und die Geschenke der heiligen ersten Lebenszeit unserer Kinder ohne Ablenkung annehmen.

Im Kapitel „Fakten und Forschungsergebnisse" finden Sie zusätzliche Informationen, die Zweifel an einer Hausgeburt ausräumen und Ihnen helfen können, eventuell bestehende Ängste in vertrauensvolle Zuversicht umzuwandeln.

In der freien Natur

»Indem wir unser Selbst erfahren und es erziehen, erkennen wir das Wesen von Mutter Leben und lernen Respekt gegenüber den Energien, die uns alle geboren haben.«

(Estcheemah)

Als ich mit Noa schwanger war, fühlte ich in mir das starke Bedürfnis, ihn draußen, in der freien Natur, zu empfangen. Ich wollte die Verbundenheit mit der Erde spüren, die wohltuende beruhigende Kraft der Bäume um mich haben, die ausgleichende Wirkung des Wassers fühlen... Überall suchte ich nach „Vorlagen", nach Anhaltspunkten, nach denen ich mich richten konnte. Und ich wurde einmal mehr auf mich selbst zurückgeworfen.

Noas Geburtstermin lag Mitte Juni. Ich wollte am liebsten nicht zu weit reisen, da er mir immer wieder signalisierte, dass er am Anfang viel Ruhe und Geborgenheit brauchen würde, um in seinem Körper anzukommen. Hawaii, wo die Hebamme Heather Dye lebt, lag meinem Gefühl nach zu weit weg, auch wenn ich ansonsten sehr reiselustig bin. Eine Freundin erzählte mir von Roma Spring, die zu dieser Zeit mit ihrem Mann Volker auf Teneriffa Meeres- und Delphingeburten anbot. Begeistert rief ich sie an und erfuhr, dass sie nur von November bis Mai auf den Kanaren weilt. Meine Versuche, Igor Charkovsky wegen einer Geburt auf der Krim zu kontaktieren, scheiterten ebenfalls.

Was sollten wir tun? Von Elena Tonetti bekam ich die Telefonnummer der russischen Hebamme Katya Bagrianski (siehe auch S.176f.), die mit ihrem Mann und ihren vier Kindern in Paris lebt. Katya hatte drei ihrer Kinder in der freien Natur, im Meer oder am Strand, bekommen.

Ich rief sie gespannt an und erfuhr, dass sie für ihre Geburten auf Korsika und auf der Krim gewesen war. Sie bot mir an, nach Paris zu kommen, um mehr über ihre Geburten zu erfahren. Doch mehrere berufliche Projekte hielten mich so auf Trab, dass ich vor Noas Geburt keine Zeit mehr fand, sie zu besuchen. (Erst ein Jahr später besuchte ich die Bagrianskis mit Julie und Noa und wir tauschten unsere Eindrücke und Erkenntnisse aus.)

Trotzdem ging mir mein Traum nicht aus dem Kopf und ich forschte weiter. Wo war es im Juni bereits angenehm warm und zu welchem Ort war keine allzu weite Anreise nötig? Eine Freundin erzählte mir von den herrlichen Stränden in Kroatien. Auch das Wasser sei vergleichsweise sauber und im Juni warm genug für eine Geburt. Wir nahmen also Kontakt mit Menschen in Kroatien auf und organisierten alles privat, da wir niemand in Schwierigkeiten bringen wollten. Heather Dye flog extra aus Hawaii nach Kroatien, um Noas Geburt zu begleiten.

Es ist ganz sicher ein wundervolles Erlebnis für Mutter und Kind, die Geburt in direktem Kontakt zu den kosmischen Energien im Freien zu erfahren. Draußen fühlt man sich eins mit seiner Umgebung, man spürt die Kräfte der Erde und des Himmels, die um und in einem selbst wirken. Keine Wände trennen uns von den lebendigen Naturenergien. Wer sein Kind in enger Verbundenheit zur Natur auf die Welt bringen will, sollte sich zunächst einige Fragen beantworten:

- Wie viel Halt und Stütze brauche ich?
- Bin ich gut in Kontakt mit meiner Innenwelt? Und kann ich mein Kind, seine und meine Bedürfnisse wahr nehmen?
- Habe ich Vertrauen in meine Kraft und meine innere Führung?

Je nachdem, welche Antworten Sie für sich finden, sollten Sie einige Vorbereitungen treffen. Informieren Sie sich beispielsweise darüber, ob und, wenn ja, in welcher Entfernung ein Arzt oder auch ein Krankenhaus für Notfälle zur Verfügung stehen, wenn Sie das Gefühl haben, dass dieses Wissen Sie beruhigt. Häufig ist es weniger für die Mutter als vielmehr für den Vater wichtig, gewisse Notfallmechanismen bereit zu haben.

Falls Sie Ihr Kind allein, das heißt ohne Hebamme oder andere Geburtshelfer, empfangen wollen, besorgen Sie sich ein paar Dinge, die Sie für die Geburt brauchen: Decken, Thermoskanne mit Tee, eventuell etwas zu essen – Bananen eignen sich gut, da sie schnelle Energiespender sind –, Lavendelöl oder Teebaumöl zur Desinfektion, Binden oder Windeleinlagen für die Blutungen, mehrere Handtücher für Mutter und Kind, eine weiche Baumwolldecke und einige Stoff- oder Seidentücher zum Einwickeln Ihres Babys, eventuell Molton-Unterlagen (aus der Apotheke). Außerdem Ritualgegenstände wie Kerzen, Musikinstrumente usw., falls Sie sie einsetzen wollen. Wenn Sie möchten und es Sie beruhigt, können Sie auch ein Handy mitnehmen.

Bei meinen Geburten brauchte ich außer den oben genannten Dingen nichts, und wenn Sie im Wasser gebären, lässt sich die Liste sogar noch verkürzen.

Eine Geburt in der freien Natur wird in den heutigen Industrieländern leider als völlig unnormal angesehen. Wie ich bereits dargelegt habe, erleichtert meinem Empfinden nach die Nähe zur Natur jedoch den Übergang ins körperliche Sein für Mutter und Kind. Der unmittelbare Kontakt zu den Naturenergien erhöht unser Bewusstsein für die inneren Vorgänge und verbindet uns mit dem instinktiven und intuitiven universellen Wissen, das uns durch die Geburt leitet. Lassen Sie sich deshalb nicht beirren, wenn Ihr Umfeld Ihr Bedürfnis als unverantwortlich, gefährlich oder unhygienisch abtut. Vertrauen Sie auf Ihre natürlichen Kräfte und auf die starke Stütze, die Sie und Ihr Kind in der Natur erhalten. Wie schön ist es für ein Kind, wenn es in ein *lebendiges*, alle Sinne anregendes natürliches Umfeld geboren wird. Wenn es als Erstes die Erde oder das Wasser spürt, das Rauschen von Blättern oder Wellen hört, den Duft von Tannenzweigen, Blumen oder Meerwasser riecht und das natürliche Licht der Sonne oder des Mondes sieht.

Ich bin sicher, dass Kinder, die ihr Leben so beginnen dürfen, anders mit dem Leben auf dieser Erde – ihrem eigenen und dem anderer Lebewesen – umgehen. Je mehr wir uns in die Natur begeben und uns mit den Urkräften des Universums verbinden, umso mehr wächst unser Vertrauen, unser Selbstvertrauen und unsere Kraft, die wir in das Netz des großen Ganzen einbringen können. Gleichzeitig schwindet unser Bedürfnis, alles kontrollieren, absichern und vorhersagbar machen zu müssen.

In unserer Bewusstseinsentwicklung haben wir Menschen uns bisher stark auf den individuellen Teil des Lebens konzentriert, auf die Bereiche, die wir beeinflussen und steuern können, in denen wir Meister unseres Lebens sind. Die Lebensbereiche, in denen wir Teil des Ganzen sind, die gesteuert werden durch die kosmische Kraft, die *Quelle des Lebens*, wurden negiert beziehungsweise nicht mehr wahrgenommen. Indem wir uns dies bewusst machen, können wir unsere Aufmerksamkeit wieder vermehrt zu den Naturenergien hinwenden, erneut Vertrauen in die Quelle des Lebens gewinnen und uns ihr hingeben.

Der Einwand, eine Geburt in der Natur sei risikoreicher, lässt sich relativ leicht entkräften: Das Kind ist durch die mütterliche Versorgung in der Regel ausreichend immunisiert. Außerdem kommen an einem geschützten Platz in der Natur sicher weniger außergewöhnliche Krankheitserreger vor als zum Beispiel in einem Krankenhaus, es sei denn, man würde einen Ort in der Nähe einer Müllhalde, einer großen Menschenansiedlung oder Ähnlichem wählen.

Wer sein Kind im Wasser, also in einem See, Fluss oder Meer, zur Welt bringen möchte, sollte sich dennoch nach der Wasserqualität erkundigen. Auch wenn das Kind die erste Zeit nach der Geburt über die Nabelschnur weiterversorgt wird und kein Wasser schluckt, können bei starker Wasserverschmutzung Infektionen der Ohren oder Augen auftreten. Allerdings muss das Wasser nicht völlig keimfrei sein, denn wie gesagt: Auch im Krankenhaus ist das Kind vermehrt Erregern ausgesetzt.

Der Einwand, dass im Notfall in der Natur keine medizinische Versorgung besteht, lässt sich ebenfalls leicht ausräumen. Wer sich nicht tief in den Dschungel begibt oder an einen Ort, wo kein Hubschrauber landen kann, der hat im Allgemeinen genügend Handlungsspielraum.

Erkundigen Sie sich vorher nach dem nächsten Krankenhaus oder Arzt, schreiben Sie sich die Telefonnummer des Rettungsdienstes auf und sorgen Sie für eine Möglichkeit zu telefonieren, wenn Sie Bedenken haben. Ich bin im Übrigen überzeugt, dass man es im Vorfeld spüren würde, falls etwas nicht stimmt – und dann zu Hause bleiben kann.

In der freien Natur zu gebären, bedeutet nicht zwangsläufig, die Geburt allein, also ohne Freunde oder professionelle Geburtshelfer, durchführen zu müssen. Hören Sie sich um und fragen Sie Ihre Hebamme – wenn es Ihr Weg ist, dann werden Sie sicher eine kompetente Begleitung finden.

Wenn Sie und Ihr Kind den Wunsch haben, die Geburt im offenen Raum und im Einklang mit den Naturkräften zu feiern, dann erfüllen Sie sich diesen Traum.

V
Geburtsvariationen

»Die Geburt sollte für eine Frau
die Stunde ihrer größten Würde sein.«

(Pierre Vellay)

Jede Geburt ist ein einzigartiges, einmaliges, wundervolles und vollkommenes Ereignis – ein Wunder, unabhängig von Ort und Äußerlichkeiten. Auf den folgenden Seiten finden Sie individuelle, ganz persönliche Geburtserlebnisse beschrieben, die Sie darin bestärken sollen, Ihren eigenen persönlichen Weg während Schwangerschaft und Geburt zu gehen.

Julie

Schwanger – ungläubig blickte ich auf den rosa Streifen, der sich klar und deutlich von dem weißen Untergrund des Messstabes abhob. Der erste Impuls war aufgeregte Freude, der zweite Schreck: Ich hatte noch drei Semester bis zum Studienabschluss. Und so viele Träume für danach. Ein Kind war nicht „geplant". Doch damals schlief mein Bewusstsein und die Ereignisse überfielen mich und führten mich auf wunderbare Weise zum Erwachen. So setzte sich auch Julie, tapfer, stark und mutig, wie sie ist, durch und kam in mein Leben.

Irgendwie ahnte ich, dass ich mein Studium wohl kaum schnell zu Ende führen würde, sobald Julie auf der Welt war. Ich setzte daher alles daran, die Abschlussprüfungen vorzuziehen und ein Semester einzusparen. Für die Diplomarbeit wollte ich die ersten Lebensmonate von Julie nutzen. So war meine Aufmerksamkeit während meiner ersten Schwangerschaft sehr vom Äußeren in Anspruch genommen – die inneren Vorgänge nahm ich nur unbewusst und am Rande wahr. Ich war zu sehr mit anderen Dingen beschäftigt, um die heilige Zeit der Schwangerschaft und der Geburt wirklich wahr- und ernstzunehmen. Deshalb hielt ich mich an den allgemein vorgegebenen Rahmen: Ich suchte mir einen Frauenarzt mit Belegbetten in einer Geburtsklinik und ging regelmäßig zu den vorgeschriebenen Untersuchungen, obwohl Julie die CTG-Untersuchungen nicht mochte – sie strampelte jedes Mal wild und wehrte sich nach Kräften. Doch ich war zu wenig in Kontakt mit ihr und mir selbst, als dass ich daraus meine eigenen Schlüsse und Konsequenzen hätte ziehen können.

Der errechnete Geburtstermin war der 8. April. Irgendwann um Weihnachten wurden um mich herum Stimmen laut, ich müsste unbedingt einen Geburtsvorbereitungskurs machen. Auch das noch! Ich wollte im Januar und Februar einen Großteil der Abschlussprüfungen vorziehen und fühlte mich bereits auf allen Ebenen überlastet. Doch der Druck von außen wurde immer massiver. „Wie willst du die Geburt ohne Vorbereitung schaffen?!" Glücklicherweise fand ich ganz in der Nähe einen Kurs. Gleich am ersten Abend wurden wir mit Informationen und Daten überhäuft. Ich war unendlich müde und kaum aufnahmefähig. Bei den Übungen zwischendurch und zum Abschluss der Stunde, die uns auflockern sollten, fiel ich durch laute Schnarcher auf. Die Atem- und Körperübungen waren stereotyp und standardisiert. Sie brachten mich nicht mit mir selbst und meinem Körper in Kontakt.

„Bei der Geburt oder bei Vorwehen müsst ihr unbedingt darauf achten, alles *genau so* zu machen, wie ihr es hier lernt!" Nach dem Kurs fühlte ich mich jedes Mal unter Druck: Und wenn ich nun etwas Wichtiges vergaß oder falsch machte? Zu Hause musste ich dann noch weiteres Wissen für die Examensprüfungen in mein Hirn zwängen. Die Anspannung stieg, doch glücklicherweise setzte an dieser Stelle das Rebellentum meiner Wassermann-Natur ein: Ich streikte und brach den Kurs ab. Weibliche Wesen bekommen seit Jahrtausenden Kinder – und das, wenn es sein muss, auch ohne Hilfe. Warum sollte ich es also nicht auch schaffen – ohne Vorbereitung und Erlernen standardisierter Methoden und Techniken. Instinktiv fühlte ich, dass ich stark genug war, die Geburt einfach und natürlich geschehen zu lassen.

Während der Schwangerschaft mit Julie hatte ich keine körperlichen Probleme. Trotzdem ging ich, ohne darüber nachzudenken, zu den Routineuntersuchungen beim Frauenarzt und kam gar nicht auf die Idee, mir einen individuellen Geburtsrahmen zu *wählen*. Die Option einer bewussten Auswahl- und Entscheidungsmöglichkeit zwischen verschiedenen Alternativen war mir nicht bewusst. Die einzige Wahlmöglichkeit, die ich sah, bestand in der Auswahl der passenden Klinik.

Heute weiß ich, dass bei Julies Geburt *trotz* der äußeren Umstände alles leicht und gut verlief. Als wir um 4 Uhr morgens im Krankenhaus ankamen, waren die Hebammen mit zwei anderen Frauen beschäftigt und legten mich als Erstgebärende erst einmal in ein separates Untersuchungszimmer. „Beim ersten Mal dauert es, bis der Muttermund ganz eröffnet ist", hieß es. Mir war speiübel, doch niemand erklärte mir, dass dies durch die körperliche Anstrengung, wenn sich der Muttermund schnell öffnet, ganz normal ist. Als ich dann nach einigen Minuten spürte, wie mir eine warme Flüssigkeit über die Beine rann, bat ich Peter, die Hebamme zu holen. Nur widerstrebend ließ sie sich überreden mitzukommen – „wieder so eine Erstgebärende, die denkt, es geht schon los" – und war völlig überrascht, als sie schon Julies Kopf spürte. Ich war noch nicht ausgezogen, lag unbequem, durch das CTG ans Bett gefesselt da und wusste nicht, was ich tun *sollte*. Meinen Gefühlen zu folgen, traute ich mich nicht: Die Hebamme wusste bestimmt besser Bescheid, was zu tun war, als ich – schließlich hatte sie ja mehr *Erfahrung* und ich war „nur Erstgebärende".

„Schnell, können Sie aufstehen? Wir müssen in den Kreißsaal rüber", kam die Anweisung. Breitbeinig stolperte ich mit Peters Hilfe in den anderen Raum, wurde auf den Untersuchungsstuhl gehievt und befand mich in einer äußerst unangenehmen Lage, halb liegend in „Geburtsposition", wieder. Julie drängte nun vehement nach draußen – sie wusste bestimmt, dass es besser war, das Ganze schnell in die eigenen Hände zu nehmen. So kam sie schon nach drei oder vier Presswehen und schaute mich mit großen, wachen, unendlich weisen Augen an. Diesen ersten Blick werde ich nie vergessen. Es lag so viel *Wissen*, Intensität und Kraft darin.

Obwohl ich damals in vielem noch relativ unbewusst war, öffnete Julie mir dadurch für Momente das Tor zu einem höheren Bewusstsein und ließ mich die Heiligkeit und das Wunder des Augenblicks spüren.

Julie war von Geburt an sehr wach und bestimmt. Schon ihre ersten Saugversuche wenige Minuten nach der Geburt waren kräftig und zielbewusst. Sie hat die große Aufgabe übernommen, den Weg zu bereiten.

Julie setzte eine Bewusstseinsentwicklung in Gang, die mein ganzes Leben veränderte. Viele ihrer Signale und Botschaften nahm ich nicht wahr und sie konnte mich nicht oft erreichen. Trotzdem gelingt es ihr bis heute, mein Bewusstsein ständig zu schärfen und mich zur Klarheit zu führen. Ihre Fragen und Hinweise sind unschätzbar wertvoll – auch wenn ich sie gelegentlich immer noch nicht höre beziehungsweise übergehe. Unermüdlich und voller Liebe, wie es ihre Art ist, sendet sie ihre Impulse, um mich zu erreichen. Dafür bin ich ihr unendlich dankbar.

Ich bin sehr froh, dass wir Julie, obwohl wir im Krankenhaus waren, keine Sekunde alleine ließen. Selbst während der Erstuntersuchung gab Peter sie nicht aus den Händen, trotz des Protests der Oberschwester. Rückblickend empfinde ich die Krankenhausumgebung eher als behindernd: Ich konnte mich vor der Geburt nicht so bewegen, wie es mir – und Julie – gut getan hätte, und ich durfte nichts essen und nichts trinken. Ich hatte Julie rund um die Uhr bei mir und lag mit ihr allein in einem unpersönlichen Zimmer: Um wie viel wohler hätten wir uns zu Hause, an einem vertrauten, gemütlichen Ort, gefühlt. Peter hätte dann nicht die erste Nacht unbequem auf dem Boden schlafen müssen, um seiner Tochter nahe zu sein. Gerade die wichtigen Stunden und Tage nach der Geburt sind *für die ganze Familie* unersetzbar wertvoll. Krankenhäuser sind nicht dafür eingerichtet und auch nicht dafür bestimmt, dieser ersten Zeit der heiligen Verbundenheit Raum zu geben. Daher würde ich – im Normalfall – zu einer Geburt nicht wieder in ein Krankenhaus gehen. Wer einen äußeren Rahmen möchte und Halt sucht, der ist in einem Geburtshaus ebenso gut und sicher aufgehoben.

Julies Geburt ist für Peter und mich ein heiliges Geschenk, für das wir unendlich dankbar sind. Im Gedächtnis bleibt die Großartigkeit und Einmaligkeit eines perfekten Augenblicks.

Noa

Julie hatte den Weg geebnet für ihren Bruder, mit dem sie sehr verbunden ist. Ihre Geburt löste bei mir einen inneren Prozess aus, der immer noch anhält. Als ich mit Noa schwanger war, traf ich daher bewusstere Entscheidungen. Ich empfand dies als sehr beruhigend und wohltuend. Da ich mich selbst und meine Umgebung viel wacher wahrnehmen konnte, entstand bereits während der Schwangerschaft ein intensiver direkter Kontakt zu Noa. Unsere „Gespräche" waren eine wertvolle Bereicherung und Anleitung für mich. Auch Julie meditierte regelmäßig mit ihrem Bruder und empfing dabei faszinierende Bilder und Symbole. Die beiden kommunizierten in einer unmittelbaren spontanen Art, die ich bewundernd mitverfolgte. Julie brauchte nie lange, um sich einzufühlen. Ihr Austausch mit Noa war spontan und unkompliziert – wahrscheinlich weil sie nicht wie ich durch ihren Verstand eingeschränkt wurde.

Wie viele andere Frauen hatte auch ich während der Schwangerschaft besonders intensive und bedeutungsvolle Träume. Viele Themen tauchten auf und konnten im Licht des Bewusstseins angeschaut und gelöst werden. Immer wieder träumte ich auch von dem Moment der Geburt. Ich fühlte in allen Einzelheiten, wie Noa aus mir geboren wurde. Alles verlief leicht und schnell und ich erlebte ein unbeschreibliches Glücksgefühl dabei. Ich spürte, wie ich mich öffnete und weit wurde, wie Noas kleiner Körper aus mir herausdrängte und er dann – völlig schmerzfrei und angenehm – gleichsam aus mir heraus*schwamm*. Ich lachte vor lauter Freude und Stolz über seine Ankunft und war in fast übermütiger ausgelassener Stimmung. Gleichzeitig erfuhr ich auch im Traum eine tiefe Achtung und Demut vor der Heiligkeit und dem Wunder der Geburt. Beim Aufwachen war ich jedes Mal tief berührt und die Träume erhöhten meine neugierige Vorfreude auf das tatsächliche Geburtserlebnis.

Ich merke, dass alle Versuche, die Gefühle und Bilder meiner Träume – und erst recht der realen Geburt – in Worte zu fassen, nur recht unzulänglich und unbefriedigend sind. Ich hoffe und wünsche, dass sie trotzdem zumindest eine Ahnung davon vermitteln, wie wundervoll, beschwingt und ekstatisch ich das göttliche Geschenk der Geburt erleben durfte.

Während der Schwangerschaft und bei der Geburt von Noa verließ ich mich hauptsächlich auf mich und ließ mich von meinen Gefühlen leiten. Nicht immer gelang es mir, ihnen auch zu folgen, vor allem dann, wenn von außen Zweifel gesät wurden. Trotzdem bin ich dankbar, dass ich vor und nach der Geburt meinen Bedürfnissen und denen von Noa im geschützten Raum unserer kleinen Familie ohne äußere Ablenkung folgen konnte. Während der Öffnung des Muttermundes saß ich im warmen seichten Wasser und sang ein Lied[31], das mir ganz spontan in den Sinn kam. Ich kannte es aus einem Seminar und es passte wunderbar und erleichterte mir das Öffnen und Hingeben:

"I am opening up
with sweet surrender
to the luminous love-light
of the one.
I am opening up
with sweet surrender
to the luminous love-light
of the one.
I am opening, I am opening
I am opening, I am opening.
I am opening up
with sweet surrender
to the luminous love-light
of your soul.
I am opening up
with sweet surrender
to the luminous love-light
of your soul.
I am opening, I am opening
I am opening, I am opening."

„Ich öffne mich
in süßer Hingabe
dem leuchtenden Liebeslicht
des Einen.
Ich öffne mich
in süßer Hingabe
dem leuchtenden Liebeslicht
des Einen
Ich öffne mich, ich öffne mich,
Ich öffne mich, ich öffne mich.
Ich öffne mich
in süßer Hingabe
dem leuchtenden Liebeslicht
deiner Seele
Ich öffne mich
in süßer Hingabe
dem leuchtenden Liebeslicht
deiner Seele.
Ich öffne mich, ich öffne mich,
Ich öffne mich, ich öffne mich."

Ich wiegte mich hin und her, um den Prozess zu unterstützen. Als ich merkte, dass die körperliche Geburt kurz bevorstand, rief ich Peter. Ich lehnte meinen Kopf an seine Schulter und spürte, wie Noa sich langsam nach unten schob. Mit meiner Hand fühlte ich nach und erweiterte sanft mit den Fingern das Gewebe um seinen Kopf. Eine große Kraft und ein unbeschreibliches Glücksgefühl durchflossen mich. Ein leichter Druck – und schon glitt Noas Kopf und gleich darauf sein Körper aus mir heraus ins Wasser, wo Peters Hände ihn sanft empfingen. Die Nabelschnur, die locker um seinen Hals gewickelt war, streifte ich ab.

Peter und Julie waren völlig überrascht, wie schnell und im wahrsten Sinne des Wortes reibungslos die Geburt verlaufen war. Noa hatte die schnelle Geburt etwas erschöpft. Er hielt die Augen geschlossen, öffnete sie aber kurz und schaute mich an. Dann blickte er sich suchend um, und erst als er Peter und Julie gesehen hatte, schloss er die Augen wieder. Ich blieb mit Noa noch lange im Wasser, wiegte ihn sanft, stillte ihn und wir sangen zusammen. So konnte er sich im warmen Wasser entspannen. Es war einfach wunderschön.

Auch die Tage nach der Geburt waren für uns als Familie sehr wichtig. Wir nahmen uns Zeit, die neuen Energien in und um uns an- und aufzunehmen. Neugeborene sind noch in sehr engem Kontakt zur geistigen Welt. Noa öffnete uns den Blick für eine übergeordnete Göttlichkeit. Er strahlte so viel Liebe, Reinheit und Sanftheit aus.

Es dauerte einige Wochen, bis er sich ganz mit seinem Körper verband. Anders als Julie, die sofort präsent war, weilte er noch häufig „in anderen Gefilden". Seine Zartheit und die enge Verbindung zur Seelenwelt hatten eine sehr heilende Wirkung auf uns – und auf alle, die ihm begegneten.

Ich denke, dass *jedes* Kind göttliche Geschenke für uns mitbringt. Wenn wir uns darauf einlassen, können wir dies besonders intensiv in den Phasen vor, während und nach der Geburt spüren.

Sagara

von Richard Hirsch[32]

Weit über sechs Milliarden Menschen leben derzeit auf unserer Erde. Sie alle wurden von einer Mutter geboren und von einem Vater gezeugt. Alle haben eine außergewöhnliche, individuelle Geburt erlebt, das Wunder des Lebens erfahren und einen einzigartigen, unverwechselbaren und unersetzbaren Weg ins Dasein angetreten.

Wir leben auf unserer wundervollen Erde, die von Natur aus keine Grenzen kennt. Meine Frau und ich überlegten, was wir dazu beitragen könnten, um den Lebensraum für unser Kind wirklich grenzenlos erfahrbar zu machen. Uns kam der Gedanke, dass wir, wenn wir zur Geburt in ein anderes Land gehen, damit ein weltumspannendes Beziehungsnetz von Menschen fördern, die aus frühester eigener Erfahrung einen globalen Horizont, Verständnis für und ein natürliches Einfühlungsvermögen in andere Kulturen haben. Wer anders ist, ist nicht fremd. Dies scheint uns eine wichtige Voraussetzung für den globalen Frieden zu sein. Was drückt diesen Gedanken besser aus als die grenzenlose Weite des Ozeans. Er hat Platz für alle Flüsse dieser Erde, aus allen Ländern dieser Erde. Dem Ozean ist es egal, woher die Flüsse kommen, durch welche Länder sie fließen, ob sie wenig oder viel Wasser tragen, ob sie Schotter und Geröll mitbringen, einen kurzen oder weiten Weg zurückgelegt haben, ob sie warm oder kalt sind. Er nimmt sie alle auf ungeachtet ihrer Herkunft und Eigenschaften. Er ist im Überfluss. Diese unbegrenzte Weite entspricht am ehesten den unbegrenzten Möglichkeiten des neuen Menschen.

Viele teilen mit uns die Erfahrung, in der Natur der Schöpfung, dem Schöpfer und sich selbst am nächsten zu sein. Wir verspüren tiefe Glücksmomente, Erholung und Andacht, wenn wir einem glanzvollen Sonnenuntergang in einer atemberaubenden Landschaft zuschauen. Im Vergleich dazu wirkt der Kreißsaal eines Krankenhauses eher steril, selbst wenn das Poster eines Wasserfalles an die Wand geheftet sein sollte. Für uns war deshalb die Entscheidung klar: Ein Krankenhaus widerspricht der Freiheit und Offenheit, die wir erfahren wollen. „Wer geht in ein Krankenhaus und wer geht ans Meer?" – diese Frage haben wir uns auch im Hinblick auf die Geburtshelfer gestellt. Wobei wir diesen Begriff auf all die unsichtbaren Helfer ausgedehnt haben, denen wir in der Natur begegnen. Ein geschlossener Raum ist nicht offen und außerdem nicht grenzenlos.

Wer hat das kleine Menschenkind da im Bauch der Mutter gezeugt? Können Sie sich noch erinnern, wann und wie das war und was Sie dabei empfunden haben? Können Sie sich auch vorstellen dass Sie gerne einen Berater oder Arzt dabei gehabt hätten, für den Fall, dass etwas schief gegangen wäre? Haben Sie vorher auch genügend Bücher gelesen, wie man es macht und was alles passieren kann?

Für mich ist die Zeugung eines Kindes ein großartiger Vorgang und nicht anders empfinde ich die Geburt. Die Eltern stimmen sich ein, kommen in einen Gleichklang, und auf diesen Klang reagiert ein Wesen da draußen im Universum oder wo auch immer. Es kommt zu einem Einklang und einem Einverständnis: „Ich werde euer Kind und ihr werdet meine Eltern." Damit sind zwei Dinge gesagt: erstens, dass Klänge multidimensional sind und in weite Fernen vordringen können – erinnern Sie sich noch, wie es war? –, und zweitens, dass an einer Zeugung drei beteiligt sind: Mutter, Vater und Kind. Und nur wenn es zum Ein-Klang kommt, kommt auch ein Kind zur Welt. Wir wollten diese Dreieinigkeit sowohl bei der Zeugung als auch bei der Geburt unserer Tochter erleben.

Leben ist ein Geschenk des Himmels an die Erde. Leben benötigt nichts, rein gar nichts von der Erde. Im Gegenteil: Es gibt der Erde etwas – neues Leben. Das ist stark vereinfacht dargestellt, aber wenn ein neues Leben auf diese Erde kommt, dann ist das ein wundervolles Geschenk. Eine Geburt im Krankenhaus kostet nicht nur Geld, sondern auch Ressourcen. Wenn die Geburt etwas kostet, dann ist sie kein Geschenk mehr.

Als meine Frau Bettina im zweiten Monat schwanger war, hatte ich einen Traum. Darin reiste ich schwerelos durch das All und begegnete einem Wesen, das ebenso zu reisen schien wie ich. Es strahlte so eine Liebe aus, so eine Freude und Zuversicht, dass ich wie von einem Magneten angezogen wurde. Und plötzlich wurde mir bewusst: Das ist unser Kind auf dem Weg zu uns. Ich fragte dieses große, strahlende, mächtige Wesen, wo es denn geboren werden wolle – als gäbe es in diesem Moment nichts anderes zu fragen, als wäre nichts anderes wichtig. Und ohne zu zögern antwortete es: „im Indischen Ozean."

Als wir uns entschlossen hatten, zu zweit auf eine unbewohnte Insel im Indischen Ozean zu fahren, hatten wir das Vertrauen, dass wir ein gesundes Kind unter den besten Umständen, die man sich vorstellen kann, zur Welt bringen. Wir hatten aber auch erwogen, dass Mutter und Kind bleibende Schäden davontragen oder schlimmstenfalls sogar sterben könnten. Die Schwangerschaft war ohne jede Komplikation verlaufen und wir hatten uns auf die Geburt mit Übungen, Massagen, Meditation, Mantra-Gesang, einem Geburtsstein und allerlei Kräutern, Salben und Tees vorbereitet, so dass uns diese Möglichkeit als nicht sehr wahrscheinlich erschien. Außerdem besteht dieses Risiko mit der gleichen Wahrscheinlichkeit auch zu Hause wie an jedem anderen Ort der Welt. Der Unterschied liegt einzig und allein in den Möglichkeiten, bei einer Komplikation zu reagieren.

Um sich länger auf einer Malediven-Insel aufzuhalten, bedarf es einer Sondergenehmigung des Innenministeriums und eines Sponsors, der die Verantwortung für das leibliche Wohl der Gäste übernimmt. In unserem Fall war das ein Vater, dessen Tochter zu dieser Zeit gerade eine Frühgeburt mit einigen Komplikationen hinter sich hatte und der von unserem Plan nicht gerade begeistert war. Meergeburten sind auf den Malediven unerhört. Zum einen wegen der Wesen, die wir als Geburtshelfer wollten, und zum anderen aus hygienischen und praktischen Gründen. Eine Mutter auf den Malediven gebiert ihr Kind in einem dunklen Raum und verlässt danach einen Monat das Haus nicht, schon gar nicht bei Nacht. Die meisten Einheimischen sehen und hören Wesenheiten, unter denen wohlgesinnte und grimmige Gesellen zu finden sind, und kommunizieren auch mit ihnen. Daher hatten wir auf der

Insel nur einen Freund unseres Sponsors in unser Vorhaben eingeweiht.

Als sich die Geburt näherte, änderte sich auch das Wetter. Das sonst smaragdgrüne Wasser verfärbte sich grau und wogte aufgepeitscht an den Strand. Doch einmal pro Tag war es immer so schön, dass wir ins Wasser konnten. Eines guten Tages gingen wir aber nicht vor die Türe. Das fällt auf einer kleinen Insel natürlich auf. So kam am Abend unser Freund und wollte wissen, was los war. Er hatte für den nächsten Tag ein Boot vorbereitet, das uns auf unsere unbewohnte Geburtsinsel bringen sollte. In der Nacht gegen halb zwölf platzte die Fruchtblase und der Muttermund öffnete sich leicht. Jetzt wurde es ernst. Bis dahin hatten wir uns immer noch an unserer Theorie, dem Traum und den freundlichen Menschen auf der Insel festhalten können. Aber jetzt waren wir wirklich allein, so wie wir es wollten – nur nicht auf einer unbewohnten Insel, sondern auf einer bewohnten. In unserem Zimmer fühlten wir uns geborgen, sicher, aber wollten wir nicht im Meer gebären? Welch ein Glück, dass wir immer zu einer bestimmten Stelle schwimmen gegangen waren, nur fünf Minuten von unserem Haus entfernt. Den Weg fanden wir somit auch im Dunkeln, obwohl es Neumond war und die Nacht pechrabenschwarz. Wir packten ein paar Decken, Uhr, Schere, Klemme und Geburtsstein zusammen und liefen zum Strand.

Bettina ging immer wieder ins Wasser, doch es war zu kalt und zu unruhig, um länger darin zu bleiben. Als sie wieder einmal im Wasser war, ging sie in den Vierfüßlerstand und presste – und ich sah, wie ein kleines Köpfchen aus dem Muttermund kronte und wie das Baby aufhörte, sich weiter herauszustrampeln. Bettina presste jetzt auch nicht mehr. Intuitiv fuhr ich mit beiden Händen um den Kopf des Kindes zum Hals, merkte, dass ich meine Hand sicher zwischen Nabelschnur und Hals halten konnte und zog mit einer leichten Drehung das kleine Geschöpf unter Wasser aus dem Bauch seiner Mutter. „Sie ist da, sie ist da!" rief ich und Bettina fragte völlig erschöpft: „Wo?" Sie stand auf und ich reichte ihr unser Kind. Neumond, Millionen von Sternen am Himmel und Millionen von Glühwürmchen auf dem Meer, oder spiegelten sich die Sterne? Jedenfalls war es taghell und das Meer jetzt ganz ruhig.

Wir gingen zurück zu unserem Strandlager und legten uns nun zum ersten Mal zu dritt hin. Was für ein Erlebnis, was für ein Himmel. Wir waren all-ein. Mit der Insel, dem Ozean, dem Himmel, den Sternen und all ihren Bewohnern.

Die Nabelschnur durchtrennte ich, lange nachdem sie auspulsiert hatte, mit einer Schere. Damals kannten wir die Lotusgeburt noch nicht, bei der das Baby mit der Plazenta verbunden bleibt, bis die Nabelschnur von selbst austrocknet und abfällt. Die Nachgeburt opferte ich mit einem kleinen Ritual allen sichtbaren und unsichtbaren Helfern und ich gab sie dem Meer zurück, als Sinnbild für die Weite des Alls, aus dem unsere Tochter zu uns gekommen ist. Die Plazenta, der Mutterkuchen, ist für das Ungeborene das allernährende Universum, mit dem es durch die Nabelschnur neun Monate lang verbunden ist.

Als ich mich wieder umdrehte, war Bettina mit unserem Baby bereits ins Haus zurückgegangen. Wir legten uns glücklich ins Bett und zum ersten Mal hörten wir unsere Tochter zweimal niesen. Sie hatte vom ersten Moment an die Augen weit geöffnet gehabt und sah ihre Eltern mit diesem unvergesslichen Blick aller Neugeborenen an: „Was habt ihr euch da nur ausgedacht."

Wir gaben ihr den Namen Sagara, was „Ozean" bedeutet. Der Name kommt aus dem Sanskrit und ist eine Kurzform für die tibetische Form *Yeshe Tschögyel*, was „Prinzessin aus dem Meer der Weisheit" heißt.

Es war noch nicht ganz sechs Uhr, da klopfte es an unserer Tür: *Koko baalani* – „Wir wollen die Jüngere angucken." Der Atollchef, der zufällig auf der Insel weilte, und der Inselchef standen mit unserem Sponsor, seiner Frau und seiner Tochter in der Tür. In den nächsten Tagen waren alle Inselbewohner rührend um uns bemüht, angefangen von Tipps zum Stillen bis hin zur Babymassage. Am siebten Tage fand das offizielle Namenstagsfest statt, für das dem Kind die Haare geschnitten werden und sein Name der Insel bekannt gegeben wird.

Traditionell kommen alle Kinder und Mütter herbei und am Abend auch die Männer der Insel und ein großes Fest wird gefeiert.

Jede Schwangerschaft und jede Geburt ist ein einmaliges Erlebnis, ein großes Geheimnis, das nur von den Eltern und am meisten von der Mutter verstanden wird. Sie ist auch die Person, die den engsten Kontakt zum Baby hat und daher auch am sichersten weiß, was für beide gut ist. Ratschläge und Informationen sind oft widersprüchlich und nicht immer hilfreich. Nur wenn Sie sich mit ihnen besser fühlen, wenn Sie gestärkt und voller Mut sind, sind Sie in der Lage, ganz frei Ihre eigenen und für Sie persönlich richtigen Entscheidungen zu treffen. Lassen Sie sich nicht verunsichern und vermeiden Sie alles, was Ihnen Angst macht. Fördern Sie hingegen alles und konzentrieren Sie sich auf alles, woran Sie Freude haben und was Sie aufbaut. Hören Sie auf Ihre eigene innere Stimme, auf Ihre Intuition und auf Ihr Kind.

Surya und Benjamin

von Elizabeth Battenberg

Eine Geburt mit Delphinen im Meer – das hatte ich mir schon während meiner ersten Schwangerschaft sehnlich gewünscht.

Ich hatte das Buch *Wasserbabys* von Erik Sidenbladh gelesen und war fasziniert von den darin beschriebenen Ideen. Der errechnete Geburtstermin war der 25. Dezember. Ich konnte mir nicht vorstellen, zu dieser Jahreszeit irgendwo am Meer zu entbinden, es sei denn, ich würde irgendwohin weit weg reisen. Doch wie sollte dann mein Mann bei der Geburt unseres ersten Kindes dabei sein? Ich entschloss mich also schließlich für eine Wassergeburt zu Hause.

In den ersten vier Monaten ging ich einmal im Monat zu einer mir empfohlenen Frauenärztin. Jedes Mal untersuchte sie mich und machte einen Ultraschall. „Sehen Sie, wie es sich wegbewegt?", fragte sie mich immer wieder. „Die Kinder mögen den Ultraschall nicht, wie man sieht! Na ja, jetzt wollen wir es mal nicht weiter ärgern."

So viele Ultraschalluntersuchungen – drei innerhalb der ersten vier Monate – kamen mir seltsam vor und ich fragte mich auch, warum ich jedes Mal vaginal untersucht wurde, obwohl keine Auffälligkeiten festgestellt wurden.

Ich suchte nach einer Alternative und fand eine Anlaufstelle für natürliche Geburt. Die dortige Hebamme versicherte mir in einem Gespräch, dass sie auch Wassergeburten zu Hause anbieten würden – eine Badewanne sei völlig ausreichend. Verglichen mit den Vorstellungen über Geburt, die in meiner Verwandtschaft und in meinem Freundeskreis vorherrschten, fühlte ich mich einen gewaltigen Schritt weiter. Ich kannte so gut wie keine Frau, die *nicht* im Krankenhaus entbunden hatte. Als die Hebamme mir erklärte, dass ich die Vorsorgeuntersuchungen ebenso gut bei ihr machen könne, anstatt zum Arzt zu gehen, schaute ich sie ungläubig an. Ich entschloss mich für diese Alternative und habe mich seither keiner weiteren Ultraschalluntersuchung unterzogen, auch nicht während meiner zweiten Schwangerschaft. Ich hatte ein gutes und stimmiges Gefühl.

Die Hebamme schlug vor, gemeinsam mit meinem Mann einen Geburtsvorbereitungskurs zu belegen. Bereits nach dem ersten Mal brachen wir ihn ab: Während der Übungen hatten wir beide das Gefühl, etwas falsch zu machen, beschuldigten uns gegenseitig, entschuldigten uns wieder und fühlten uns gleichzeitig zu Natürlichkeit und Perfektion genötigt.

Meine Hebamme bestand jedoch darauf, dass wir uns mit Hilfe eines Kurses gut auf unsere Hausgeburt vorbereiten. Also stiegen wir beim nächsten Kurs wieder ein. Daraus resultierte eine der engsten Freundschaften von meinem Mann und mir mit einem Ehepaar – ihre beiden Söhne sind genauso alt wie unsere und auch die Kinder sind die besten Freunde.

Wenn ich heute auf meine erste Geburt zurückblicke, glaube ich, dass ich diese Erfahrung gebraucht habe, um zu wissen, wie es sich anfühlt, in unserer heutigen Gesellschaft ein Kind zu gebären – und um zu verstehen, wie man als Frau von sich selbst, der inneren Führung und Intuition weggeführt und mit Furcht und Unsicherheit erfüllt wird.

Ich wollte unser erstes Kind nach der Sonne benennen und so heißt unser Sohn Surya, nach dem indischen Sonnengott. Surya war ein sehr kräftiges, hübsches und waches Kind, dessen Herztonfrequenz während der 20-stündigen Geburt immer gleich kräftig geblieben war. Sofort nach der Geburt saugte er etwa eine Dreiviertelstunde lang an der Brust. Auch wenn die lange Geburt mich sehr erschöpft hatte und ich mehrere Monate benötigte, um mich zu erholen, spüre ich bis heute ein Gefühl der Ehrfurcht und Bewunderung für unseren Sohn Surya. Er besaß schon immer eine große innere Kraft, dank derer er die Unzulänglichkeiten von uns Eltern verkraften und ausgleichen konnte. Wir haben seine Entwicklung durch viele und lange Aufenthalte im Wasser und im Tragetuch unterstützt. Auf jeden Fall haben seine Geburt und er selbst unserem Leben den Sinn und die Richtung gegeben, in der es jetzt verläuft.

Bei meiner zweiten Schwangerschaft war ich ein ganzes Stück weiter. Wir hatten inzwischen Igor Charkovsky, den Vater der Wassergeburt und des Babyschwimmens in der westlichen Welt, in Moskau aufgespürt. Er hatte bereits in den sechziger Jahren Babys und Schwangere mit Delphinen im Schwarzen Meer schwimmen lassen und Meergeburten durchgeführt. Als absoluter Pionier in diesem Bereich waren seine Trainingsmethoden allerdings des Öfteren Gegenstand weltweiter Kontroversen. So galt er damals schon fast als verschollen, man hatte im Westen jahrelang nichts mehr von ihm gehört.

Wir luden ihn und seine Familie für mehrere Monate zu uns nach Hause ein und so begann unsere Lehrzeit bei diesem großen Visionär und Wissenschaftler, der unermüdlich und unbeirrbar sein Ziel verfolgt: die Entwicklung und Optimierung des menschlichen Potenzials auf körperlicher, seelischer und geistiger Ebene zum Wohle aller. Charkovsky verfügt auch über Heilkräfte und seherische Fähigkeiten und steht in Verbindung zu bekannten russischen Heilern und Visionären.

Er trainierte mit unserem damals zweijährigen Sohn Surya und schwor uns ganz auf das Element Wasser ein. Wir waren begeistert von den Vorzügen der äußerlichen Anwendung, angefangen vom einfachen Im-Wasser-Sein bis hin zur Bewegung und der bewussten Atmung im Wasser.

Im neunten Monat schwanger mit Benjamin, flog ich mit meinem Mann, einer Gruppe Interessierter und unserem AquaLife-Team, das wir mittlerweile aufgestellt hatten, auf die Insel Krim in der Ukraine zu den Delphinen*. Fünf Tage lang verbrachten wir jeden Tag mehrere Stunden mit den Delphinen im Wasser.

Eine etwas ältere Delphindame nannten wir „die Hebamme", da sie mit jedem aus unserer 14-köpfigen Gruppe spielte, sich streicheln ließ und alle – außer mir – durchs Wasser zog. Ich ging zweimal zu ihr ins Wasser und jedes Mal ließ sie sich kaum blicken. Einmal durfte ich ihr den Bauch streicheln und mich ganz kurz an ihrer Rückenflosse festhalten. Die restliche Zeit verschwand sie oder umkreiste mich in einem ständigen Auf und Ab. Wir vermuten, dass sie Benjamin mit ihrem Sonarsystem scannte oder abtastete und irgendetwas in mir ein- beziehungsweise aufrichtete.

Während unseres Aufenthalts auf der Krim sah ich im Traum ein Baby: einen kräftigen, unabhängigen, willensstarken Jungen. Ich wusste sofort, dass es mein Sohn war, den ich unter dem Herzen trug. Intuitiv gab er mir zu verstehen, dass es keinen Unterschied machte, ob seine Geburt im Meer mit Delphinen, ohne Delphine oder zu Hause in der Badewanne stattfand. Seine Beziehung und seine tiefe Verbundenheit zu den Delphinen schien außer Frage. Dies war so offensichtlich, dass ich mir fast ein wenig naiv vorkam, zu glauben, die Gegenwart von Delphinen bei seiner Geburt würde einen Unterschied machen. Benjamin, der zweifellos ständig mit Delphinen in telepathischem Kontakt stand, schien zu amüsieren, dass ich annahm, die physische Gegenwart von Delphinen während des relativ kurzen Zeitraums der Geburt würde

---

* Hier handelt es sich um Delphine, die dort zu Forschungszwecken gefangen gehalten werden (Anm. d. Autorin)

einen großen Unterschied in seinem Sein ausmachen. Als ob er jemals im Bewusstsein von den Delphinen getrennt sei! „Ich bin es nicht", versicherte er mir.

Ich erkannte, dass das Delphinbewusstsein nicht mit dem unseren gleichzustellen ist und dass Delphine auf einer anderen Ebene kommunizieren. Sie benötigen nicht den physischen Kontakt beziehungsweise die physische Gegenwart, um mit uns Menschen zu kommunizieren (Timothy Wyllie nennt ihre Ebene der Kommunikation die vierte Dimension).

Ein klein wenig enttäuscht musste ich auch feststellen, dass ich mir etwas übertriebene und sehr romantische Vorstellungen von der Geburt meines zweiten Kindes gemacht hatte. Doch ich spürte, dass sie eigentlich nicht von großer Bedeutung waren. Bedeutend oder wichtig war vielmehr, mein Bewusstsein emporzuheben und zu reinigen – dann stellt sich der Kontakt zu Delphinen oder zu anderen höheren Lebewesen von selbst ein.

Drei Wochen vor meiner Niederkunft flogen wir wieder nach Deutschland zurück. Ich beschloss, bei einer Freundin zu entbinden, wo mein älterer Sohn auch Spielkameraden hatte. Nach Möglichkeit wollte ich mein Kind in einem kleinen aufstellbaren Schwimmbad im Garten empfangen. Ich war mir ziemlich sicher, dass ich während der Wehen und der Geburt das starke Bedürfnis haben würde, zu tauchen. Unter Wasser kann man die Wehen optimal, das heißt genau im richtigen Rhythmus und mit dem richtigen Druck, herausatmen.

An dem Tag, an dem ich das kleine aufstellbare Becken bestellte, kam Benjamin. Er schien sagen zu wollen: „Auch mit dem Schwimmbad brauchst du dir keine Mühe zu machen – ich komme einfach so. Im Wasser. Aus." Um drei Uhr nachts stieg ich in die Badewanne, weil die Wehen etwas stärker wurden. Bald merkte ich, dass sie nicht wieder aufhörten. Meine Freundin besitzt eine Schwimmschule und ursprünglich hatten wir geplant, vor der Geburt schnell noch eine Stunde schwimmen beziehungsweise tauchen zu gehen. Doch nun spürte ich, dass ich dazu nicht mehr in der Lage war.

Im Gegensatz zu meiner ersten Geburt verlief bei Benjamin alles äußerst zügig. Ich versuchte, den Schmerz willkommen zu heißen und dankbar dafür zu sein. Ich stellte mir vor, wie mich jede Wehe der Geburt meines Sohnes näher brachte und dass die Austrittsphase leichter und schmerzloser sein würde, wenn der Muttermund erst einmal geöffnet war. Sobald der Muttermund geöffnet ist, muss das Baby sozusagen nur noch „heraustreten", in unserem Fall „herausschwimmen". Der Austritt selbst ist dann nicht mit starken Schmerzen verbunden, es sei denn, die Eröffnungsphase ist noch nicht abgeschlossen. Wenn man bei unvollendeter Eröffnungsphase aus irgendeinem Grund in die Austrittsphase übergeht und zu pressen anfängt, dann kann die Geburt schmerzhaft und kompliziert werden.

Ich empfand die Austrittsphase, vor der ich bei meiner ersten Geburt aufgrund vieler Schreckensgeschichten panische Angst gehabt hatte, dieses Mal überhaupt nicht als schmerzhaft. Ich nehme an, dass meine panische Angst Suryas Geburt so verzögert hatte.

Benjamin kam um 5 Uhr 45 unter Wasser auf die Welt. Ich ließ ihn noch einige Minuten unter Wasser, bevor ich ihn sanft herausnahm und an mich drückte. Bald fing er an zu atmen.

Die Hebamme und mein Mann kamen ein paar Stunden später. Ich hatte Benjamin mehr oder weniger alleine, in Gegenwart meiner Freundin und eines Freundes, in der Badewanne zur Welt gebracht und alles war zügig und sehr friedvoll verlaufen.

Dass die Geburt ohne Schmerzen und äußerst friedvoll und unkompliziert verlaufen war und dass ich dieses Mal, trotz traumatischer und schmerzhafter Erfahrungen in der Vergangenheit, keine Angst hatte, lag meines Erachtens an folgenden Umständen:

1. Der Verbindung zu den Delphinen und die Tatsache, dass ich mit Benjamin im Bauch mit ihnen geschwommen war.
2. Meiner Geburtsvorbereitung: Während der Schwangerschaft machte ich spezielle Dehnübungen für den Beckenboden und Yoga im Wasser. Während der Übungen atmete ich intensiv, um meinem Körper und dem Baby mehr Sauerstoff zuzuführen. Die

zusätzliche Sauerstoffzufuhr reinigt und erneuert nicht nur sämtliche Zellen, auch die Muskeln dehnen sich wesentlich besser bei erhöhtem Sauerstoffgehalt.

Die Plazenta wurde kurz nach Benjamin geboren und wir legten sie gleich in eine mit Eis gefüllte Schüssel, welche wir neben die Badewanne stellten. Benjamin sollte alle Nährstoffe, die sich noch in der Plazenta befanden und mit denen heute alle möglichen Medikamente und Heilmittel hergestellt werden, noch bekommen. Denn gerade in den ersten Stunden und Tagen seines Lebens und während seiner Umstellung vom Mutterleib auf die Welt außerhalb waren die vorzüglichen Heilstoffe für einen optimalen Start immens wichtig.

Bei dieser so genannten Lotusgeburt bleibt das Baby noch einige Tage mit der Plazenta verbunden. Um den weiteren Austausch der Nährstoffe zu gewährleisten, sollte die Plazenta auf Eis liegen. Das Baby muss außerdem viel bewegt werden, um das Pulsieren des Blutes aufrechtzuerhalten.

Wir bewegten Benjamin gleich nach seiner Geburt viel. Zunächst hockte er auf der Hand und ließ alles mit sich machen, auch das „Temperaturtraining"[33], eine Übungsabfolge mit Wasser verschiedener Temperaturen. Ziemlich bald entwickelte er für ein Baby außergewöhnliche Muskeln. Die hohen und sehr lauten Töne, die er tagsüber, oft auch nachts, von sich gab, erinnerten uns an Wale oder Delphine.

Benjamin ist ein ruhiges, unkompliziertes, aber auch sehr kräftiges und willensstarkes Kind. Er lacht viel. Er ist im Wasser zu Hause und wir verbringen oft mehrere Stunden im Wasser tauchend und paddelnd miteinander. Mit knapp acht Monaten machte er seine ersten fünf freien Schritte an Land.

Seinen Namen hat Benjamin wohl auch selbst gewählt: Eines Abends zermarterte ich mir das Hirn für einen passenden Namen. In der Nacht träumte ich, dass ich mit meinem Kind in mir redete und es Benjamin nannte. Kurz darauf wachte ich auf und fragte mich, warum ich es Benjamin genannt hatte. Ich erzählte meinem Mann davon, und er sagte nur zustimmend: „Ja, das ist ein schöner Name."

VI
Infoteil

Fakten und Forschungsergebnisse

»Geburt ist normal, natürlich und gesund.
Das Geburtserlebnis ist für Frauen und ihre Familien
eine einschneidende und tiefe Erfahrung.
Ihr inneres Wissen leitet Frauen durch die Geburt.
Das Vertrauen und die Fähigkeit, zu gebären, wird durch die
Geburtshelfer und den Geburtsort entweder gestärkt oder geschwächt.
Frauen haben das Recht, Ihr Kind frei von routinemäßigen
medizinischen Interventionen auf die Welt zu bringen.
Geburt kann sicher in Geburtshäusern und zu Hause stattfinden.
Bewusste Aufklärung über Geburt befähigt Frauen,
unabhängige Entscheidungen hinsichtlich Gesundheitsvorsorge
zu treffen, Eigenverantwortung für ihre Gesundheit zu übernehmen
und ihrer inneren Weisheit zu vertrauen.«

(Lamaze)

Dieser Abschnitt ist kurz gehalten, denn ich glaube, dass Frauen und werdende Mütter keine Fakten und „Beweise" brauchen, um von einer sanften und natürlichen Geburt überzeugt zu werden. Wer in sich hineinhört und -fühlt, gelangt von selbst zu seiner eigenen Wahrheit. Es gibt meines Erachtens kein Einheitsschema für *die* Geburt – nach dem offenbar viele Wissenschaftler, Ärzte und zum Teil auch Hebammen suchen. Es gibt keine einzig wahre Gebärhaltung oder Atemtechnik oder sonstige Geburtsmethode. Jede Frau empfindet anders. Und wenn sie in Kontakt mit ihrer Innenwelt und ihrem Körper ist, wird sie den für sie und ihr Kind besten Weg finden.

Statistiken und Forschungsberichte sind zudem nie ganz objektiv. Jeder Beobachter beeinflusst durch seine Erwartungshaltung das Ergebnis der Studie. Zu vielen Statistiken gibt es deshalb vermutlich auch eine

Statistik, die Unterschiedliches besagt. Glauben Sie also, frei nach Tucholsky, nur Statistiken, die Sie selbst gefälscht haben...

Trotz dieser Vorbehalte führe ich zur kritischen Auseinandersetzung ein paar interessante Informationen für unsere linke Gehirnhälfte an. Wer genauere Informationen und wissenschaftliche Forschungsberichte sucht, findet im Literaturverzeichnis beziehungsweise im Infoteil Quellen zu einem intensiveren Studium.

Immer mehr setzt sich das Wissen durch, dass Hausgeburten nicht risikoreicher als Klinikgeburten sind – im Gegenteil: Zu Hause ist die Infektionsgefahr für Mutter und Kind geringer; die Mütter kommen in den meisten Fällen ohne betäubende Schmerzmittel aus, die Dammschnittquote ist äußerst gering; und der Apgar-Wert, der Atmung, Muskeltonus, Reflexverhalten und Hautfarbe des Neugeborenen berücksichtigt, belegt, dass die zu Hause geborenen Kinder sich nach der Geburt schneller erholen.

Trotzdem entscheiden sich nur wenige dafür, ihr Kind außerhalb der Klinik zu empfangen. Fast 99 Prozent der Kinder werden im Krankenhaus zumeist unter hohem Technikeinsatz entbunden. Warum vertrauen Frauen der technisierten Geburtshilfe mehr als ihren eigenen Kräften? Warum lassen sie medizinische Eingriffe, die eigentlich für Notfälle und krankhafte Befunde entwickelt wurden, auch bei einem normalen Schwangerschaftsverlauf über sich ergehen?

Im Folgenden finden Sie ein paar Hintergrundinformationen, die helfen, die allgemein akzeptierte Medizingläubigkeit bewusster zu betrachten und zu hinterfragen. Ich denke, es ist wichtig, sich auch die negativen Aspekte moderner Geburtshilfe – wie sie in den meisten industrialisierten Ländern als normal angesehen wird – vor Augen zu führen. Die positiven Aspekte sind allgegenwärtig und uns, im wahrsten Sinne des Wortes, gut eingeimpft.

Neugeborenensterblichkeit

Es gibt zahlreiche Statistiken über die Neugeborenensterblichkeit, die so genannte PNMR – *perinatal mortality rate*. Die ermittelten Zahlen sprechen eindeutig für die Hausgeburt. Die Ärztin Inge Kelm-Kahl, Mutter von sechs Kindern, widmet in ihrem informativen Buch *Hausgeburt – Besser für Mutter und Kind* zwei Kapitel den Risiken einer Krankenhausgeburt im Vergleich zu einer Hausgeburt. Aus dem wissenschaftlichen Datenmaterial zieht sie den Schluss, dass das Risiko zu sterben bei Neugeborenen neben vielen anderen Faktoren sehr vom Geburtshelfer abhängt. Selbst in Kliniken sterben neunmal mehr Kinder nach Geburten, die von Gynäkologen geleitet wurden, im Vergleich zu Geburten in Anwesenheit einer Hebamme. Technische Überwachung und Eingriffe in den Geburtsverlauf, wie sie von Ärzten im Allgemeinen „präventiv" angewandt werden, wirken sich also ganz offensichtlich negativ aus.[34]

In den USA, dem Land mit dem modernsten und teuersten Schwangerschaftsvorsorgesystem der Welt, überleben weniger Babys ihre ersten Lebensmonate als in zwanzig anderen Ländern mit einer weniger guten medizinischen Ausstattung.[35] In diesen anderen Ländern, wie zum Beispiel Holland, Schweden und Dänemark, liegt die Betreuung der Schwangeren hauptsächlich in den Händen von Hebammen. Die Weltgesundheitsorganisation (WHO) riet den USA daher dringend, ihr Geburtshilfesystem zu ändern – weg von Hightech- Entbindungen unter der Leitung von Gynäkologen hin zu mehr Hausgeburten und Geburten unter Leitung gut ausgebildeter erfahrener Hebammen –, um die steigenden Sterblichkeitsraten zu senken.

Eine 1997 veröffentlichte Studie[36] belegt nach Ansicht von Marsden Wagner, Neonatologe und ehemaliger wissenschaftlicher Berater der europäischen Abteilung der WHO für Schwangeren- und Geburtshilfe, unbestreitbar die Sicherheit von Hausgeburten. Es gibt keine wissenschaftliche Evidenz dafür, dass höhere Interventionsraten in der Geburtshilfe die perinatale Sterblichkeit senken.[37]

Marsden Wagner ist ein überzeugter Befürworter einer „humanisierten Geburt" – im Gegensatz zur „medikalisierten Geburt", bei der Mütter aus ihrer gewohnten Umgebung gerissen und an einen Ort gebracht werden, an dem sie von „seltsamen Menschen umgeben sind, die mit seltsamen Maschinen seltsame Dinge mit ihnen anstellen, in dem Bemühen, ihnen zu helfen"[38]. In einer Veröffentlichung der WHO bemängelt er, dass die meisten Geburtshelfer aufgrund der heute als normal angesehenen Schwangerschafts- und Geburtsbegleitung gar nicht mehr wissen, was eine nicht-medikalisierte Geburt ist. Die gesamte moderne Literatur und Forschung über Geburtshilfe und verwandte Themen basiere im Wesentlichen auf Beobachtungen einer medikalisierten Geburt.[39]

Dass Eingriffe jeglicher Art von außen einen reibungslosen Geburtsverlauf stören beziehungsweise sogar verhindern können und sowohl das Kind als auch die Mutter gefährden, ist für Marsden Wagner wie auch für viele andere unbestritten. Schwangerschaft und Geburt sieht er als natürliche „Körperfunktionen", bei denen viele Vorgänge unwillkürlich ablaufen. In der Geburtshilfe gibt es seiner Ansicht nach zwei Vorgehensweisen: Bei einer humanisierten Geburt erhält die Mutter einen Rahmen, um ihren eigenen Instinkten zu folgen, und behält die absolute Kontrolle über alle anstehenden Handlungen. Bei einer medikalisierten Geburt wird die biologische und energetische Führung übergangen und durch medizinische „Vorsorge" – zum Beispiel Wehen- und Schmerzmittel – und operative Eingriffe externe Kontrolle ausgeübt.

Geburtseinleitung und medizinische Interventionen vor und während der Geburt – Klinikgeburt oder Hausgeburt?

Laut der bayerischen Perinatalerhebung 2002 wurden 89 Prozent aller Klinikgeburten eingeleitet, knapp 60 Prozent fanden unter Betäubung statt. Erschreckende Zahlen, wenn man die Folgen für Mutter und Kind bedenkt. Eingriffe in den natürlichen Geburtsablauf bewirken meist Negatives. Oft werden dadurch erst weiter reichende medizinische Maßnahmen nötig, die eine ganze Kettenreaktion an negativen Interventionen – eine so genannte Interventionskaskade – nach sich ziehen. Wehenmittel, die in Kliniken häufig sehr schnell und ohne medizinische Indikation gegeben werden, verstärken die Schmerzen. Daher werden zusätzlich Schmerzmittel beziehungsweise Anästhesien angewandt. Die Betäubung wiederum führt in einem hohen Maße zum Einsatz von Zange oder Saugglocke, was eine erhöhte Dammschnittrate zur Folge hat. Schmerzstillende Mittel wirken geburtsverlängernd und können sogar zum Geburtsstillstand führen. Das Kind muss dann per Kaiserschnitt „entbunden" werden. Eine derartige operative Geburtsbeendigung verursacht häufig Gehirnschädigungen beim Kind. Außerdem leidet es aufgrund der Medikamente an Atem- und Saugstörungen. Generell treten Atemprobleme bei Neugeborenen in Kliniken 17-mal häufiger auf als bei Hausgeburten.

Die Ergebnisse eines umfassenden Forschungsprojektes von Prof. Beate Schücking[40] und Clarissa Schwarz von der Universität Osnabrück, bei dem Daten von über einer Million Geburten analysiert wurden, zeigen die negativen Folgen, wenn der *natürliche* Geburtsbeginn nicht abgewartet wird. Im Vergleich zu Müttern mit spontanem Wehenbeginn hatten Frauen, bei denen die Geburt eingeleitet wurde,

- „häufiger weitere Interventionen: fast doppelt so häufig eine PDA, fast doppelt so häufig einen sekundären Kaiserschnitt und um 60% häufiger Wehenmittel,
- und außerdem mehr Komplikationen: fast doppelt so häufig einen verzögerten Geburtsverlauf beziehungsweise einen Geburtsstillstand in der Eröffnungsperiode und ebenfalls fast doppelt so häufig eine verstärkte Nachblutung (mehr als 1000 ml), die wiederum zu weiteren Interventionen führen."[41]

Lewis Mehl veröffentlichte 1977 eine Studie in den USA, in der er 1046 Klinikgeburten mit 1046 Hausgeburten verglich. Seine Ergebnisse ähneln denen vergleichbarer Untersuchungen in anderen Ländern und widerlegten bereits damals eindeutig den Mythos, dass Klinikgeburten sicherer als Hausgeburten sind. Bei Hausgeburten in Anwesenheit einer Hebamme oder eines Geburtshelfers sterben nachweislich weniger Mütter und Kinder, treten weniger Behinderungen, gesundheitliche Probleme und Infektionen auf und die Geburten verlaufen für Mutter und Kind stressfreier als im Krankenhaus.[42]

Auch die Notwendigkeit der Herztonüberwachung (CTG) ist umstritten. Obwohl ein CTG ursprünglich nur nach entsprechender Indikation vorgesehen war, findet diese Untersuchung mittlerweile routinemäßig bei fast allen Schwangeren statt. Aus den Beobachtungen und Untersuchungen vieler Ärzte und auch der Perinatalgruppe der WHO kann man schließen, dass der Wert der CTG-Dauerüberwachung zumindest zweifelhaft ist. So stieg die Kaiserschnittrate bei CTG-überwachten Müttern auf mindestens das Doppelte an.[43]

Eine erste Untersuchung über Hausgeburten in Deutschland[44] kam zu dem Ergebnis, dass die Kaiserschnittrate und der Einsatz von Saugglocke und anderen medizinischen Hilfsmitteln bei Hausgeburten im Vergleich zu Klinikgeburten deutlich geringer liegt: zwei Prozent Kaiserschnitt beziehungsweise drei Prozent Saugglocke bei Hausgeburten im Gegensatz zu 15 beziehungsweise fast 30 Prozent bei Klinikgeburten.

Holland ist auf dem Gebiet der Geburtsforschung, vor allem die Hausgeburt betreffend, weltweit führend: Es ist das einzige hoch industrialisierte Land, in dem ein Drittel der Geburten zu Hause stattfindet, ein Drittel in einem Geburtshaus und nur ein Drittel in einem herkömmlichen Krankenhaus. Die vorgeburtliche Sterblichkeitsrate liegt unter 10 pro 1000, die mütterliche Sterblichkeitsrate unter 1 pro 10 000 und die Kaiserschnittrate unter 6 Prozent.

Eine 1995 veröffentlichte Übersicht zum Thema Geburtshäuser[45] verglich die Quoten geburtshilflicher Interventionen aller Krankenhäuser im amerikanischen Bundesstaat Illinois mit den entsprechenden Quoten der Geburtshäuser, die in einer Aufsehen erregenden Studie des US National Birth Center im Jahr 1989 publiziert worden waren: 99 Prozent der Geburten in den Geburtshäusern waren spontane vaginale Geburten, in den Krankenhäusern 55 Prozent. Weheneinleitung oder

-intensivierung durch die Eröffnung der Fruchtblase und beziehungsweise oder Oxytocin lagen in den Geburtshäusern bei knapp vier Prozent, im Krankenhaus bei 40 Prozent (im Vergleich zu der bayerischen Perinatalerhebung 2002, die ca. 89 Prozent bekannt gab!). Bei 8 Prozent der Geburtshausgeburten wurde das Kind routinemäßig elektronisch überwacht, im Krankenhaus waren es 95 Prozent. Örtliche oder allgemeine Anästhesie (einschließlich PDA) kamen bei 13 Prozent der Geburtshausgeburten und bei 42 Prozent der Klinikgeburten zum Einsatz. Operative vaginale Entbindungen (Zange beziehungsweise Vakuum) wurden in weniger als einem Prozent der Geburtshausgeburten, aber in zehn Prozent der Krankenhausgeburten durchgeführt. Weniger als fünf Prozent der Geburtshausgeburten endeten mit einem Kaiserschnitt, im Krankenhaus waren es 21 Prozent – hier die zusammenfassende Tabelle:

	Geburtshaus	Klinik
Vaginale Spontangeburt	99%	55%
Wehenmittel	unter 4%	40%
CTG	8%	95%
Anästhesien	13%	42%
Operative vaginale Geburt	unter 1%	10%
Kaiserschnitt	unter 5%	21%

Die Zahlen sind dem Artikel „Fish can't see water" von Marsden Wagner entnommen.

Das Argument, Geburten im Krankenhaus seien sicherer als Geburten zu Hause oder in einem Geburtshaus, ist also mittlerweile wissenschaftlich hinreichend widerlegt. Trotzdem entbinden in manchen Ländern mehr Frauen per Kaiserschnitt als auf natürliche Art – in Deutschland zum Beispiel jede vierte. Die Beobachtungen von Beate Schücking bestätigen, dass im Krankenhaus auch bei normalem Geburtsverlauf zunehmend routinemäßig Hightech und Medikamente eingesetzt werden. Drei von vier Schwangeren werden als „risikoschwanger" eingestuft und es besteht die Tendenz zu „medizinischer Überversorgung«" Immer seltener dürfen Mutter und Kind in der Klinik den Geburtsbeginn selbst bestimmen. Nicht einmal die Dauer der Geburt liegt in ihren Händen (40 Prozent aller Frauen der Schücking-Studie, mit denen kein Kaiserschnitt geplant worden war, erhielten dennoch einen Wehentropf). Die Folge davon ist ein Anstieg der Dammschnitt- und Kaiserschnittrate und die Zunahme von Anästhesien – das heißt unsere Kinder werden zunehmend in einem Zustand von Bewusst- und Gefühllosigkeit geboren beziehungsweise aus uns herausgeschnitten.

Trotz eindeutiger Hinweise ignoriert die medizinische Praxis häufig die Erkenntnisse neuester Studien oder sie kümmert sich nicht um die Erforschung möglicher Risiken medizinischer Interventionen. Daher geschieht und geschah es immer wieder, dass Methoden flächendeckend ohne ausreichende vorherige wissenschaftliche Bestätigung angewandt werden. Die vorgeburtlichen Röntgenuntersuchungen in den dreißiger Jahren, die Gabe von Diethylstillbesterol (DES) für Schwangere in den Fünfzigern und Thalidomid (Contergan) in den Siebzigern sind Beispiele für routinemäßige Geburtshilfemaßnahmen mit tragischen Folgen.

Die elektronische Dauerüberwachung (CTG) des ungeborenen Kindes ist heute allgemein üblich, obwohl wissenschaftliche Untersuchungen belegen, dass sie die Neugeborenensterblichkeitsrate nicht senkt, sondern im Gegenzug die Rate der unnötigen Kaiserschnitte erhöht. Auch die Langzeitwirkungen der routinemäßigen Ultraschalluntersuchungen während der Schwangerschaft und die Gabe von Wehenmitteln sind bisher nicht hinreichend erforscht worden. In den letzten Jahren kann man beispielsweise einen Anstieg verschiedener neurologischer Probleme wie ADS (Aufmerksamkeits-Defizit-Syndrom), Dyslexie und Autismus beobachten. Die medizinische Forschung bemüht sich darum, die Ursachen dieser so genannten Störungen zu finden. Gibt es vielleicht eine Verbindung zwischen den im gleichen Zeitraum angestiegenen medizinischen Eingriffen in der Geburtshilfe wie Ultraschalluntersuchung, künstliche Weheneinleitung, Einsatz von Wehen- und Schmerzmitteln, Wahl-Kaiserschnitt, Anästhesien auch bei „normalen" Geburtswehen, Episiotomien usw.?

„Ärzte ersetzten Hebammen, um Geburtsrisiken zu minimieren – und dann fand die Wissenschaft heraus, dass Hebammen ‚sicherer' sind.[46] Die Klinik- ersetzte die Hausgeburt, um Geburtsrisiken zu minimieren – und dann fand die Wissenschaft heraus, dass Hausgeburten mit signifikant weniger unnötigen Interventionen ebenso sicher sind. Das Krankenhauspersonal ersetzte die Familie als emotionale Unterstützung bei der Geburt – und dann fand die Wissenschaft heraus, dass die Geburt in Anwesenheit der Familie unkomplizierter verläuft. Die Steinschnittlage ersetzte aufrechte Gebärhaltungen – und dann fand die Wissenschaft heraus, dass aufrechte Positionen sicherer sind.[47] Man trennte das Neugeborene während der ersten Lebensstunde für routinemäßige Erstuntersuchungen von seiner Mutter, anstatt beide zusammenzulassen – und dann fand die Wissenschaft heraus, dass gerade die erste Zeit wesentlich für die Mutter-Kind-Beziehung ist. Künstliche Milch ersetzte die Muttermilch – und dann fand die Wissenschaft heraus, dass Muttermilch viel wertvoller ist. Das Säuglingszimmer ersetzte die Mutter – und dann fand die Wissenschaft heraus, dass Rooming-in besser ist. Der Inkubator ersetzte den mütterlichen Körper bei der Frühgeborenenpflege – und dann fand die Wissenschaft heraus, dass die Känguruh-Methode [bei der die Mutter das Kind in einem Beutel umhängen hat; Anm. B. B.] in vielen Fällen erfolgreicher ist. Wenn mehr Ärzte ein Erdbeben oder einen Vulkanausbruch erleben würden, würden sie vielleicht erkennen, dass ihre Vorstellungen, die Natur kontrollieren zu können, nur Geschichten sind, um ihre Bedeutungslosigkeit zu überspielen."[48]

Dieses Zitat stammt von Marsden Wagner und veranschaulicht die Diskrepanz zwischen biologischer Realität und wissenschaftlicher Forschung.

Ich denke, es ist an der Zeit, dass wir uns auf unsere ureigenen Kräfte besinnen und die natürlichen Energien *bewusst* in uns und durch uns fließen lassen. Dann können wir die Vorteile von Technologie und Medizin *bewusst* nutzen und freie Entscheidungen treffen, im Einklang mit unserem Körper und unserem Kind. Dann können wir eine selbstbestimmte Geburt in ihrer ganzen Kraft und Lebensfreude erleben.

Mutter-Kind-Beziehung

Ausschlaggebend für das Bonding[49] zwischen Mutter und Kind ist methodischen Untersuchungen zufolge der erste Haut- und Augenkontakt. Das Neugeborene sucht gleich nach der Geburt direkten Blickkontakt mit seiner Mutter. Jeder, der die Intensität und Tiefe dieses ersten Blickes einmal erlebt hat, wird ihn nie vergessen. Aus Julies Augen sprach eine unglaubliche Weisheit und ein tiefes Wissen, das mich immer wieder in der Erinnerung berührt. Auch Noa verband sich kurz mit uns allen, obwohl er von der schnellen Geburt sehr angestrengt war und seine Augen die erste Zeit meistens geschlossen hielt.

Der Augen- und Hautkontakt zwischen Mutter und Kind ist außerdem wichtig für das erste Saugen des Kindes und die Geburt der Plazenta. Dadurch schüttet die Mutter Hormone aus, die die Ablösung der Plazenta anregen. Man hat festgestellt, dass es zur Vermeidung von Blutungen am besten ist, wenn Mutter und Kind an einem warmen, stillen und dunklen Ort in engem, ungestörtem Kontakt miteinander bleiben können.[50]

Zu Hause beziehungsweise an einem von ihr gewählten Wohlfühlort kann die Mutter den Ablauf der Geburt *selbst bestimmen*: Sie kann tun, was ihr gut tut, zum Beispiel herumlaufen, sich hinknien, singen, tanzen, essen, trinken. Im Krankenhaus oder in unvertrauter Umgebung, in Anwesenheit fremder Menschen, hat sie es nicht so leicht, ihren Bedürfnissen und denen ihres Kindes nachzugehen. Wird das Neugeborene nach der Geburt von der Mutter getrennt – was in der Klinik durch die routinemäßig durchgeführten Erstuntersuchungen „normal" ist –, hat dies Auswirkungen auf das emotionale Bonding zwischen Mutter und Kind.

Auch das Stillen fällt leichter, wenn Mutter und Kind nicht getrennt werden. Ist die Mutter nach der Geburt angestrengt und hat das Bedürfnis nach Ruhe, kann sie im liebevollen Umfeld von Familie oder

Freunden leichter »loslassen« und sich entspannen, da sie ihr Kind gut aufgehoben weiß. Im Krankenhaus darf der Vater in der Regel nicht rund um die Uhr anwesend sein. Gerade während der ersten Lebensstunden und -tage ist jedoch der Kontakt zur Familie beziehungsweise zu nahe stehenden Menschen sowohl für die Mutter als auch für das Kind wichtig.

Peter setzte sich nach der Geburt von Julie glücklicherweise energisch dafür ein, dass Julie in den ersten Stunden nach ihrer Geburt nicht alleine zur Erstuntersuchung musste. Trotz Protest der Oberschwester ließ er seine Tochter die ganze Zeit nicht aus den Armen. Im Nachhinein bereue ich es, dass wir nicht sofort nach der Geburt – die auch sehr gut zu Hause hätte stattfinden können – nach Hause gingen. So verbrachte Peter die erste Nacht, fast ohne zu schlafen, auf einer harten Unterlage am Boden im Krankenzimmer bei uns. Wie unsinnig und vor allem unnötig, diese erste kostbare Zeit so unbequem zu verbringen.

Beobachtungen und Studien belegen, was Frauen intuitiv längst wissen: Wenn man Mutter und Kind in Ruhe lässt, wird die Geburt leicht. Selbst geringste Störungen und Interventionen von außen hingegen können dafür sorgen, dass Geburten kompliziert und lang verlaufen.

Es ist wichtig, sich dies ins Bewusstsein zu rufen. Dann wird sich einiges ändern, in *allen* Lebensbereichen. Michel Odent bringt die Mutter-Kind-Beziehung in Zusammenhang mit unserer Beziehung zur „Mutter Erde". Viele Naturvölker wie die Huichol-Indianer, Pygmäen, Maori und Shuara ehren die Mutter-Kind-Beziehung und trennen im Gegensatz zu anderen Kulturen Mutter und Kind nicht. Bei all diesen Völkern lässt sich ein tief verwurzelter Sinn für Ökologie feststellen. Sie haben eine starke Liebe zur Mutter Erde und ein waches Bewusstsein für alle sie umgebenden Lebensformen.

Unsere Sehnsucht nach einem friedlichen, liebevollen Zusammenleben, der Ruf nach ökologischem Bewusstsein und sozialem Halt hängt von unserem Umdenken ab. Wir müssen das alte Bewusstsein von Dominanz und Trennung transformieren in ein Bewusstsein von Verbundenheit, Geborgenheit, Wärme und Vertrauen. Die ersten Momente unseres körperlichen Seins prägen uns in Bezug auf unsere Lebenseinstellung und unsere Art, die Welt zu sehen. Wenn wir am Anfang unseres körperlichen Lebens in Kontakt mit der wärmenden, Halt gebenden Kraft der Mutter bleiben, fällt es uns später leichter, den Kontakt mit uns selbst aufrechtzuerhalten und ein Leben in liebevoller Verbundenheit zu leben. Durch eine Trennung erfährt unser Bewusstsein eine Spaltung, die uns unser ganzes körperliches Dasein erschwert. In den ersten Lebensstunden geht es also auch darum, unseren Kindern *einen dauerhaften Kontakt zu sich selbst* – körperlich wie geistig – *zu ermöglichen* und *ihr Urvertrauen in sich zu erhalten.*

Die genannten Informationen müssten jedem, der sich kritisch mit dem Thema Geburtshilfe auseinander setzen möchte, genügend Stoff zum Nachdenken geben. Und trotzdem höre ich die ängstliche Frage in manchen Köpfen: „Was, wenn mir und meinem Kind doch etwas passiert, wenn ich *nicht* ins Krankenhaus gehe?« Die Frage ist ein Ausdruck einer erfolgreichen Konditionierung durch die jahrzehntelange Propaganda darüber, wie gefährlich Geburten an sich und wie sicher Geburten im Krankenhaus seien. Die dahinter stehende Angst verdient deutlich thematisiert zu werden und sie verdient eine offene Antwort. Sie beruht auf einigen falschen Annahmen und Bildern, die zum Teil durch die oben erwähnten Studien korrigiert werden. Im Folgenden fasse ich nochmals einige Punkte zusammen und gehe ausführlicher darauf ein:

- „Geburt geschieht schnell und plötzlich."
- In den meisten Fällen trifft dieser Satz nicht zu. Notfälle, bei denen es auf Sekunden ankommt, gibt es nur äußerst selten und in den meisten Fällen kann ebenso gut eine Hebamme helfen.
- „Eine Hebamme ist machtlos, wenn Komplikationen auftreten."
- Eine erfahrene Hebamme erkennt, wenn die Geburt einen ungewöhnlichen Verlauf nimmt. Meist nimmt sie durch den engen Kontakt mit der Mutter bereits während der Schwangerschaft

„Anomalitäten" wahr und kann entsprechend reagieren. Da sie in der Wehenphase und bei der Geburt ausschließlich für die Mutter da ist, erkennt sie auftretende Komplikationen sogar meistens schneller als im Krankenhaus, wo das Personal sich um mehrere „Patientinnen" gleichzeitig kümmern muss. Eine Hebamme kann die nötigen Maßnahmen, wie zum Beispiel die Zufuhr von Sauerstoff, an jedem beliebigen Ort genauso gut ausführen. Die bislang erfolgreichste Methode bei einer Schulterdystokie – bei der das Kind mit der Schulter im Geburtskanal stecken bleibt –, ist nach der Hausgeburtshebamme Ina May Gaskin benannt, die sie bei Frauen in Guatemala beobachtete und anschließend auf ihrer Farm in Tennessee anwandte.

- „Im Krankenhaus kann man schneller auf Notsituationen reagieren."
  In der Regel kommt der Belegarzt, der die Schwangere betreut, erst kurz vor der Geburt beziehungsweise wenn Probleme auftauchen, in die Klinik. Es dauert also ebenso lange, bis der Arzt bei der Mutter ist, als wenn die Mutter ins Krankenhaus transportiert werden müsste. Sollte ein operativer Eingriff, zum Beispiel ein Kaiserschnitt, nötig sein, benötigt das Krankenhauspersonal durchschnittlich etwa 20 Minuten, um die OP vorzubereiten. Diese Zeitspanne reicht im Allgemeinen aus, um die Mutter von zu Hause oder einem Geburtshaus ins Krankenhaus zu transportieren.

Die Ängste „Was wäre, wenn..." beruhen meistens auf vorgefassten Meinungen, die zum Teil von Ärzten und Kliniken massiv geschürt werden. Lassen Sie sich nicht in die Irre führen. Vertrauen Sie ins Leben und in Ihre Kraft. Wenn Sie dennoch das Bedürfnis nach einem starken, sicheren äußeren Halt verspüren, dann informieren Sie sich und suchen Sie sich zum Beispiel eine erfahrene, kompetente Hebamme, die Sie *begleitet*, ohne die Führung zu übernehmen, Sie zu beeinflussen oder zu manipulieren. Auch unabhängige Geburtshäuser bieten Halt und eine geschulte, erfahrene Begleitung.

Manchmal erfordert es ein hohes Maß an Unterscheidungskraft, herauszufinden, wer einem gut tut und wer nicht. Besonders unsichere, ängstliche Menschen werden leicht von ihrer eigenen Urteilsfähigkeit abgelenkt. Durch die Schwangerschaft und Ihr Kind werden Sie – auch wenn Ihr Kontakt mit Ihrem ungeborenen Kind nicht auf einer bewussten Ebene stattfindet – die nötige Stütze und Klarheit erhalten, um eine für Sie beide gute Wahl zu treffen.

Informationen und Kontakte

Als ich mit Noa schwanger war, hätte ich mir ein Buch mit Hinweisen und genauen Informationen zu verschiedenen Themen rund um Schwangerschaft und Geburt gewünscht, die mir auf meiner Suche nach unserem individuellen Geburtsrahmen als Anhaltspunkte hätten dienen können. Daher gebe ich in den folgenden Abschnitten die Ergebnisse meiner Recherchen weiter – in der Hoffnung, dass sie Ihnen von Nutzen sind.

Generell gilt für alle Bereiche des Lebens: Es gibt nicht nur einen Weg. Jeder sollte seinen eigenen Weg zu einem höheren Bewusstsein und somit zu Harmonie und Frieden finden, auch im Bezug auf Schwangerschaft und Geburt. Vertrauen Sie darauf, dass die für Sie und Ihr Kind richtigen Informationen und Kontakte zum richtigen Zeitpunkt in Ihr Leben treten. Setzen Sie sich nicht unter Druck und suchen Sie nicht krampfhaft nach etwas: Wenn es Zeit ist, werden Sie *wissen*, was zu tun ist. Lassen Sie die Dinge einfach geschehen.

Spirituelle Geburtsvorbereitung

Um zu einem Ziel zu kommen, gibt es immer individuelle Pfade und Alternativen. So stehen uns auch auf dem Weg zu spiritueller Erfüllung viele verschiedene Möglichkeiten offen. Die Bandbreite reicht von schamanistischen Ritualen über indische Mantren bis hin zu Wiccapraktiken und christlichen Zeremonien. Ich habe in diesem Buch einen kleinen Ausschnitt vorgestellt, der Sie vielleicht Ihrem eigenen Weg näher gebracht hat.

Eine „spirituelle Geburtsvorbereitung" existiert in unserer heutigen westlichen Gesellschaft nicht – zumindest nicht, wenn man einen etablierten Rahmen erwartet. Für mich besteht spirituelle Geburtsvorbereitung darin, dass ich mich um meine spirituelle Entwicklung und Bewusstwerdung kümmere (siehe Kapitel „Geburtsvorbereitung?") und die hohen Energien während Schwangerschaft und Geburt dafür nutze. Ein weiterer wesentlicher Punkt ist die Kommunikation mit der Seele des Kindes. Unsere Kinder öffnen und erweitern unser Bewusstsein dadurch, dass sie eng mit der Seelenebene verbunden sind. So entsteht während der Schwangerschaft ein bewusster spiritueller Austausch, der für beide bereichernd und stärkend ist.

Meiner Meinung nach sollten wir also nicht zu sehr im Äußeren nach vorgegebenen Strukturen suchen. Bei How-to-do-Kursen, Therapien, Selbsterfahrungsseminaren usw. besteht immer auch die Gefahr, von sich selbst abgelenkt zu werden. Häufig geschieht dies gerade bei Menschen, die nicht in sich verankert sind, sondern unsicher nach äußerem Halt suchen. Letztendlich findet man Halt und Geborgenheit jedoch nur in sich beziehungsweise in der eigenen Verbundenheit mit den göttlichen universellen Kräften des Lebens.

Schaffen Sie einen reinen positiven Geburtsrahmen, indem Sie sich bewusst mit schönen Dingen beschäftigen. Lesen Sie zum Beispiel philosophische und spirituelle Texte, die Sie beflügeln und Ihr Bewusstsein anheben. Meditieren Sie. Hören Sie Musik, die Sie inspiriert und glücklich macht. Singen Sie. Tanzen Sie. Gehen Sie in die Natur und verbinden Sie sich mit ihren heilenden und kraftvollen Energien. Was immer Ihren Geist und Ihre Stimmung hebt und klärt, nützt auch Ihrem Kind und stützt seine Entwicklung.

Körperliche Geburtsvorbereitung

Je besser der Kontakt zum eigenen Körper, umso leichter die Geburt für Mutter und Kind. Es gibt unzählige Möglichkeiten, ein gesundes Körpergefühl zu entwickeln. Egal ob Tanzen, Schwimmen, Reiten, Laufen oder andere körperliche Aktivitäten: Tun Sie, was Ihnen *Spaß* macht und Ihnen ein Wohlgefühl bereitet.

Gönnen Sie sich außerdem ausreichend Phasen der Ruhe und Entspannung, um den körperlichen Wandlungsprozessen Raum zu geben. Sanfte Massagen tun sowohl Ihnen als auch Ihrem Kind wohl. Cremen Sie ab und zu die Dammregion mit speziellen Salben oder Ölen ein (zum Beispiel Dammöl von Weleda oder Cuprum-metallicum-Salbe 0,4%). Warme Bäder und Saunabesuche fördern ebenfalls die Dehnbarkeit des Dammgewebes und beugen Dammrissen vor.

Hier ein paar Anregungen zur körperlichen Geburtsvorbereitung:

Luna-Yoga

Luna-Yoga ist eine Weiterentwicklung des Yoga und kombiniert verschiedene Körperstellungen mit Atemübungen, Entspannungstechniken, Trance- beziehungsweise Traumreisen, Visualisierungen, tänzerischen Bewegungsabläufen, Reflexzonenmassage, astrologischem Grundwissen sowie Teezeremonien, Farb- und Aromatherapie. Luna-Yoga ist also eine ganzheitlich orientierte Methode, um uns zu helfen, in der Wechselhaftigkeit des Lebens unseren eigenen inneren Rhythmus zu finden. Es geht davon aus, dass jeder Mensch am besten weiß, was gut für ihn ist, und daher eigenverantwortlich Entscheidungen treffen kann, sich inspirieren lässt und intuitiv *seinen* Weg findet.

Kontakt und Seminarinformationen:

- Beratungsstelle für natürliche Geburt und Elternsein e. V.
  Häberlstr. 17, D – 80337 München
  Tel. 0049/(0)89/550 678–0
  Internet: www.natuerliche-geburt.de

- Auf der Internetseite
  www.luna-yoga.de
  finden Sie außerdem Hintergrundinformationen über den Ursprung von Luna-Yoga, eine Adressliste und Seminarinformationen.

Reiki

Reiki ist der japanische Begriff für „universelle Lebensenergie". Die Japaner glauben, dass wir Menschen nicht nur körperliche Wesen sind, sondern dass wir und das uns umgebende Universum von einer unerschöpflichen Lebensenergie erfüllt sind, die Grundlage allen Lebens ist. Reiki ist eine Jahrtausende alte Kunst, die Ende des 19. Jahrhunderts wiederentdeckt wurde, zur Harmonisierung und Belebung der Lebensenergien in unserem Körper. Gerade während der Schwangerschaft hilft Reiki den Energiehaushalt von Mutter und Kind auszubalancieren und fördert dadurch das Wohlbefinden beider. Wer sich näher für die Möglichkeiten dieser wertvollen Energiebehandlungsmethode interessiert, kann sich unter anderem in dem Buch *Reiki in der Schwangerschaft* von Eckart und Gabriella Warnecke (Peter Erd Verlag, München 1995) informieren. In Gesundheitsmagazinen und Werbebroschüren, die kostenlos unter anderem in Naturkostläden, esoterischen Buchhandlungen und andernorts ausliegen, finden Sie Adressen und Anzeigen von Reiki-Behandlerinnen und -Behandlern in Ihrer Umgebung.

Aqua Wellness

Aqua Wellness wurde 1990 von Kaya Femerling und Nirvano Martina Schulz entwickelt. Diese Wassertherapieform kombiniert Elemente des Wassertanzes und des Wasser-Shiatsu (siehe unten) und erleichtert das Loslassen auf allen Ebenen. Aqua Wellness harmonisiert Geist und Körper und „justiert" uns neu. Dem Körper wird, ohne dass er aktiv werden muss, ein Bewegungsraum geboten, in dem er getragen, massiert und bewegt wird.

Die sanfte Kraft des Geschehenlassens erzeugt eine tiefe innere Ruhe, Sorglosigkeit und ein befreiendes Glücksgefühl. Wer sich für diese „weibliche" Methode der Wasserentspannung interessiert, kann sich zum Beispiel bei folgenden Institutionen informieren:

- Institut für Aqua Wellness
  Wunderwaldstr. 2
  D – 99518 Bad Sulza
  Tel. 0049/(0)36461/92883
  Internet: www.aquawellness.com

- DelphisArt
  Deva B. Doege
  Mauerner Str. 11
  D – 82284 Grafrath (bei München)
  Tel. 0049/(0)89/87181557
  Email: info@delphisart.de
  Internet: www.delphisart.de

Watsu

In den frühen achtziger Jahren entwickelte der Amerikaner Harold Dull das „WaterShiatsu", eine Kombination aus fließenden Bewegungen und östlicher Zen-Philosophie in 35 Grad warmem Wasser. Diese wohltuende und tief greifende Entspannungsmethode wird mittlerweile auch in Europa von einigen kompetenten Lehrern vermittelt und tut Mutter und Kind gerade während der Schwangerschaft sehr gut.

Auf den folgenden Internetseiten finden Sie Informationen und Kontaktadressen:

- www.watsu.at
- www.aquanetz.de
- www.aquafloating.de

AquaYoga

AquaYoga verbindet die sanft fließenden Körperübungen des Yoga mit der entspannenden, wohltuenden Kraft und Schwerelosigkeit des Wassers. Die Vorbereitung im Wasser unterstützt schwangere Frauen auf sehr subtile Weise und hilft ihnen, mit ihrer weiblichen Urkraft in Kontakt zu kommen. Sie stärkt das weibliche Selbst-Bewusstsein und fördert dadurch Selbsteinschätzung und Selbstentwicklung.

Deva Doege entwickelte vor über zehn Jahren diese Form der Geburtsvorbereitung im Wasser, um Schwangere dabei zu unterstützen, die Signale und Botschaften ihres Körpers zu erkennen und die Eigenwahrnehmung auf verschiedenen Ebenen physisch, psychisch, spirituell zu schulen. In ihrer Heilpraxis arbeitet sie mit Schwangeren und Neugeborenen, vor und nach der Geburt, aber zum Beispiel auch mit besonderen Kindern und mit Frühgeborenen. Dabei geht es ihr um eine intensive Verbindung mit dem Wesen des Wassers. Sie nutzt das Element Wasser, dem sie aufgrund seiner tief gehenden Fähigkeiten große Achtung und Respekt entgegenbringt, zu therapeutischen Zwecken und schafft Raum für ganzheitliche individuelle Erfahrungen zur Selbstheilung.

Ihre Organisation „DelphisArt" veranstaltet auch Fachfortbildungen für Hebammen und andere therapeutische Berufsgruppen, um dazu beizutragen, die Liebe zu den Menschen und zum Wasser zu stärken und uns in diesem Sinne zu sensibilisieren.

- Informationen:
  DelphisArt
  Deva B. Doege
  Mauerner Str. 11, D – 82284 Grafrath (bei München)
  Tel. 0049/(0)89/87181557
  Email: info@delphisart.de
  Internet: www.delphisart.de

Gebärhaltungen

Meiner Erfahrung nach wird jede Mutter in Abstimmung mit ihrem Kind *fühlen*, welche Position beziehungsweise welche Positionen beiden im Verlauf der Geburt gut tun und am förderlichsten sind. Bei Julie war ich in halb liegender Stellung auf dem Rücken „festgelegt". Heute weiß ich, dass die Geburt für uns beide dadurch viel unangenehmer verlief als nötig. Bei Noa bewegte ich mich völlig frei – und empfand bei seinem Austritt keine Schmerzen.

Trotz individueller Vorlieben gibt es allerdings einige Übereinstimmungen, die wahrscheinlich einem archetypischen Empfinden entspringen, das allen gemein ist. So wählen die Frauen vieler Naturvölker bei der Geburt intuitiv eine halb aufrechte Haltung und bringen ihr Kind zum Beispiel im Hocken oder Knien zur Welt. In dieser Position öffnet sich das Becken weit und die Anziehungskraft der Erde unterstützt die Geburt. Bei den brasilianischen Tapirape-Indianern liegen die Frauen in einer Hängematte und lassen die Beine an beiden Seiten hinabhängen. Das leichte Hin- und Herwiegen entspannt Körper und Geist. Zur eigentlichen Geburt wird die Hängematte aufgeschlitzt und das Kind gleitet in die Hände der anwesenden Frauen. Bei den Eipo nehmen die Frauen verschiedene Stellungen ein und erleben dadurch eine schnelle und leichte Geburt.

Lassen Sie sich also nicht verunsichern und schon gar nicht irgendwo „festlegen". Bewegen Sie sich und folgen Sie Ihrem Körper, der Ihnen von allein Anweisungen gibt, was zu tun ist.

Kliniken und Geburtshäuser

Wer das Gefühl hat, Halt und einen starken Rahmen zu benötigen, der sollte diesem Bedürfnis nachgehen. Auch wenn sich Krankenhäuser in zunehmendem Maße öffnen und auf die individuellen Wünsche der

Mütter und Väter einzugehen versuchen, bieten sie meiner Ansicht nach im Normalfall keinen optimalen Geburtsrahmen. Ich bin der Meinung, die Aufgabe der *Kranken*-Häuser ist es, in *Notfall*-Situationen Hilfe zu leisten. Schwangerschaft und Geburt sind jedoch natürliche Vorgänge und nicht von vornherein risikoreiche pathologische Spezialfälle. Daher finde ich es erfreulich, dass es immer mehr *Geburts*-Häuser gibt. Sie sind speziell auf Geburten eingerichtet und können auf individuelle Bedürfnisse viel besser eingehen. Es ist ein großer Unterschied, ob man sein Kind in einer Umgebung empfängt, in der in erster Linie Leben geboren wird – oder in einem Umfeld, in dem Krankheit und Leid präsent sind.

Die meisten Geburtshäuser in westlichen Ländern arbeiten mit Ärzten beziehungsweise Kliniken zusammen, so dass überall schnell genug medizinisch geholfen werden kann (siehe auch „Fakten und Forschungsergebnisse").

Die folgenden Organisationen informieren Sie über Geburtshäuser und geben Ihnen eine Übersicht von Häusern in Ihrer Nähe.

Deutschland

- Netzwerk der Geburtshäuser e.V.
  Kasseler Str. 1a, D – 60486 Frankfurt
  Tel. 0049/(0)69/710 344 75, Fax 0049/(0)69/710 344 76
  Email: info@geburtshaus.de
  Internet: www.geburtshaus.de

Schweiz

- Interessensgemeinschaft der Geburtshäuser der Schweiz
  Fridaustr. 12, CH – 8003 Zürich
  Tel. 0041 (0)1–491 91–20, Fax 0041 (0)1–491 91–56
  Email: info@geburtshaus.ch
  Internet: www.geburtshaus.ch

Hebammen

Es ist Vertrauenssache, die jeweils richtige Hebamme zu finden. Lassen Sie sich also Zeit und treffen Sie sich ruhig mit mehreren Frauen, bis Sie das Gefühl haben, *Ihre* Hebamme gefunden zu haben. Wenn Sie bereits genau wissen, wie und wo Ihre Geburt stattfinden soll, können Sie die Einzelheiten mit der Hebamme besprechen und sehen, ob Ihre Vorstellungen mit ihr harmonieren. Falls Sie noch auf der Suche sind und keine genauen Vorstellungen haben, dann ist es besonders wichtig, dass Sie eine Begleitung finden, die Sie nicht zu etwas drängt, sondern Ihnen und Ihrem Kind einfühlsam Raum und Zeit lässt. Seien Sie gewiss: Sie werden ganz genau *wissen*, was für Sie und Ihr Kind am besten ist, wenn Sie sich selbst Zeit lassen und sich nicht unter Druck setzen. Achten Sie also darauf, dass die Hebamme – falls Sie eine benötigen – die Fähigkeit besitzt, sich auf Sie und Ihr Kind einzustellen.

Ich glaube daran, dass die Menschen, die uns vor, während und nach der Geburt unterstützen und begleiten, „von allein" in unser Leben kommen. Vielleicht hören Sie „zufällig" von der Hebamme einer Freundin oder es fällt Ihnen eine Informationsbroschüre im Naturkostladen in die Hände. Trotzdem sind hier einige Adressen aufgeführt, die Ihnen Hintergrundinformationen geben und Kontakte vermitteln können.

Deutschland

- Bund deutscher Hebammen
  Gartenstr. 26
  D – 76133 Karlsruhe
  Tel. 0049 (0)721/981 89–0, Fax 0049 (0)721/981 89–20
  Email: info@hebammenverband.de
  Internet: www.bdh.de

- Bund freiberuflicher Hebammen e.V.
  Kasseler Str. 1a
  D – 60486 Frankfurt

Tel. 0049/(0)69/795 349–71, Fax 0049/(0)69/795 349–72
Email: geschaeftsstelle@bfhd.de
Internet: www.bfhd.de

Schweiz

- Hebammenverband Schweiz
  Rosenweg 25 C, CH – 3000 Bern 23
  Tel. 0041/(0)31 332/6340, Fax 0041/(0)31 332/7619
  Email: info@hebamme.ch
  Internet: www.hebamme.ch

Österreich

- Österreichisches Hebammen-Gremium
  Postfach 438, A – 1060 Wien
  Tel. 0043/597 1404, Fax 0043/597 1404
  Email: oehg@hebammen.at
  Internet: www.hebammen.at

- Hebammenzentrum - Verein freier Hebammen
  Lazarettgasse 6/2/1, A – 1090 Wien
  Tel. 0043/1/408 80 22, Fax 0043/1/403 98 77/18
  Email: freie-hebammen@hebammenzentrum.at
  Internet: www.hebammenzentrum.at

Doulas

In vielen Kulturen werden Mütter vor, während und nach der Geburt nicht nur von einer Hebamme begleitet, sondern auch von einer vertrauten Frau, der so genannten Doula. Das Wort Doula stammt aus dem Altgriechischen und bedeutet „Dienerin der Frau". Eine Doula steht der Mutter vor und während der Geburt die ganze Zeit zur Verfügung und sorgt dafür, dass ihre Wünsche und Bedürfnisse erfüllt werden. Sie schafft einen geborgenen, geschützten Freiraum für Mutter und Kind, so dass beide sich ganz dem kraftvollen Geschehen der Geburt hingeben können. Die Mutter sollte der Doula vertrauen und sich auf sie verlassen können.

Für Frauen, die ihr erstes Kind bekommen oder unsicher sind, bietet die Doula-Begleitung eine ideale Stütze bei einer Hausgeburt. Die Erfahrung hat gezeigt, dass durch die verständnisvolle Betreuung Stress und Ängste verringert werden. Dadurch wird die Wehenzeit verkürzt und es sind auffallend weniger Wehen-, Schmerz- und Entspannungsmittel notwendig. Außerdem erhöhte sich in Anwesenheit einer Doula die Erfolgsrate beim Stillen.

Eine Doula muss nicht unbedingt eine Ausbildung hinter sich haben, da sie die Arbeit und das Wissen einer Hebamme nicht ersetzt, sondern eher ergänzt. Im Prinzip kann jede vertraute Person, der die Mutter sich öffnen und anvertrauen möchte, die Aufgabe einer Doula übernehmen.

In den USA ist die seelische Unterstützung der Mütter durch Doulas weit verbreitet. Wahrscheinlich weil die Geburtshilfe durch Hebammen dort kaum noch praktiziert wird. Debra Pascali-Bonaro, fünffache Mutter, Gründerin der Organisation nordamerikanischer Doulas DONA und Produzentin des inspirierenden Filmes *Orgasmic Birth* (siehe Filme), setzt sich international für die Verbreitung von Doulas ein.

Wer sich tiefer mit dem Thema auseinander setzen will, findet zum Beispiel in dem Buch *Doula – Der neue Weg der Geburtsbegleitung* (von M. H. Klaus, J. H. Kennell, P. H. Klaus, Mosaik Verlag, München 1993) weitere Informationen.

Deutschland

Seit April 2008 gibt es den Verein „Doulas in Deutschland", der es sich zum Ziel gesetzt hat, auch den Frauen eine Begleitung durch eine Doula zu ermöglichen, die diese private Dienstleistung ansonsten nicht bezahlen könnten. Auf der Website des Vereins finden Sie u.a. eine Adressliste von Doulas in Deutschland und Ausbildungsinformationen.

- Doulas in Deutschland e.V.
  www.doulas-in-deutschland.de

Melanie Schöne, Vorsitzende des Vereins, ist eine der immer zahlreicher werdenden Doulas in Deutschland. Sie geht auf individuelle Wünsche ein und bietet verschiedene Formen der Begleitung an (www.meine-doula.de).

Schweiz

Auch in der Schweiz haben Doulas sich organisiert. Es gibt Ausbildungsmöglichkeiten und zahlreiche Informationen, beispielsweise bei der

- Doula-Infostelle Schweiz
  c/o Michèle Birchler-Stratmann
  Rohnenrainweg 1, CH – 8835 Flusisberg
  Tel. 0041/(0)43/844 789123
  Email: info@doula.ch.
  Internet: www.doula.ch

- SitaMa Zentrum
  Ausbildungszentrum am Bodensee
  Amriswilerstrasse 53a, CH – 9314 Steinebrunn
  Tel. 0041/71/4700434
  Email: sitama@bluewin.ch
  Internet: www.sita-mudras.com

Beckenanmietung

Da die Wassergeburt immer mehr Liebhaber findet, stellen sich nicht nur Krankenhäuser darauf ein. Um dem Wunsch zu entsprechen, auch im selbst gewählten Umfeld eine Wassergeburt durchführen zu können, ohne in der Badewanne eingeengt zu sein oder ans Meer beziehungsweise ein anderes Naturgewässer fahren zu müssen, gibt es mittlerweile die Möglichkeit, spezielle Wassergeburtsbecken zu kaufen oder zu mieten. Sie können nahezu überall problemlos auf gestellt werden, wo ein normaler Wasseranschluss vorhanden ist. Eine Bekannte stellte das Becken auf einer Waldlichtung auf; das Wasser kam von einem nahe gelegenen Campingplatz. So konnte sie ihr Kind gemeinsam mit ihrem Partner und Freunden und umgeben von Bäumen im Wasser willkommen heißen.

Die meisten Hersteller und Verleiher von Geburtsbecken beraten umfassend über die nötigen Voraussetzungen und Maßnahmen je nach der Wahl des Aufstellungsorts.

- DelphisArt
  Deva B. Doege
  Mauerner Str. 11, D – 82284 Grafrath (bei München)
  Tel. 0049/(0)89/87181557
  Email: info@delphisart.de, Internet: www.delphisart.de

- Constanze Weigle
  Nöllenstr. 19b, D – 70195 Stuttgart
  Tel. 0049/(0)711/69 84–00, Fax 0049/(0)711/69 84–90
  Email: ConstanzeWeigle@wassergeburt.de
  Internet: www.wassergeburt.de

- Yoobaby
  Internet: www.yoobaby.de

Wassertraining und Delphine

»Delphine besitzen außergewöhnliche Fähigkeiten. Die Griechen bezeichneten sie als ›Engel der Meere‹. Durch ihre Energie und ihren Sonar verfügen sie über eine fast übersinnlich wirkende Heilkraft.«

(Ilona Selke)

An den Beginn dieses Abschnitts stelle ich ein paar grundsätzliche Gedanken zum Thema „Delphinschwimmen". Wir Menschen neigen dazu, uns alles zu nehmen, was uns nutzen könnte. Der viel zitierte Bibelspruch „Macht euch die Erde untertan" scheint vielen als Rechtfertigung für dieses Verhalten zu dienen. Wir fällen Bäume auf „unserem" Baugrund, bauen Straßen, wo und wie sie uns nötig erscheinen, halten Tiere in Massengefängnissen, um uns zu ernähren, und vieles mehr, und denken sehr wenig darüber nach, wie unser Handeln auf das uns umgebende Leben wirkt. Wir respektieren den Lebensraum anderer Lebensformen nicht, wir sehen ihn nicht einmal. Daher dringen wir ohne Scheu und Zurückhaltung in ihr Leben ein, zum Beispiel auch in den Lebensraum der Delphine: das Meer. Auf die drastischen Folgen wie Umweltzerstörung, Krankheiten wie BSE und andere mehr möchte ich hier nicht näher eingehen. Es ist mir jedoch wichtig, in diesem Zusammenhang bewusst zu machen, dass wir den Delphinen – wie natürlich auch allen anderen Lebensformen – mit Respekt und Achtung begegnen sollten. Dies heißt unter anderem, dass wir nicht einfach in ihren Lebensraum eindringen und sie „benutzen", um unsere Bedürfnisse, Wünsche und Träume zu befriedigen. Völlig indiskutabel ist es in meinen Augen auch, Delphine in Gefangenschaft zu halten, um sie als Therapeuten, Entertainer oder sonstiges einzusetzen. Wenn überhaupt, dann sollte eine Begegnung auf der Basis von Freiwilligkeit und Gleichheit stattfinden. Der kategorische Imperativ von Immanuel Kant, der vereinfacht sagt: „Was du nicht willst, dass man dir tut, das füge auch keinem anderen zu", kann hier jedem als Anleitung für das eigene Verhalten dienen.

Jede Existenzform auf dieser Erde bringt spezifische Besonderheiten und Fähigkeiten in die Gemeinschaft alles Lebendigen mit ein. Wenn wir uns anderen Spezies nähern, tragen wir die Verantwortung dafür, ihre Besonderheit zu würdigen. Außerdem sollten wir darauf achten, unsere Mängel und Schwächen nicht in ihren Lebensbereich hineinzutragen oder sie dort kompensieren zu wollen. Wenn wir zum Beispiel während der Schwangerschaft mit Delphinen schwimmen wollen, sollten wir uns zuvor intensiv mit ihnen und ihrer Lebensweise befassen. Nur wenn wir uns anderen Lebensformen öffnen und bereit sind, uns auf ihre Art und Weise, die Welt zu erleben, einzulassen, kann ein positiver und für alle Beteiligten bereichernder Kontakt entstehen.

Ich bin überzeugt, dass die Delphine viele Geschenke für uns bereithalten und wir viel von ihnen lernen können. Voraussetzung dafür ist jedoch, dass wir ihnen ihre Einzigartigkeit lassen und uns aufrichtig bemühen, ihnen mit Respekt und Achtsamkeit zu begegnen. Dazu gehört, dass wir zum Beispiel nicht einfach zu ihnen ins Wasser springen, sondern ihre Zeichen lesen und verstehen lernen. Würden Sie es mögen, wenn jemand plötzlich in Ihrer Wohnung auftauchte und wie selbstverständlich davon ausginge, dass Sie ihn willkommen heißen und ihm helfen?

Wenn wir wirklich Kontakt zu anderen Lebensformen wie den Delphinen aufnehmen wollen, müssen wir meines Erachtens von Grund auf umdenken und eine empathische, rezeptive Haltung entwickeln. Wir müssen uns der Unterschiedlichkeit zu anderen Wesen bewusst sein, die unter Umständen sogar Gefahr bedeuten kann, solange wir noch nicht in der Lage sind, die „Sprache" des anderen zu verstehen. Es erscheint mir deshalb wichtig, immer zu prüfen und nachzuspüren, ob ein „Delphin-Schwimm-Angebot" diesen Anforderungen gerecht wird und beide Seiten berücksichtigt.

Immer wieder kann man beobachten, dass Delphine von Schwangeren und kleinen Kindern besonders fasziniert sind und sich ihnen bevorzugt zuwenden. Viele Frauen, die während der Schwangerschaft mit den Meeressäugern geschwommen sind, erzählten mir von ihren eindrucksvollen, berührenden Erfahrungen. Manche hatten das Gefühl, dass die Delphine sie mit ihrem Sonar „durchleuchteten" und ihr gesamtes physisches und psychisches System einrichteten beziehungsweise ausbalancierten. Ich persönlich glaube, dass die Tiere direkt mit dem ungeborenen Kind kommunizieren und von dieser Form des Austausches fasziniert sind. Einige Forscher, wie zum Beispiel Horace Dobbs[51] aus England, arbeiten an wissenschaftlichen Studien über die Wirkung des delphinischen Sonarsystems und ihrer heilenden Energien auf unseren körperlichen und seelischen Zustand.

Delphine und Wale können uns auf ihre spezielle, einzigartige Art wichtige Impulse für das Überleben auf dieser Erde geben. Sie vermitteln uns ohne Manipulationen bedingungslose Liebe, ein Gefühl des All-Eins-Seins, Empathie und tiefe Klarheit. Ihre wertvollen Anregungen und Impulse können uns anleiten und inspirieren und zu innerer Selbstbestimmtheit führen.

Das AquaLife Institut unter der Leitung des Ehepaars Battenberg-Chaudhuri arbeitet eng mit Igor Charkovsky und der Staatlichen Pädagogischen Universität in Kaluga zusammen. Es bietet Geburtsvorbereitung und perinatales Wassertraining für Mutter und Kind sowie Meeres- beziehungsweise Wassergeburten an. Weltweit arbeitet das AquaLife Institut nur mit frei lebenden Delphinen oder ganz ohne sie.

Das AquaLife Institut ist auch eine Anlaufstelle für Beratung und individuelle Lösungskonzepte zum Thema körperliche, geistige und seelische Gesundheit und Maximierung des menschlichen Potenzials.

Nähere Informationen:

- AquaLife Institut
  Elizabeth Battenberg
  Friedrich-List-Str. 11, D – 86153 Augsburg
  Tel. 0049/(0)821/5675296, Handy: 0049–177 3159369
  Email: Elizabeth.Battenberg@web.de

Ilona Selke und ihr Mann Don Paris nehmen Schwangere auf ihrem Katamaran in Key West mit zu den Delphinen. Ilona ist Seminarleiterin, Musikerin und Autorin des Buchs *Die Weisheit der Delphine* (Ullstein Verlag, Berlin). Ihre Mutter reiste, als sie mit ihr im dritten Monat schwanger war, nach Indien zum Taj Mahal. „Diese außerordentliche Reise, die ich als Embryo erlebte, begleitete mich mein ganzes Leben, sie war sozusagen mein Entstehungsmythos", schrieb sie mir. Seit langem hegt Ilona den Traum einer Unterwassergeburt in Anwesenheit von Delphinen. Sie ist überzeugt, dass eine Begegnung mit Delphinen während der Schwangerschaft und ihre Begleitung bei der Geburt einen großen evolutionären Sprung in der menschlichen Entwicklung bedeuten würden. Daher möchte sie gemeinsam mit ihrem Mann dazu beitragen, dass werdende Mütter ihren ungeborenen Kindern einen ganz besonderen individuellen „Entstehungsmythos" mitgeben können.

Vor über zehn Jahren trafen Ilona Selke und ihr Mann Don Paris in Florida auf eine Delphinfamilie, die sie seither im Sommer regelmäßig besuchen. Nachdem sie mehrere Jahre lang Kleingruppen, unter anderem auch Kinder mit verschiedensten körperlichen und geistigen Auffälligkeiten, zu den Delphinen mitgenommen haben, bieten sie seit Juni 2004 auch Schwangeren die Möglichkeit, im offenen Meer mit frei lebenden Delphinen zu schwimmen und zu kommunizieren.

Wenn Sie den Wunsch verspüren, mit Ihrem Kind direkten Kontakt zu den Delphinen aufzunehmen, können Sie sich in Key West nach individuellen Wünschen Ihr eigenes Programm gestalten, haben aber auch die Möglichkeit, von Ilona und der Hebamme Marina Alzugaray (siehe auch S.193) auf dem Boot und im Wasser begleitet zu werden. Marina bietet spezielle AquaNatal-Übungen an und bereitet Sie auch mental auf die Kommunikation mit den Delphinen vor. Ilona und Don geben Seminare über Seelenbewusstsein und Visualisation.

Nähere Informationen:

- Ilona Selke
  Living from Vision
  P. O. Box 1530, Stanwood WA 98292, USA
  Tel. 001/360/387 57 13
  Email: dolphinlove@sos.net
  Internet: www.lebenausdervision.com
  www.ilonaselke.com

Auch Deva Doege von „DelphisArt", deren Arbeit ich bereits im Abschnitt „AquaYoga" kurz dargestellt habe, bietet Wasserkurse für Schwangere und Neugeborene an. Dabei legt sie viel Wert darauf, den individuellen Weg des Einzelnen herauszufinden, damit die Wassererfahrung entspannt und vertrauenstärkend ist. Sie möchte Kindern wie Erwachsenen Raum und Gelegenheit geben, ihren eigenen Zugang zum Element Wasser zu finden. Wassertraining, zum Beispiel das Tauchen, sieht sie dabei als Mittel, Eigenständigkeit, Selbstbewusstsein und ein größeres Selbstverständnis zu erlangen, nicht jedoch als eigentliches Ziel. Im Vordergrund steht für sie immer die unmittelbare Kommunikation mit dem Kind beziehungsweise dem Erwachsenen, um nur in Übereinstimmung mit ihnen handeln zu können.

Lotusgeburt

Sowohl bei Julie als auch bei Noa hatte ich ein unangenehmes Gefühl bei der Vorstellung, die Nabelschnur zu durchschneiden. Schon allein das Wort „schneiden" im Zusammenhang mit Geburt hört sich für mich völlig deplatziert an. Bei Julie wusste ich noch nichts über mögliche Alternativen und traute mich daher nicht, etwas zu sagen. Bei Noa warteten wir lange, bis die Nabelschnur auspulsiert war, bevor Peter sie abtrennte. Trotzdem: Beide hatten wir ein „komisches" Gefühl – dem wir hätten vertrauen sollen. Deshalb lege ich allen Müttern und Vätern hier die für mein Empfinden wunderschöne Möglichkeit der Lotusgeburt ans Herz. Dabei wird die Nabelschnur nicht durchtrennt und das Baby bleibt mit der Plazenta verbunden, bis sie sich auf natürlichem Weg löst. Meist geschieht dies nach drei bis zehn Tagen.

Die Plazenta kann als erstes Organ des Kindes angesehen werden, da sie sich aus dem befruchteten Ei entwickelt und das Baby neun Monate lang versorgt. Mittlerweile ist wissenschaftlich erwiesen, dass ein zu frühes Abklemmen der Nabelschnur zu Atembeschwerden, Organschäden und Anämie führen kann. Dem Kind wird viel Blut entzogen und dadurch gehen ihm wertvolle Nährstoffe, Vitamine, Mineralien usw. verloren, die für die Tätigkeit der Lunge, des Gehirns, der Nieren und der Blase wichtig sind. Außerdem enthält das Blut somit weniger lebenswichtige Stammzellen.

Die Atemtherapeutin und Heilerin Nemi Nath vertritt sogar die Ansicht, dass durch das frühe Abnabeln nach der Geburt ein so genanntes „Plazentatrauma" entsteht: ein tiefes Gefühl des Verlassenwerdens, der

Trennung, der Einsamkeit und der Identitätsverwirrung. Dieses frühe Trauma leitet ihrer Meinung nach eine ganze Kettenreaktion an fehlgeleiteten Verhaltensmustern und psychischen wie physischen Störungen ein, die uns keine Ruhe finden lassen.[52]

Wie bereits an anderer Stelle gesagt, ist das Abschneiden – ursprünglich Abbeißen – der Nabelschnur ein angstgesteuertes Verhalten. In der freien Natur mussten Mütter fürchten, dass der Blutgeruch der Plazenta Raubtiere anlockt. Die Abtrennung war daher ursprünglich eine Notreaktion.

Wie eng das neugeborene Kind immer noch mit der Plazenta verbunden ist, zeigt sich daran, dass es sehr empfindlich auf Berührungen der Plazenta reagiert. Die Lotusgeburt erfordert ein gewisses Maß an Anpassung, da man die Plazenta die ersten Tage nach der Geburt sozusagen mit dem Baby mitversorgen muss. Dies hat jedoch den Vorteil, dass das Kind nicht zu viel herumgereicht wird und die heilige erste Zeit im engen Kreis der Familie in vertrauter Umgebung verbringt. Für das Kind ist diese Phase besonders wichtig und prägend: Seine Seele verbindet sich während der ersten Lebensmonate vollends mit dem Körper und es braucht Zeit, um in der körperlichen Welt anzukommen.

Bei Noa war diese Umstellung besonders auffällig. Die erste Zeit nach der Geburt war er häufig „nicht anwesend", das heißt, es war deutlich spür- und zum Teil auch sichtbar, dass seine Seele noch umherreiste.

Wer sich für eine Lotusgeburt entscheidet, kann folgendermaßen vorgehen: Nach der Geburt legt man die Plazenta in eine Schüssel oder ein anderes sauberes Gefäß neben das Kind. Innerhalb von 24 Stunden sollte sie vorsichtig mit warmem Wasser gewaschen und trockengetupft werden. Anschließend wickelt man sie in ein saugfähiges Tuch – zum Beispiel eine Stoffwindel – und bestreut sie mit Salz und Kräutern, zum Beispiel Salbei, oder mit Kräuterölen – Lavendel- oder Angelikaöl eignen sich gut. In einer Tragetasche können Sie dieses Plazenta-Paket nun bequem herumtragen. Wechseln Sie das Tuch jeden Tag und bestreuen Sie die Plazenta neu. Wenn Sie das Kind hinlegen, es stillen oder mit ihm kuscheln, sollten Sie darauf achten, dass die Nabelschnur nie gespannt ist.

Am einfachsten ist es, wenn Sie Ihr Kind in der ersten Zeit nicht wickeln und anziehen. Ich habe Noa die ersten drei Lebensmonate nie angezogen, sondern ihn nur in weiche Baumwoll- beziehungsweise Seidentücher gewickelt und Handtücher oder alte Laken untergelegt. Nach einigen wenigen oder auch mehreren Tagen – je nachdem welche Temperaturen herrschen und wie viel Luft an den Bauch des Kindes kommt – wird die Nabelschnur ganz hart und fällt ab.

Im Abschnitt „Rituale nach der Geburt" finden Sie Anregungen, wie Sie Nabelschnur und Plazenta würdigen und aufbewahren können.

Babymassage

Unser ganzes Leben lang sehnen wir uns nach sanfter, zärtlicher Berührung und nach Hautkontakt. In der frühesten Phase unserer körperlichen Entwicklung ist dieses Bedürfnis jedoch am stärksten und sogar lebenswichtig. Untersuchungen haben gezeigt, dass Neugeborene, die regelmäßig gestreichelt und massiert werden, aufmerksamer, aufgeweckter, ausgeglichener und außerdem weniger stressempfindlich sind. Die Massage bietet zudem für Mutter und Vater eine einmalige Gelegenheit, intensiv mit dem Kind Kontakt aufzunehmen, es zu spüren und ihm Liebe und Geborgenheit zu vermitteln.

Lassen Sie sich einfach von Ihren Gefühlen leiten. Ihre Hände werden intuitiv herausfinden, was Ihrem Kind am besten gefällt.

Wer trotzdem Anregungen möchte, kann sich zum Beispiel von dem wundervoll illustrierten Klassiker *Sanfte Hände* von Frédérick Leboyer inspirieren lassen.

Stillen

Zum Thema Stillen gibt es zahlreiche Bücher und Informationsquellen, die überall leicht zugänglich sind. Stillen ist eine natürliche Körperfunktion, die auf die Prozesse der Schwangerschaft und Geburt folgt. Sollten dennoch Probleme auftauchen, dann versuchen Sie, die Ursachen in Ihrem Innern – Ihrer Einstellung zu Ihrem Körper, sich selbst, zu Ihrem Umfeld, Ihrer Vergangenheit – zu finden. Wo liegen die – meist unbewussten – Widerstände gegen das Stillen? Eine Freundin, die zunächst nicht stillen konnte, erinnerte sich daran, dass ihre Mutter immer jammerte, wie hässlich ihre Brüste durch das Stillen geworden seien. Solche und ähnliche Bilder können Ihre natürlichen Körperfunktionen blockieren. Auch Zweifel und Berührungsängste können dazu führen, dass Schwierigkeiten beim Stillen auftreten.

Falls Ihr Kind nicht an die Brust will, kann es sein, dass Sie zum Beispiel Dinge gegessen oder getrunken haben, die ihm nicht gut tun. Ihr Kind spürt vieles und reagiert sehr sensibel auf Ihre Handlungen. Vielleicht verträgt oder mag es beispielsweise die Nahrungsergänzungstabletten nicht, die Sie zur Stärkung nehmen, oder Ähnliches.

Denken Sie in jedem Fall daran: Stillen ist eine *natürliche Funktion* Ihres Körpers. Das heißt: *Jede* Frau besitzt grundsätzlich die Fähigkeit zu stillen – und jedes Kind hat instinktiv das Bedürfnis, gestillt zu werden. Nichts, keine noch so ausgeklügelte Ernährungsform, kann Ihre Muttermilch ersetzen. Lassen Sie alte Bilder und vergangene Erfahrungen los, suchen Sie sich kompetente Hilfe, wenn nötig, und gönnen Sie sich und Ihrem Kind das wundervolle und einzigartige Erlebnis des Stillens – es gibt wohl kaum Schöneres für Sie beide.

Weitere Informationen und Beratung:

Deutschland

- La Leche Liga Deutschland e. V.
  Gesellenweg 13, D – 32427 Minden

Tel. 0049/(0)571/48946
Email: beratung@lalecheliga.de
Internet: www.lalecheliga.de

- Arbeitsgemeinschaft Freier Stillgruppen (AFS)
  Bornheimer Str. 100, D – 53119 Bonn
  Tel. 0049/(0)228/350 38 71, Hotline: 01805–784 55 36
  Email: ak.internet@afs-stillen.de
  Internet: www.afs-stillen.de

- Berufsverband deutscher Laktationsberaterinnen
  IBCLC e. V. (BDL)
  Hildesheimer Str. 124 E, D – 30880 Laatzen
  Tel. 0049/(0)511/87 64 98 60
  Email: sekretariat@bdl-stillen.de
  Internet: www.bdl-stillen.de

Schweiz

- Schweizerische Stiftung zur Förderung des Stillens
  Schwarztorstrasse 87, CH – 3007 Bern
  Tel.: 0041/(0)31/381 49 66
  Internet: www.allaiter.ch

- La Leche Liga Schweiz
  Postfach 197, CH – 8053 Zürich
  Tel.: 0041/(0)44/940 10 12
  Email: info@stillberatung.ch
  Internet: www.stillberatung.ch

Österreich

- Verband der Still- und LakationsberaterInnen Österreichs
  Lindenstrasse 20, A – 2362 Biedermannsdorf
  Tel. 0043/(0)2236/723 36
  Email: info@stillen.at
  Internet: www.stillen.at

Viele Informationen zum Thema Stillen und Linklisten (auch von Österreich und der Schweiz) findet man auch auf der Website www.geburtskanal.de.

Windelfreie Erziehung

Schon bei Julie widerstrebte mir das Thema Windeln: Ich mochte sie nicht wickeln – nicht wegen Geruch, Waschen oder Ähnlichem. Nein: Dieses Einwickeln widersprach einfach vollkommen meinem Gefühl. Auch Julie selbst schien etwas dagegen zu haben. Gibt es überhaupt Kinder, die sich gern wickeln lassen? Ob es sich um Stoff- oder Papierwindeln handelt, spielt dabei keine große Rolle – ich mochte die Dinger einfach nicht und unsere Kinder mochten sie auch nicht. Also ließ ich sie ziemlich oft ohne Windeln herumlaufen, was unsere Wohnung gelegentlich in eine Pfützenlandschaft oder Schlimmeres verwandelte.

Bei Noa fiel mir auf, dass er immer, kurz bevor er musste, nach unten schaute. Das hieß: Er merkte den Zeitpunkt genau. Ich staunte. Bis mir einfiel, dass wir jedes Haustier innerhalb einiger Wochen „stubenrein" erziehen können – aber unseren Kindern trauen wir das nicht zu?

Ich bin überzeugt, dass Kinder keine Windeln brauchen, sondern dass sie relativ schnell lernen können, auf den Topf zu gehen. Sie müssen sich dann nicht mehr ihre Ausscheidungen umbinden lassen, sondern können sich frei und – im wahrsten Sinne des Wortes – unbeschwert umherbewegen.

Bezeichnenderweise entdeckte ich bei der Recherche zu diesem Buch, dass sich auch andere Menschen bereits mit diesem Thema auseinandergesetzt haben. In England und den USA gibt es Bücher und Elterninitiativen zum Thema „Infant Potty Training", „Elimination Communication" beziehungsweise „Natural Infant Hygiene". Laurie Boucke beschreibt auf ihrer Internetseite und in ihrem Buch „Infant Potty Training" (White Boucke Publishing, April 2002) ausführlich, wie sie lernte, die Zeichen ihrer Kinder zu verstehen, und sich und ihnen dadurch das Wickeln ersparte.

In vielen Ländern, zum Beispiel in Indien, werden die Kinder nicht in Windeln gewickelt und wissen schnell, wie sie ihre Bedürfnisse den Erwachsenen verständlich machen und wo sie hinmachen können.

Wer weitere Informationen zu diesem Thema wünscht, wird im Buch *Geborgene Babys* von Julia Dibbern (siehe unten „Literaturempfehlungen") und im Internet zum Beispiel auf folgenden Seiten fündig:

- neuekinder.de
- www.ohne-windeln.de
- www.white-boucke.com (englische Seite)
- www.topffit.de

Literaturempfehlungen

- *Wir alle sind Kinder des Wassers,* Michel Odent. München: Kösel 1995.
- *Im Einklang mit der Natur,* Michel Odent. Düsseldorf: Patmos 2004.
- *Geburt und Stillen,* Michel Odent. München: C. H. Beck 2000.
- *Es ist nicht egal, wie wir geboren werden,* Risiko Kaiserschnitt. Michel Odent. Walter-Verlag 2005
- *Wasserbabys,* Erik Sidenbladh. Essen: Synthesis 1983.
- *Erlebnis Wassergeburt,* Cornelia Enning. Landsberg: vgs 2003.
- *Wassergeburt : Der sanfte Weg,* Cornelia Enning. Landsberg: vgs 2000.
- *Spirituelle Geburtsvorbereitung,* Iris Rinkenbach. Darmstadt: Schirner 2003.
- *Die Hebammen-Sprechstunde,* Ingeborg Stadelmann. Eigenverlag 2002.

- *Hausgeburt : Besser für Mutter und Kind,* Inge Kelm-Kahl. Reinbek: Rowohlt 1990.
- *Hausgeburt,* Sheila Kitzinger. München: Kösel 1994.
- *Doula : Der neue Weg der Geburtsbegleitung,* M. H. Klaus, J. H. Kennell u. P. H. Klaus. München: Mosaik 1993.
- *Geborgene Babys,* Julia Dibbern. Winsen (Luhe): Anahita 2010.
- *Das Stillbuch,* Hannah Lothrop. München: Kösel 2001.
- *Die selbstbestimmte Geburt,* Ina May Gaskin. Kösel 2004
- *TopfFit! : Der natürliche Weg, mit und ohne Windeln,* Laurie Boucke. Anahita 2010

Filme und Videos

- „Orgasmic Birth", Debra Pascali-Bonaro (www.orgasmicbirth. com)
- „Birth As We Know It", Elena Tonetti (www.birthasweknowit.com)
- „Sacred Birth", Gilbert Bowe (www.birthlife.org)
- „Bewusste Geburtsvorbereitung – QiGong und Meditation in der Schwangerschaft". Susanne Oechsner, Monika Brühl. Aurum 2009
- „A Breech In The System", Karin Ecker (www.abreechinthesystem.com)
- „Sanfte Geburt – Wassergeburt Fabio", Cornelia Enning.
- „Sterngucker unter Wasser", Cornelia Enning.
- „The use of Water for Labour and Birth", Marina Alzugaray.
- „Waterbabies", AquaNatal.
- „Water Baby", Karil Daniels.

Websites im Internet

Das Internet bietet in der heutigen Zeit Zugang zu einer Fülle von Informationen und vernetzt uns in einer völlig neuen Form. Auch wer keinen eigenen Internet-Zugang besitzt, kann zum Beispiel in Internet-Cafés, öffentlichen Büchereien und Gemeindeverwaltungen gegen eine geringe Gebühr die Möglichkeiten der weltweiten Wissensvermittlung nutzen und sich die relevanten Seiten ausdrucken lassen.

Um Ihnen die Übersicht zu erleichtern, habe ich eine Vorauswahl getroffen und einige Websites zu verschiedenen Themen aufgelistet.

Bewusste Geburt

- www.attachment-parenting.de
  Vielseitige alternative Informationsseite, nützliche Adressen und Artikel zur Orientierung und Inspiration.

- www.natuerliche-geburt.de
  Beratung und Information während Schwangerschaft und Geburt, Pränataldiagnostik, Vermittlung von nützlichen Adressen, Informationen und Seminare zu Luna-Yoga u.v.m.

- www.sita-mudras.com und www.spirituellegeburtsbegleitung.com
  Auf diesen Seiten bietet Sita Kleinert, Leiterin des SitaMa-Zentrums am Bodensee, Anregungen und Kontaktadressen für eine bewusste, spirituelle Geburtsvorbereitung und die Auseinandersetzung mit der eigenen natürlichen Weiblichkeit.

- www.geburtskanal.de
  Wertvolle Informationen zu allen möglichen Themen rund um Schwangerschaft und Geburt, zum Beispiel Lotusgeburt, Hausgeburt, Wassergeburt.

- www.dealingwithgravity.com
  Englische Website von Elena und Michael Tonetti mit Berichten über alternative Geburtsmöglichkeiten, bewusstheitsfördernde spirituelle und physische Geburtsvorbereitung, Wassergeburt usw.

- www.birthintobeing.com
  Englische Website von Elena Tonetti mit umfangreichen Informationen und Angeboten für eine bewusste natürliche Geburtsvorbereitung und Geburt. Bezugsquelle für die DVD (auch auf Deutsch) „Birth As We Know It“

- www.birthworks.org
  Englische Website, die es sich zum Ziel setzt, Frauen zu stärken und zu natürlichen Geburtswegen zu ermutigen. Viele Studienergebnisse und neueste Forschung rund ums Thema Geburt. Aus- und Fortbildungen.

Wassergeburt

- www.delphisart.de
  Wichtige Seite für alle, die einen sanften weiblichen Zugang zum Thema Wassergeburt, Geburtsvorbereitung und vielem mehr suchen.

- www.yoobaby.de
  Umfassende und detaillierte Infos zu allen möglichen Fragen rund um die Wassergeburt, Beckenverleih und vielen mehr.

- www.wasserbabies.de
  Informative und umfassende Seite zu den Vorteilen der Wassergeburt.

- www.wassergeburt.de
  Website der Diplompsychologin Constanze Weigle mit Infos über Wassergeburt, Beckenverleih etc.

-
- www.wasserbabypost.de
  Wassergeburts-Magazin mit Kontakten, Hintergrundinformationen und aktuellen Neuigkeiten zum Thema Wassergeburt.
- www.waterbirth.org
  Englische Seite von Barbara Harper, amerikanische Wassergeburtspionierin und Gründerin eines Wassergeburtsnetzwerkes.

- www.birthbalance.com
  Englische Seite von Judith Halek mit aufschlussreichen Forschungsdaten.

Delphine

- www.human-dolphin-research.com
  Tief greifende und vielschichtige Informationen von Roma Spring und Volker Todt zum Thema Delphin- und Walbegegnungen, Bewusstseinsentwicklung u.v.m.

- www.idw.org
  Informative (englische) Seite des Delphinforschers und -schützers Horace Dobbs.

- www.oceancare.org
  Umfassende Informationen zum Thema Delphinschutz und Delphinschwimmen.

- www.lebenausdervision.com
  Website von Ilona Selke und Don Paris zu Themen wie Delphinschwimmen, Seelenbewusstsein, Visualisierung und vielem mehr.

Bauchabdruck

- www.meine-doula.de

Seite von Melanie Schöne, die neben ihren Diensten als Doula auch Gipsabdrücke vom Babybauch, Plazenta-Abdrücke und andere Kunstwerke rund um Schwangerschaft und Geburt anbietet.

- www.bellymask.com
  Englische Website mit Anleitungen und Ideen für die Gestaltung eines „Bauchreliefs".

Forschung und medizinische Hintergrundinformationen

- www.birthinternational.com
  Sehr informative und gut recherchierte Artikel der australischen Organisation Birth International (auf Englisch) zu verschiedenen Themen rund um Geburt und Schwangerschaft.
  ozinfo@birthinternational.com (Australien)
  ukinfo@birthinternational.com (England)

- www.birthworks.org/primalhealth
  Empfehlenswerte Website des von Michel Odent gegründeten Primal Health Research Centre (Forschungszentrum für Primärgesundheit) in London mit einer umfassenden wissenschaftlichen Datenbank zu allen möglichen Themen rund um Schwangerschaft und vor allem Geburt.

Schlusswort

Jede Geburt ist ein Wunder – eine bereichernde und einzigartige Erfahrung, unabhängig davon, wo sie stattfindet. Ich hoffe, dieses Buch weckt in Ihnen das Vertrauen, dass die weibliche Urkraft Sie gemeinsam mit Ihrem Kind auf Ihren persönlichen Geburtsweg führt. Es wäre schön, wenn es Ihr Bewusstsein erweitert und Sie dazu anregt, Ihren Gefühlen und Ihrer Innenwelt eigenverantwortlich und selbstbestimmt Ausdruck zu verleihen.

Egal, wofür Sie sich entscheiden und wie Ihr individueller Weg letztlich aussieht: Schwangerschaft und Geburt sind wunderschöne, Glück bringende Lebenszeiten. Ich wünsche Ihnen von ganzem Herzen viel Freude und innere Gelassenheit, um sie ausgiebig genießen zu können!

Danke!

Danke, Julie und Noa, dass ihr gekommen seid und mich mit eurer Weisheit immer wieder berührt und öffnet. Danke, Peter, für unseren unschätzbar wertvollen Austausch, für deine große Liebe und Geduld und dein Da-Sein. Danke, Claudia, für deine klaren und bereichernden Anregungen bei der Bearbeitung des Manuskripts, für dein wundervolles Essen und deinen Humor. Danke, Katja, für die wertvollen Hinweise und Korrekturen. Danke, Constanze, für deine Seelenverbundenheit, deine Bilderwelten und deine Unterstützung auf allen Ebenen. Danke, Elizabeth, Digvijay, Suryavijay und Benjamin, für eure wertvollen Beiträge und für die schöne Zeit im Wasser. Danke, Richard, Bettina und Sagara, dass ihr uns an eurem Geburtsfest teilhaben ließt. Danke, Shizuko, für dein Erinnern und Mutmachen. Danke, Michael, für deine Offenheit, dein uneingeschränktes Vertrauen und deine Bereitschaft, dich einzulassen. Danke, Urs, für deinen Glauben an „die Kraft der Bücher". Danke Julia, dass du das Buch weiterträgst und in deine einfühlsamen Hände nimmst, für deinen Humor und dafür, dass du bereit bist, Ozeane zu überbrücken. Danke, Katya und Vladimir, für eure einzigartigen inspirierenden Bilder, die individuelle Visionen eindrucksvoll illustrieren. Danke, Irina, für die schnelle Hilfe bei der Übersetzung der russischen Texte. Danke, Horace, Rupert, Michel, Marina, Elena, Heather, Hyemeyosts, Lynn Andrews, Deva, Roma, Hanna, Roberta, Heike, Katrin, dass ich an eurem Wissen und euren Erfahrungen teilhaben durfte.

Danke, Mama, dass ich durch dich ins körperliche Leben kommen konnte. Danke, Katja, Lea und Luka, Gabriel, Helen und Henrik, Ilona und Don, Odile, Peter Roggendorf, Gisela, für eure Begleitung und Unterstützung auf mehreren Ebenen, für eure Bestärkung und den immer wieder anregenden und wohltuenden Austausch. Danke, Maria Krojer, unsere liebe Nachbarin, für die köstliche Geburtssuppe und die Fürsorge. Danke auch der großen „Delphinfamilie" überall auf der Welt, mit der ich mich sehr verbunden fühle und die mich auf meinem Weg begleitet.

Danke schließlich an alle, die ich hier nicht namentlich genannt habe und die trotzdem durch ihr Dasein und ihre Erfahrungen einen wertvollen Beitrag zu diesem Buch geleistet haben. Und danke an meine inneren Beraterinnen und Berater, die es nicht immer leicht haben, zu mir durchzudringen, und trotzdem beständig da sind.

Anmerkungen

1 Shizuko kommunizierte mit dem japanischen Kind Iruka (dt. Delphin), das im August 2002 zur Welt kam, bereits mehrere Monate vor seiner Geburt. Sie begleitete Mutter und Sohn durch die Schwangerschaft und empfing faszinierende Botschaften, Gedichte, Zeichnungen und meisterhafte Kalligraphien, die die Mutter des Kindes mit geschlossenen Augen zu Papier brachte. Ihre Erfahrungen und Irukas Botschaften veröffentlichte sie in dem bisher nur auf Japanisch erschienenen Buch „Iruka – Meerdelphin, Walddelphin".

2 Michel Odent: *Geburt und Stillen*. München: C. H. Beck 2000, S. 68.

3 Ebenda, S. 33ff.

4 Ebenda, S. 61.

5 J. Schlumbohm, B. Duden, J. Gélis u. J. Veit (Hrsg.): *Geburtsrituale*. München: C. H. Beck 1998, S.154.

6 Polarity verbindet östliche und westliche Heilmethoden, um in und um den Körper für einen ausgewogenen Fluss der Lebensenergie zu sorgen. Entwickelt wurde diese ganzheitliche Therapiemethode von dem Osteopathen, Chiropraktiker u. Naturheilarzt Dr. Randolph Stone (1890–1981).

7 Hier eine Übersetzung des Textes:

Die Göttin erhob sich, / jetzt ist ihre Zeit gekommen,
Sie gibt uns die Kraft, / zu sein und zu geben.
Ehrt die Jungfrauen, / ehrt die Mütter,
ehrt die Liebenden, / die lieben, um zu leben.

*

Süß kommt die Jungfrau, / durch Blumen tanzend,
schwelgend in Energien, / so frei und kraftvoll.
Ehrt die Süße / Ihres unbeschwerten Lachens,
ihre Rückkehr nach / der dunklen Kälte des Winters.

*

Die Liebe der Mutter ergießt sich / Über die grüne Erde,
sie lässt Früchte und Getreide / wieder erstehen.
Ehrt ihre Fülle, / ehrt ihre Schöpfung,
alle Länder und Nationen / sollen wieder feiern.

*

Die Liebenden im Sommer, / Lippen rot vor Beeren,
singen so fröhlich, / lachen so ausgelassen.
Danket den Jungfrauen, / danket der Mutter,
dass sie jeden Liebenden / mit dem süßen Spiel der Leidenschaft segnete.

*

Die Göttin erhob sich, / jetzt ist ihre Zeit gekommen,
Sie gibt uns die Kraft, / zu sein und zu geben.
Ehrt die Jungfrauen, / ehrt die Mütter,
ehrt die Liebenden, / die lieben, um zu leben

8 Ilona Selke, Autorin des Buches *Die Weisheit der Delphine*, lehrt mit ihrem Mann Don Paris die Methode „Leben aus der Vision", bei der sich durch Visualisierungen erstaunliche Dinge manifestieren lassen (www.lebenausdervision.com).

9 Marjorie Tew: *Safer Childbirth? A critical history of maternity care.* London 1990, S. VII.

10 Ebenda, S. 289.

11 Zitiert aus: Sukie Colegrave: *Yin und Yang.* Frankfurt a. M.: Fischer 1992, S. 24

12 *Tao Te Ching.* Übersetzt von D. C. Lau. London 1963, S.117.

13 Übersetzt aus: Watson, Burton *The Complete Works of Chuang Tzu*, New York, Columbia University Press, 1968, Kapitel 18, S.192.

14 „Das Klassische Buch der inneren Medizin" soll vom Gelben Kaiser (2674–2575 v. Chr.) verfasst worden sein und bildet heute noch die Grundlage der chinesischen Medizin.

15 Wer sich für das Projekt interessiert, findet nähere Informationen im Internet unter www.manashakti.org, Email: gsk@manashakti.org, Manashakti REST New Way, 76 Mumbai-Pune Road, Lonavla, Dist. Pune, Maharashtra, Indien 410401.

16 Swami Vijnananand schrieb über 250 Bücher in fünf Sprachen und arbeitete mit international bekannten Wissenschaftlern unterschiedlicher Disziplinen zusammen.

17 Dieses Mantra ist eines der ältesten überlieferten Mantren. Es ist sehr heilend und reinigend und eignet sich wunderbar für Schwangerschaft und Geburt: Ich habe es in beiden Schwangerschaften täglich gesungen und bei Noa auch kurz vor der Geburt. Hier der Text:

om bhur bhuvah svah
tat savitur varenyam
bhargo devasya dhimahi;
dhiyo yonah prachodayat

Eine wunderschön gesungene Version des Mantras findet sich auf der CD „The Essence" von Deva Premal.

18 Wer an näheren Informationen über die Theorie der morphischen Resonanz interessiert ist, wird unter www.sheldrake.org fündig. Sheldrake hat mehrere Bücher auf Deutsch veröffentlicht, u. a.: *Das Gedächtnis der Natur*; *Die Wiedergeburt der Natur*; *Sieben Experimente, die die Welt verändern könnten*; *Der siebte Sinn der Tiere.*

19 Aus: Cornelia Enning: *Wassergeburt. Der sanfte Weg.* Köln: vgs 2000.

20 Dieser Mythos liegt zum Beispiel dem wunderschönen Roman *Der blaue Delphin* von Robert Barnes (München, Ansata) zugrunde.

21 Michel Odent: *Geburt und Stillen*, S. 44.

22 Albin Thöni: „Gebären und geboren werden im Wasser". In: *Deutsche Hebammenzeitung* 5/2003, S. 22–25.

23 Albin Thöni, K. Mussner u. L. Moroder: *Über das Infektionsrisiko bei Wassergeburten*, 1997–2003.

24 Ebenda, S.1.

25 Albin Thöni u. K. Mussner: „Gebären und geboren werden im Wasser – Vergleichende Studie nach 969 Wassergeburten". In: *Geburtshilfe Frauenheilkunde* 2002, 62, S. 977–981.

26 Sheila Kitzinger: „Letter from England: Is Water Birth Dangerous?". In: *Birth Journal*, September 1995.

27 Ebenda.

28 Ina Rieder in einem Artikel auf der Website www.top-emma.de.

29 Erik Sidenbladh: *Wasserbabys*. Essen: Synthesis 1983, S. 46.

30 Wer sich für weitere Einzelheiten und Forschungsergebnisse interessiert, findet in dem Buch *Wasserbabys* von Eric Sidenbladh Charkovskys Methoden und Visionen ausführlich beschrieben.

31 „Opening up" von Jennifer Berezan, Sufi-Gesang.

32 Richard Hirsch lebt mit seiner Frau Bettina und Sagara in Männedorf, Schweiz. Sie betreiben dort eine kleine Pension in einem alten Sommerhaus am Zürisee und bieten Seminare und Workshops im Bereich „Health and Soul Coaching" und „Personal Growth" an. Kontakt Email: info@richard-hirsch.ch; Internet: www.sheema.ch.

33 Dabei wird das Baby nach der Charkovsky-Methode in Wasser verschiedener Temperatur getunkt. Dieses Training soll den Kreislauf stabilisieren, den Stoffwechsel anregen und das Kind allgemein widerstandsfähiger und kräftiger machen.

34 Inge Kelm-Kahl: *Hausgeburt : Besser für Mutter und Kind*. Reinbek: Rowohlt 1995, S.74ff.

35 Weltgesundheitsorganisation: WHO 1996, Bericht Nr. WHO/FRH/MSM/96.11.

36 O. Olsen: „Meta-analysis of the safety of home birth". In: *Birth* 24, 1,1997, S. 4–16.

37 Vgl. z. B. F. Notzon: „International differences in the use of obstetric interventions", eine Studie des US National Center for Health Statistics, oder J. Lomas u. M. Enkin: „Variations in operative delivery rates". In: I. Chalmers u. a.: *Effective Care in Pregnancy and Childbirth*. Oxford University Press 1989.

38 Marsden Wagner: „Fish can't see water" In: *International Journal of Gynecology and Obstetrics*, Bd.75, Suppl. 1, November 2001.

39 Weltgesundheitsorganisation, „Having a Baby in Europe", European Regional Office, 1985.

40 Prof. Beate Schücking forscht und lehrt an der Universität Osnabrück. Sie führte mehrere langjährige Studien zum Thema natürliche Geburt durch.
Kontakt: beate.schuecking@uos.de

41 Beate A. Schücking u. Clarissa M. Schwarz, Forschungsprojekt „Technisierung der ‚normalen' Geburt – Interventionen im Kreißsaal", durchgeführt an der Universität Osnabrück, veröffentlicht in: *Dr. med. Mabuse* Nr.148, März/April 2004, S. 22–25, Langversion.

42 Vgl. u. a. Studien von P. Murphy u. J. Fullerton: „Outcome of intended home births in nurse-midwifery practice: a prospective descriptive study". In: *Obstet Gynecol* 1998, 92, S. 461–70; A. M. Durand: „The safety of home birth: the farm study". In: *Am J Public Health* 1992, 82, S. 450–53; W. Schramm: „Neonatal mortality in Missouri home births". In: *Am J Public Health* 1987, 77, 930–35.

43 Michel Odent in *Lancet* Nr. 2, 1987, 1375–77; A. Prentice u. T. Lind: „Fetal Heart Rate Monitoring during Labour".

44 Veröffentlicht in der *Ärzte Zeitung* 191, 25.10.1994.

45 P. Stephenson, Z. Ford u. M. Schaps: *Alternative birth centers in Illinois. University of Illinois* 1995.

46 S. Brown u. D. Grimes: „A meta-analysis of nurse practitioners and nurse midwives in primary care". In: *Nurse Res.* 1995, 44, S. 332–39, und andere Studien.

47 Marsden Wagner: *Pursuing the birth machine : The search for appropriate birth technology.* Sydney: ACE Graphics 1994.

48 Marsden Wagner: „Fish can't see water".

49 Bonding ist die erste wesentliche Phase der Kontaktaufnahme zwischen Mutter und Kind außerhalb des Mutterleibes, während der die Mutter-Kind-Beziehung entscheidend geprägt wird.

50 Michel Odent: *Geburt und Stillen*, S. 55.

51 Nähere Informationen über Horace Dobbs, seine Forschungsarbeiten zum Thema „Heilkräfte der Delphine" u.v.m. finden Sie im Internet unter www.idw.org und in seinem Buch: *Heilen mit Delfinen.* Baden/CH: AT 2004.

52 Siehe auch den Artikel „Eine neue Form des Friedens" von Nemi Nath, übersetzt von Wilfried Ehrmann in: *ATMAN – Zeitung für Atemarbeit und Atemtherapie*, Heft 1, 2002; außerdem: www.atman.at und www.breathconnection.com.au.

53 Shintaido (shin = „neuer", tai = „Körper", do = „Weg") wurde Mitte der Sechziger Jahre von dem japanischen Karatemeister Hiroyuki Aoki gegründet. Die weichen fließenden Körperübungen dienen nicht nur der Selbstverteidigung, sondern sollen das Bewusstsein für die körperlichen und geistigen Energien fördern. So entstand im Laufe der Zeit eine neue Bewegungsform, die östliche Tradition mit westlichen Einflüssen verbindet und auch aus den Bereichen Tanz, Theater, Feldenkrais oder anderen westlichen Übungsformen schöpft.

Abbildungsverzeichnis

Fotos und Kommentare: © Vladimir und Katya Bagrianski, 1986–1991.

Abb.1 – Meditation bei Sonnenuntergang

Und das Wort ward Fleisch und wohnte unter uns, und wir sahen seine Herrlichkeit, eine Herrlichkeit als des eingeborenen Sohnes vom Vater, voller Gnade und Wahrheit. (Johannes-Evangelium 1, 14)

In diesem Bibelspruch liegt für uns der tiefe Sinn der Mutterschaft verborgen: das innige Zusammenwirken mit dem ungeborenen Kind während einer meditativen und spirituellen Geburtsvorbereitung der Eltern.

Zum Bild: Das einzigartige, zauberhafte Farbspiel der hinter den Bergen untergehenden Sonne, die geheimnisvolle Aura des Mondes über dem Meer, das glitzernde Sternenzelt über uns, die erregende Grenzenlosigkeit des Meeres unter uns, der Gesang des Windes, der warme Luftströmungen mit sich trägt, die Geräusche der abendlichen natürlichen Schönheit der uralten Krimberge – all dies gab uns ein einzigartiges, unwiederbringliches Gefühl der Einheit mit der Welt, ein Gefühl von Freude, Ewigkeit und der Heiligkeit des Lebens. Was kann es Schöneres

geben für eine Frau, die sich darauf vorbereitet, Mutter zu sein?
(Krim, Sudak, Berg Altschak, 150 Meter über dem Ort, an dem die Meeresgeburt stattfand, 3 Tage vor der Geburt von Eya im Juli 1986)

Abb. 2 – Meditation der Mutter

An einem abgeschiedenen Ort, in völliger Seelenruhe und umgeben von Urnatur, meditiert Katya nach einem anstrengenden Aufstieg auf einem Felsplateau über dem Meer. Sie konzentriert ihre Liebe auf das Kind, das in ihrem Körper spielt, und kommuniziert mit Sonne und Erde, Steinen und Bäumen, Blumen und Gräsern, Vögeln und Schmetterlingen, mit der Weite des Meeres, das hinter dem Horizont verschwindet, mit den spielenden Delphinen – die Meditation einer Mutter, die sich auf eine Meergeburt vorbereitet.
(Krim, Sudak, Berg Altschak, 150 Meter über dem Ort, an dem die Meeresgeburt stattfand, 3 Tage vor der Geburt von Eya im Juli 1986)

Abb. 3 – Eyas Geburt – Dreieinigkeit

Kind, Mutter und Vater erleben die Seligkeit und die Magie der Dreieinigkeit im Höhepunkt, unmittelbar nachdem das Kind aus dem Mutterleib ins Meerwasser geboren wurde. Worte können die Gefühle des Wunders und des Glücks dieses heiligen Moments nicht vermitteln; niemand und nichts darf diesen Zustand stören!
(Schwarzes Meer, Krim, Sudak, am Fuße des Berges Altschak, 10. 02 Uhr, 22. Juli 1986)

Abb. 4 – Eyas Geburt – ein freudiges Willkommen

Freude und Glückseligkeit erfüllten alle bei der Geburt Anwesenden. Der dreijährige Bruder Aljoscha und Tatjana, eine enge spirituelle Freundin, waren die Ersten, die die neugeborene Eya berührten. Alle streichelten Eya in stiller Freude und waren durchdrungen von dem Gefühl, Zeugen eines Wunders zu sein, Teil eines intimen Sakraments, erfüllt von übergroßer Freude.
(Krim, Sudak, am Fuße des Berges Altschak, 22. Juli 1986)

Abb. 5 – Vaterschaft – Vladimir Bagrianski mit der neugeborenen Eya

Die täglichen Spaziergänge in den Bergen und am Meer entlang gehörten zum natürlichen Rhythmus unseres Lebens in den Tagen nach Eyas Geburt. Würden alle Männer auf diesem Planeten die Vaterschaft als eine Berufung der Männlichkeit und als spirituellen Weg der Kraft, das heißt als ureigenen männlichen Weg im Dienste am Höheren, erkennen, so gäbe es keine Kriege auf der Erde. Dies ist dann möglich, wenn ein Mann bereits während der Schwangerschaft und später im Säuglingsalter des Kindes das Glück, Vater und ein Teil der Eltern zu sein, in sich fühlt und sich ihm voll und ganz öffnet.
(Krim, Sudak, am Fuße des Berges Altschak, 24. Juli 1986, fotografiert von Alexander Graschenkow)

Abb. 6 – Wiege des Meeres – Stillen im Meer

Dieses Bild entstand, nachdem Eya vier Stunden mit ihrer Mutter im Zelt am Strand geschlafen hatte, an dem Ort, wo sie auf diese Welt kam. Die gewaltige Kraft des Meeres und des Elements Wasser wirkt auf Eya: Wasser wird zu ihrem Element und prägt ihr Wesen und ihr Bewusstsein, während sie in Liebe mit ihrer Mutter verbunden ist. Vielleicht begann das Leben von

Eya, der Göttin des Wassers, der Weisheit und der Urkraft in der antiken babylonisch-arkadischen Kultur, ähnlich?
(Krim, Sudak, am Fuße des Berges Altschak, 22. Juli 1986)

Abb.7 – Die ersten Schritte in der unendlichen Weite des blauen Ozeans

Mit entsprechendem Wissen und Erfahrung kann man ein Baby in den ersten Lebensstunden unter Wasser tauchen. Geschieht dies richtig und regelmäßig, wird Wasser für das Kind zu einer heilenden Umgebung, die ihm die Eingewöhnung und Anpassung an die „harte" Natur erleichtert. Das Wasser kann zudem die Entfaltung seines spirituellen und körperlichen Potenzials fördern. Oberstes Prinzip bei der Wassergewöhnung ist die seelisch-körperliche Einheit des Babys mit seinen Eltern, das heißt, es darf keinerlei Zwang oder Druck in dieser Symbiose von Eltern und Kind ausgeübt werden. Wenn man diesem Weg mutig, vernünftig, geduldig und liebevoll folgt, kann das Kind eintauchen in die weite Unendlichkeit des blauen Ozeans und dort die tiefere Natur seines Bewusstseins entfalten; seine Persönlichkeit vereinigt sich dann mit dem ganzen Universum.
(Krim, Sudak, am Fuße des Berges Altschak, 22. Juli 1986)

Abb. 8 – Steinhöhle am Meer

Nachdem sie gebadet und getrunken hatte, schlief Eya am Strand in einer Steinhöhle friedlich ein – umgeben vom sanften Spiel der Wellen, dem klickenden Geräusch der Krabben auf den Steinen, den Schreien der Möwen, war sie dort geschützt vor den heißen Sonnenstrahlen und fremden Blicken.
(Krim, Sudak, am Fuße des Berges Altschak, 30. Juli 1986)

Abb. 9 – Mama, Sonne und Wasser

Heranwachsende Babys können im Meerwasser spielen und mit einem Jahr auch allein, unter Aufsicht und Schutz der Eltern, im Meer schwimmen, wenn man es ihnen gezeigt hat. Wichtig ist, dass das Kind sich im Meer wohl fühlt. Und es gibt nichts Besseres, als mit der Mutter zusammen zu sein in Augenblicken, wo sie sich in seligem Zustand eins mit der Natur empfindet und sich im kosmischen Rhythmus der Geburt, von Werden und Vergehen, auflöst.
Auf dem Foto liegt der sechs Monate alte Wasja mit Katya im Mittelmeer.
(Korsika, La Chiappa, September 1989)

Abb.10 – Die Frauen und das Meer

In den Jahren 1987 und 1988 fanden am Fuße der Berge Altschak und Megan weitere Meeresgeburten statt. Man nennt diesen östlichen Teil der Krim zwischen dem alten Surosch (Sudak) und Bosfor (Kertsch-Fjord) Kimmerija, nach den Ureinwohnern des Landes, den Kimmeriern. Noch heute findet man Relikte ihrer Kultur in der Erde. Wie heute lebten auch in der Antike keine Menschen auf dem Berg Megan, doch es gab dort Heiligtümer und Ritualplätze. Er war ein Ort besonderer Kraft. Diese starke Erdkraft wirkt auf alle. In einer Vollmondnacht, bei beginnender Flut, versammelten sich die Frauen, die zur Geburt bereit waren, zu einem Ritual in einer versteckten Bucht am Fuße des Berges Megan: Bei Feuerschein und Fackeln tanzten sie ihre improvisierten Tänze der Liebe und der Schönheit in den Gezeiten des Meeres.
(Schwarzes Meer, Bucht am Fuße des Berges Megan, August 1988)

Abb.11 – Mutterschaft – die Offenheit der Welt

Zur Vorbereitung der Meeresgeburt gehörten die langen Spaziergänge an der Küste entlang, das Schwimmen im Meer und Yoga- und Shintaido-Übungen[53] am Ufer und in den Felsen. So sind Mutterinstinkt und spirituelle Bedürfnisse der Frau im Einklang mit den Urkräften des Universums.
(Korsika, La Chiappa, Juli 1991)

Abb.12 – Die Mutter und das Meer

Tiefe Entspannung nach den Übungen im warmen Wasser, umspült vom sanften Schaukeln der Wellen, verstärken das Gefühl der Verbundenheit mit dem Kind, Einssein mit der Natur, ein Verschmelzen mit dem Atem des Meeres. Eine gewaltige Energie erfüllt den Körper.
(Korsika, La Chiappa, Juli 1991)

Abb.13 – Ort der Kraft – Geborgen im Leib des Meeres

An dem für die Geburt des Kindes ausgewählten Ort praktizierten wir Yoga und Shintaido-Übungen unter Wasser. Das lange Anhalten des Atems während der Yoga-Asanas und der Shintaido-Katas öffnen das Bewusstsein der Mutter und verbinden es mit dem Bewusstseinsfeld des Kindes. Gleichzeitig wird der Körper für die Wassergeburt vorbereitet.
(Korsika, La Chiappa, Juli 1991)

Abb.14 – Mutter und Mond – Meditation bei Vollmond

Zarin des Wassers und der Geburt
Perle himmlischer Stille,
leuchte in unsere Träume,
Hüterin der Zeugung und Empfängnis...
Zarin der Gewässer,
Geliebte der Wellen,
du lässt das Wasser anschwellen
und die Leiber der Mütter
du öffnest die Gürtel weiblicher Gewänder,
Kristall der Liebe!
Altar nächtlicher Magie!

(Maximilian Woloschin – Lunaria: Sonett 1913, aus dem Buch: *Selvia oscura* 1910–14)

Im Altertum galt die Mondin als Hüterin der weiblichen Sakramente. Bei Vollmond schärfen sich die Sinne der Frau. Ihr Bewusstsein ist erhöht und die Kräfte ihres Körpers erwachen. Die Geburt unseres ersten Kindes fand genau bei Vollmond statt, die zweite Geburt im Mittelmeer kurz nach Vollmond.

Das Bild zeigt Katya, die vor der Geburt bei Vollmond am Strand meditiert.

(Korsika, La Chiappa, Juli 1991)

Abb.15 – Adrians Geburt

Sein Wunsch, Materie zu werden, und unsere Leidenschaft beflügelten seine Geburt!

(Maximilian Woloschin - Höhle, 31. 8.1915, aus dem Buch: *Selvia oscura*)

Adrians Geburt war eines der stärksten mystischen Erlebnisse unseres Lebens. Er wurde um 4. 45 Uhr nachts geboren, als Katya bei völliger Dunkelheit im Meer schwamm, über ihr der sternenübersäte Himmel, zwei Meter unter ihr der Meeresgrund. Das Bild entstand, als der Neugeborene seinen ersten Atemzug tat, nachdem Katya sich auf einen Felsen im Meer gestellt hatte.

(Mittelmeer, Korsika, La Chiappa, 6. Juli 1991)

Abb.16 – Beginn des neuen Lebens

Und das Licht scheint in der Finsternis, und die Finsternis hat's nicht ergriffen.

(Johannes-Evangelium 1,5)

Diese Worte beschreiben den Zustand, in dem wir uns nach Adrians Geburt befanden. In den Tagen danach wurden wir von einem Gefühl von Leichtigkeit, Freiheit und tiefem inneren Glück durchflutet. Wir fühlten uns, als seien plötzlich innere Kräfte mobilisiert worden. Eine starke Liebe zu allen Lebewesen erfüllte uns und wir waren jeden Moment in Harmonie mit der Welt. Auf dem Bild ist Katya mit Adrian bei Sonnenaufgang zu sehen.

(Korsika, La Chiappa, am Morgen des 6. Juli 1991)

Über die Autorin

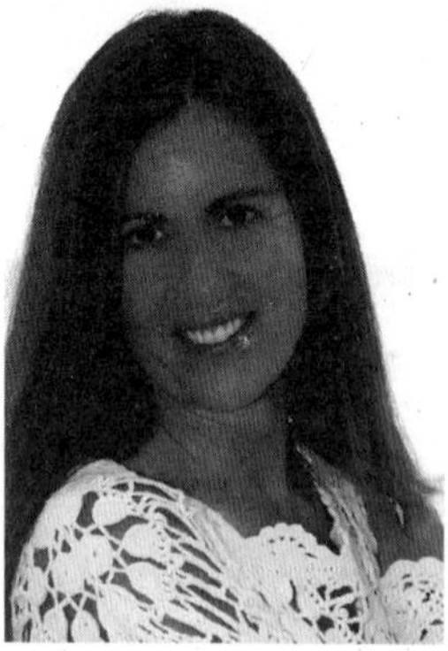

Birgit Baader, geboren 1967, studierte Betriebswirtschaft und Soziale Verhaltenswissenschaften in München und bildete sich in Systemischer Kommunikationstherapie, Living Dance (Anna Halprin) und Healing Tao fort. Gegenwärtig arbeitet sie als freie Journalistin und Autorin für Print- und TV-Medien sowie als Buchübersetzerin. Mit ihrem Mann, dem Musiker Peter Prestel, produziert sie außerdem Meditations- und Entspannungs-CDs. Sie haben zusammen zwei Kinder und leben in Neuseeland.